基礎から学ぶ
発育発達のための身体活動

～元気な子どもを育む確かな根拠～

田中　千晶　著
東京家政学院大学人間栄養学部教授

株式会社 杏林書院

まえがき

2013年冬、英国スコットランドのストラスクライド大学に留学時、John J Reilly（ジョン・ライリー）教授の研究室でいつものように研究指導を受けていると、「子どもの身体不活動を改善する国際比較研究が始まるのだけど、日本も参画してみないか」と声をかけられました。帰国後、早速日本チームを結成し、初の国際比較研究に取り組みました。驚いた事に、六大陸の49か国の中で自国の子ども達の「運動・スポーツを含む日常生活全般の身体活動量」の現状がわからないのは、「日本とボツワナのみ」という事がわかりました。さらに、参加国の子ども達に向けたインタビュー企画で、「身体活動量とは？」という質問に、日本の子ども達は「知らない」と答えました。日本では、厚生労働省が2013年に策定したガイドラインで、「運動指針」から「身体活動指針」という用語に変わったばかりで、「身体活動」という用語を子ども達が説明できないのも致し方ないのかもしれません。

世界では、身体不活動が死亡者数に対する4番目の危険因子となり、一方、座り過ぎている事の弊害は喫煙に匹敵する事も指摘されています。そして、このような大人の行動には、子どもの頃の習慣が持ち越します。そのため、世界保健機関（WHO）は、2019年4月、「5歳未満の乳幼児を対象とした、24時間の行動ガイドライン（身体活動、座位行動、睡眠）」を策定しました。以上の現状を踏まえ、本著では、子どもから高齢者の「今」だけでなく「未来の元気」に繋がる、望ましい発育発達と運動・スポーツだけでは捉えきれない身体活動の重要性を、一個人の経験や主観ではなく、国内外の研究結果に基づいた最新のエビデンスを用いて執筆しました。

先ず、「身体活動量」とは何かを説明した後、運動・スポーツ習慣の不足だけでは捉えきれない「身体不活動と座位行動の違い」を解説しました。そして、子どもから高齢者までの発育発達の捉え方と現状、そして、自らの元アーティスティックスイミング（旧名称：シンクロナイズドスイミング）日本代表選手や母親としての実体験から、女性に関わる諸問題についても、エビデンスに基づいた知見を取り上げました。そして、読者の皆さんが、就学前施設や学校、家庭などの現場でも利用できる「身体活動量」や「座位行動」の評価法、就学前施設や学校での健康診断および体力測定の結果の解釈についても解説しました。最後に、2014年から参画中の子どもの身体活動促進をはじめとした生活習慣改善に向けた国際比較研究の紹介と、就学前施設や学校、家庭で実施できる「身体活動量促進」や「座位行動抑制」の方法に関する知見を紹介しました。これらは、筆者が、保健体育科教員、幼稚園教諭、保育士などを目指す大学での「発育発達学」の講義や大学院の修士課程の授業で講義している内容です。また、コラムには、学生達から「役に立つ」「面白い」といった感想が寄せられた国立スポーツ科学センターでのアスリート支援や母子留学の経験などについて紹介しました。

本書を通じて、活動的で元気な子どもの発育発達において、また読者の皆さんの生涯にわたる元気のために、運動・スポーツだけでは捉えきれない身体活動がいかに大切かをご理解いただくよう努めました。また、教科書として使う学生の方々だけでなく、実際に子どもにかかわる多くの職域の方々の日常活動、実践活動に役立つヒントや論拠となれば喜ばしい限りです。

最後に、本書の執筆にあたり、国立健康・栄養研究所で日本初のヒューマンカロリメーターの立ち上げに携わらせて頂く機会により始まった身体活動の研究、さらに、国立スポーツ科学センターでのアスリート支援の場で、子どもの研究の道に導いて下さった全ての方々に、この場を借りて感謝致します。また、国際比較研究の機会を与えて下さった、John J Reilly 教授に深謝すると共に、いつも温かく支えてくれている家族に感謝します。本書の編集をして下さった杏林書院の佐藤直樹氏から大きなご助力を頂き、お礼を申し上げたいと思います。

2019 年 8 月　田中千晶

目　次

第1章 身体活動量を学ぶ

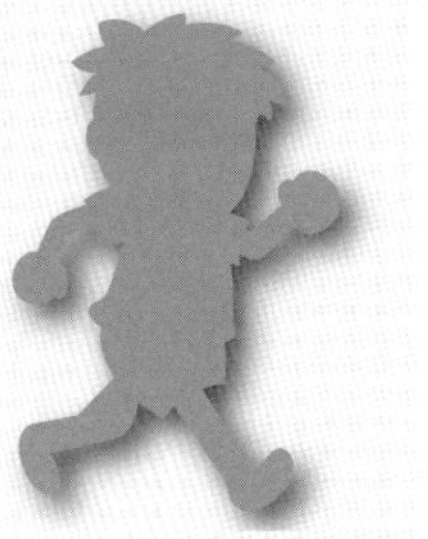

1．身体活動量とは～運動とニート～

身体活動（physical activity）とは，「安静にしている状態より多くのエネルギーを消費する全ての筋活動」である．簡単に言うと，安静（睡眠も含む）時以外のたとえ少しであっても，筋肉を使っている状態といえる．運動と運動以外の身体活動，つまり生活活動（ニート＝nonexercise activity thermogenesis：NEAT）に分けられる（図 1−1）．

運動とは，「体力の維持・向上を目的として，計画的・継続的に身体を動かす活動」である．ここでの体力とは，競技スポーツに関連する体力と健康に関連する体力のどちらも含む．したがって，健康増進のために行うウォーキングのようなものも，運動に含まれる．一方，生活活動（NEAT）とは，体力の維持・向上を目的としているわけではなく，子どもの自由な意思・欲求に基づく「遊び」，

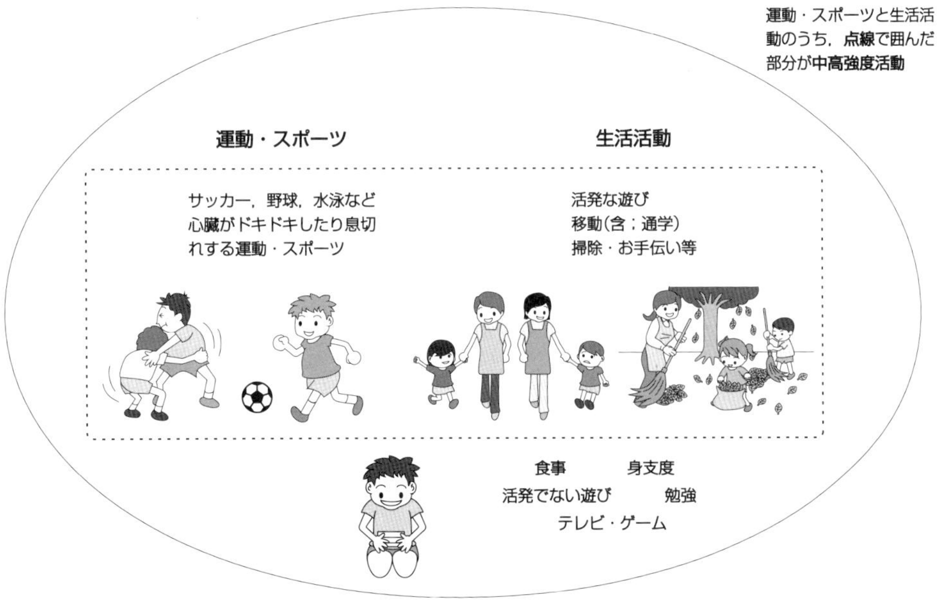

図 1−1　身体活動とは

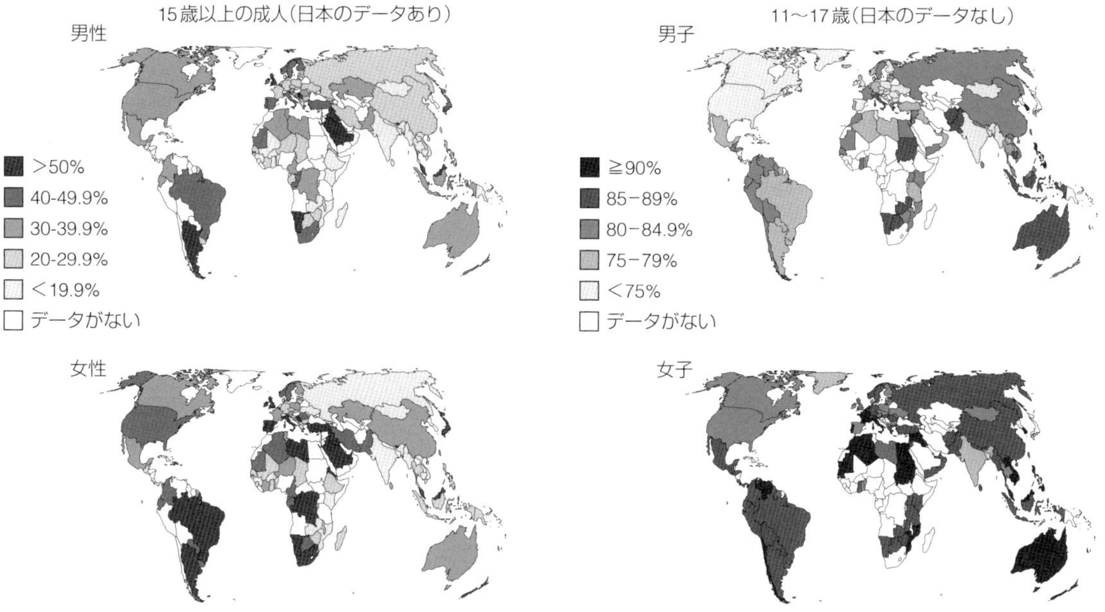

図1−2　世界の成人と子どもの身体不活動の割合（Hallal et al., 2012；Guthold et al., 2020より改変）

日常生活における通園・通学，習い事や買い物などやそれに伴う「移動」，学校での清掃や家庭での家事なども含まれる広い概念である．このように，身体活動量とは，運動などの一部の活動のみではなく，日常生活全般の身体を用いた活動を包括した考え方である．

ところで，「ニート」という用語に聞き覚えのある人もいるのではないだろうか？厚生労働省ではニート（Not in Education, Employment or Training：NEET）の定義を「非労働力人口のうち，15〜34歳に限定し，家事も通学もしていないその他の者」としており，NEATとNEETは同音異義語なのである．

2．なぜ今，身体活動量が重要なのか

1）世界の身体活動量の現状

日本では，特に体育の日あたりに，「子どもの体力低下」や「高齢者の体力向上」など体力の現状について，スポーツ庁の報告や専門家の意見などをもとに，新聞，インターネット，テレビを通じた多くの報道がされている．一方，身体活動量（運動＋生活活動：NEAT）の現状を知っている人はどのくらいいるだろう？

医学雑誌の中でも，国際的に高い評価を得ている "Lancet"（ランセット）に掲載された世界の身体活動量状況は，衝撃的な結果であった（**図1−2**）（Hallal et al., 2012）．世界122カ国の成人では，その31.1％（95％信頼区間【その集団の平均値が95％の確率で含まれる範囲，95％CIと表記】：30.9−31.2％）が身体不活動であった．さらに，105カ国の13〜15歳では，80.3％（95％CI：80.1−80.5％）が国際的な身体活動のガイドライン（中高強度活動＝moderate-to-vigorous physical activity：MVPA を 60 分/日）を満たしておらず，成人のみならず，青少年においても世界的な身体不活動の蔓延が懸念されている．実は，この報告において，成人については日本人のデータも示されているが，子どもについては日本人のデータはない，というゆゆしき事態となっている．2020 年に報告された 11－17 歳の研究でも，日本人のデータは示されていない（Guthold et al., 2020）．これらの報告だけでなく，別の国際比較研究でも同様の指摘がなされている（第 7 章参照）．

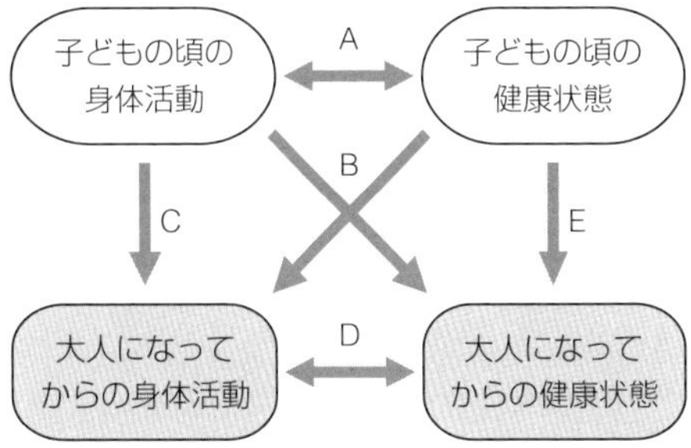

図 1－3　身体活動と健康との関係を示した模式図（文部科学省，2012）

2）子どもの頃の活動的なライフスタイルは，成人期に引き継がれる

日常の身体活動量は，体力や肥満をはじめ，様々な健康関連指標と関連する．第 6 章で詳細を解説する．子どもにおいても，生活習慣病等の危険因子（リスクファクター）との関連が多数報告されている．そして，強い関連とは言えないものの，成人期への持ち越し効果がある（Telama, 2009）．小児期に身体活動のパターンが確立されると，成人期における活動的なライフスタイルにつながり（**図 1－3**），慢性疾患の予防にも寄与する（Jose et al., 2011）．このように，幼い頃のライフスタイルが後々まで引き継がれる可能性があるため，保護者，保育者，教員，運動・スポーツ指導者をはじめとする周囲の大人が，子ども達の身体不活動を減らし，より強度の高い身体活動を日常的に行う，より良いライフスタイルの形成に貢献することは，子ども達の生涯にわたる健康を考える上で意義がある．

3．身体活動量を評価する方法

1）総エネルギー消費量の構成要素

身体活動量は，エネルギー消費量（energy expenditure：EE）という物理量に基づいて表現できる．ヒトにおいて，エネルギーは，筋の収縮（身体活動）のみならず，生きていくために，体温の維持，組織の合成など，様々な活動に利用される．

ヒトの一日当たりのエネルギー消費量＝総エネルギー消費量（total energy expenditure：TEE）は，一般に，**表 1－1** のように分けられる．

（1）基礎代謝量

総エネルギー消費量の中で最も大きな構成成分は基礎代謝量（basal metabolic rate：BMR）である．基礎代謝量とは，覚醒状態で必要な最小限のエネルギー消費量である．睡眠中の一部ではそれよりさらに小さい値が観察される．総エネルギー消費量を基礎代謝量で割った身体活動レベル（physical activity level：PAL）の標準値は，成人で 1.75 程度である（「日本人の食事摂取基準（2020 年版）」；厚

表1-1　成人における総エネルギー消費量の内訳とバラツキ

成　分	割合(%)	個人差(kcal/日)	備　考
基礎代謝量	60	±50〜100	割合は大きいが，体格でかなり決定
食事誘発性体熱産生	10	50	割合も変動幅も小さいが，相対的な測定誤差が大きい
運　動	0(〜20)	±50〜100	まったくしない場合は0%だが，運動量によって大きな個人間差がある
運動以外の身体活動	30	±200〜300	身体活動レベルの大きな個人差を生じる主な原因

数値は標準的な体格の成人（スポーツ選手等は除く）における，おおよその値．個人差は標準偏差あるいは推定の標準誤差からの概算．

生労働省，2019）ので，その数値から逆算すると，成人の場合は，基礎代謝量は総エネルギー消費量の約60％程度を占めると考えられる．身体活動レベルは子どもの方が小さいことから，基礎代謝量の割合は，若干大きくなる．体格の大小によって基礎代謝量は大きく異なり，それが総エネルギー消費量の個人間差の大きな原因でもある．

成人において基礎代謝量（kcal/日）の変動の大部分は，身体組成，特に組織・臓器重量で説明ができる（Gallagher et al., 1998）．基礎代謝量は，筋肉の緊張を最小限にした状態で測定される．そのため，除脂肪量の約半分を占める筋肉が基礎代謝量測定時に消費するエネルギーは20％強で，その他，肝臓，脳，心臓，腎臓等の内臓も大きな割合を占めている（**表1-2**）．したがって，除脂肪量（体重から体脂肪量を引いた値），できれば上記の主要組織・臓器の重量がわかれば，基礎代謝量をより高精度で推定することが可能となる．一般に女性より男性，高齢者より若年者の方が基礎代謝量が大きく，除脂肪量を補正しても差が残る．この点について，Bosy-Westphalら（2003）が組織・臓器重量とそれらのエネルギー代謝率を用いた推定値を用いて推定したところ，高齢者と若年者との間に差はみられなかった．このように，成人においては，性・年齢による差も，組織・臓器重量の違いでかなり説明がつく．すなわち，各組織・臓器の代謝率の個人差はそれほど大きくないと考えられる．

（2）食事誘発性体熱産生

食後に，食物を消化・吸収・運搬するために生じる熱産生は，食事誘発性体熱産生と呼ばれる．こうした熱産生は，脂質や糖質を摂取した場合にも観察される（それぞれ，摂取したエネルギーの0〜3％，5〜10％程度）が，たんぱく質を摂取した後が顕著である（摂取したエネルギーの約20〜30％）（Westerterp, 2004）．そのため，以前は「特異動的作用（specific dynamic action）」と呼ばれていたが，最近は「食事誘発性体熱産生（diet-induced thermogenesis：DITあるいはthermic effect of food（あるいはmeal）：TEF（TEM））」と呼ばれることが多い．極端な高たんぱく質食を除くふつうの食事であれば，摂取したエネルギーのおよそ（6〜）10％程度が食事誘発性体熱産生として消費されると考えられている．

表1−2　安静時における臓器別エネルギー消費量（reference man）
（Gallagher et al., 1998）

	重量(kg)	代謝率(kcal/kg体重/日)	代謝量の割合(%)
骨格筋	28	13	21.6
肝臓	1.8	200	21.3
脳	1.4	240	19.9
心臓	0.33	440	8.6
腎臓	0.31	440	8.1
脂肪組織	15	5	4.0
その他	23.16	12	16.5
計	70		100.0

（3）身体活動によるエネルギーと身体活動レベル

身体活動によるエネルギー消費量（活動時代謝量：運動＋生活活動（NEAT））は，総エネルギー消費量から基礎代謝量や食事誘発性体熱産生を差し引いたものである．したがって，歩行や運動はもちろん，家事や仕事等における動作，さらには座位や立位を保つための筋の緊張といった姿勢の保持など，様々な筋活動を伴う広義の身体活動によるエネルギー消費量が含まれる．総エネルギー消費量を基礎代謝量で割った身体活動レベル（PAL）は，成人の場合，スポーツ選手や重労働従事者でなくても，およそ1.4～2.2前後の広い範囲に分布する．基礎代謝量の値から試算すると，このバラツキは，成人の場合，おおよそ1,000 kcal/日前後の幅に相当する．1999年，世界中の研究者が論文掲載を夢見る科学誌であるScience（サイエンス）（ちなみに，両雄の他方は，Nature：ネイチャー）に，運動以外の身体活動であるNEAT（生活活動）を扱った論文が掲載された．それをきっかけに，国際的に注目されるようになっている．NEAT（生活活動）は，平均値や個人間差が大きいだけでなく，肥満にも関与している可能性が示唆されている（Levine, 2007）．

図1−4，**図1−5**の，国の調査などによる日本人の幼児から高齢者の運動習慣を見ると，中学生男子は90％を超えるが，幼児，小学生や高校生女子と成人や高齢者では，約30～50％とその割合は高いとはいえない（Tanaka et al., 2016；厚生労働省，2018）．数十分程度の運動によって消費されるエネルギーは概して多くない（一般に数10～100kcal強）と考えられる．そのため，子どもも大人も，中学生男子を除き，身体活動によるエネルギーにおいて運動以外の身体活動（NEAT）が占める割合は高いといえる．

ちなみに，意外なことに，「日本人の食事摂取基準（2020年版）」（厚生労働省，2019）による身体活動レベル（PAL）は子どもの方が小さく，中学生より小学生，小学生より幼児と，年齢が低いほど小さい値となる（**表1−3**）．加速度計法によると，子どもの方が身体活動量が多いという結果もある．子どもの方が睡眠時間が長いことは，成人より身体活動レベル（PAL）が低いことにある程度，寄与していると考えられるが，それだけでは説明がつかない．成人と子どもでは基礎代謝量の意味合いの違い（例：安静時と比べて活動時のエネルギー消費量が多い骨

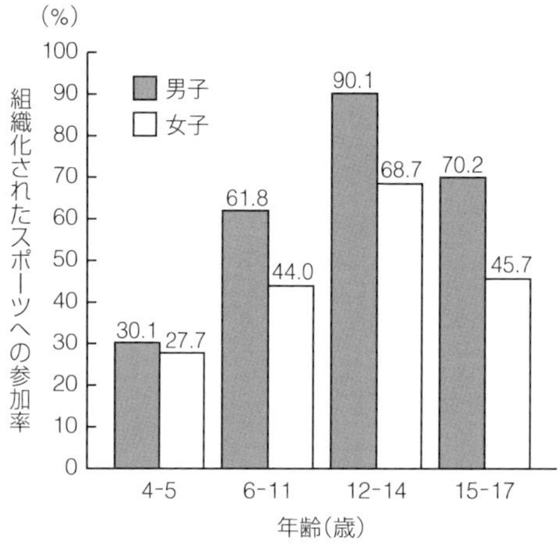

図1-4　日本人の子どもにおける組織化されたスポーツへの参加率
(Tanaka et al., 2016より作図)

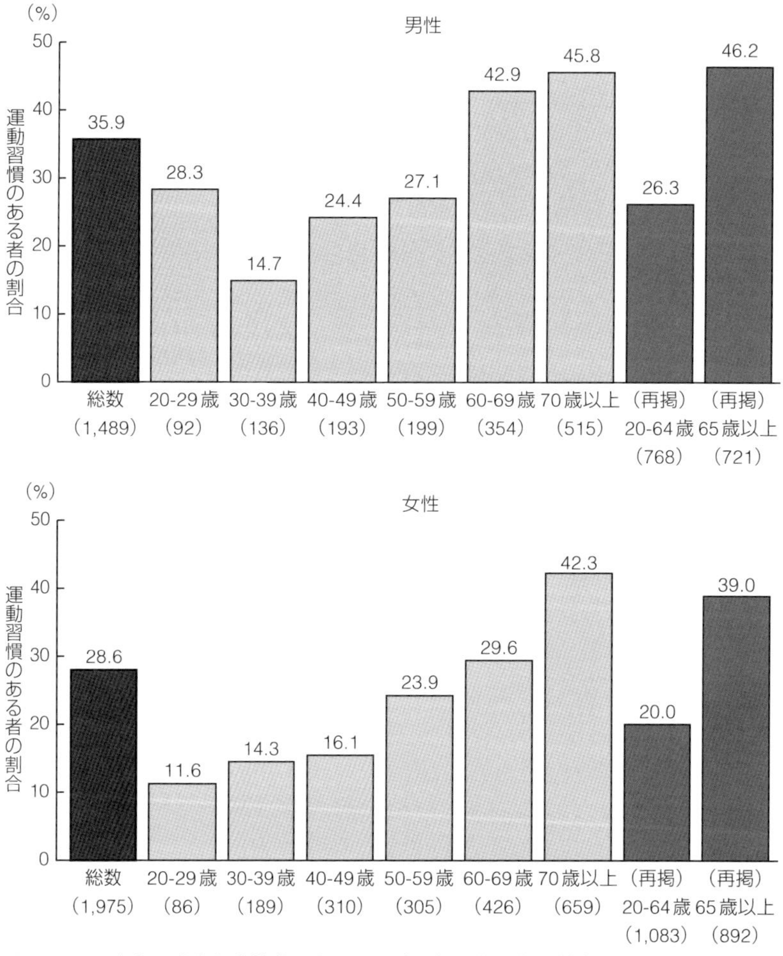

図1-5　日本人の成人と高齢者における運動習慣のある者の割合(厚生労働省, 2018)

格筋の寄与率が異なる）や動作様式の違いなどが影響することも考えられるが，今後の検討が待たれる．

表1−3　「日本人の食事摂取基準（2020年版）」における年齢階級別に見た身体活動レベルの群分け（男女共通）（厚生労働省，2019）

年齢（歳）	身体活動レベル		
	レベルⅠ（低い）	レベルⅡ（ふつう）	レベルⅢ（高い）
1〜2	−	1.35	−
3〜5	−	1.45	−
6〜7	1.35	1.55	1.75
8〜9	1.40	1.60	1.80
10〜11	1.45	1.65	1.85
12〜14	1.50	1.70	1.90
15〜17	1.55	1.75	1.95
18〜29	1.50	1.75	2.00
30〜49	1.50	1.75	2.00
50〜64	1.50	1.75	2.00
65〜74	1.45	1.70	1.95
75以上	1.40	1.65	−

2）エネルギー消費量の評価法

エネルギー消費量の測定法は，直接法と間接法がある．

（1）直接法

消費されたエネルギーは，熱となって放散される．そのため，その産熱量を測定するのが直接法である．直接法の代表的な測定機器である Atwater-Rosa-Benedict human calorimeter の場合，測定室内において対象者が発生させた熱を，室内に張りめぐらされた管を流れる水の温度変化や室内で発生した水蒸気量（水蒸気の気化熱），体温の変化からエネルギー消費量を評価する．このように，装置が大がかりで，活動内容も限定されるため，一部の例外を除いて，ほとんど使用されていない．

（2）間接法の理論的背景

酸素摂取量や二酸化炭素産生量からエネルギー消費量を推定する方法である．ヒトは，糖質，脂質，たんぱく質という三大栄養素を使ってエネルギーを生み出すが，その際，酸素と反応し，水と二酸化炭素を産生する．

糖質の場合，以下のように反応する．

$C_6H_{12}O_6 + 6\ O_2 \rightarrow 6\ CO_2 + 6\ H_2O + 673\ kcal$

したがって，酸素1Lあたりの産熱量は

$673 \div 6 \div 22.4 = 5.01\ kcal/L$

となる．産生された二酸化炭素と消費した酸素の比（CO_2/O_2）を呼吸商（respiratory quotient：RQ）と呼ぶが，糖質のみを利用した場合の呼吸商は $6 \div 6 = 1.0$ である．

脂肪の場合は，利用された脂肪酸の種類によって若干異なるが，酸素1Lあたりの産熱量は4.69 kcal/L程度，呼吸商は0.70程度である．

たんぱく質は，窒素が平均16％を占めるが，糖質や脂質には含まれていない．そのため，たんぱく質が分解され尿中に排泄された窒素量から，たんぱく質の量が推定できる．

利用されたたんぱく質＝尿中窒素排泄量÷0.16＝尿中窒素排泄量×6.25

呼吸商はおよそ0.835である．

日本人を含む現代人の食生活において，三大栄養素のうちエネルギー摂取量に占めるたんぱく質の割合は，おおよそ15％前後で比較的安定している．また，たんぱく質の呼吸商は糖質と脂肪のおよそ中間にあるため，呼吸商は主に糖質と脂肪の割合を反映する．

このように，酸素摂取量と二酸化炭素産生量，尿中窒素排泄量を測定すると，

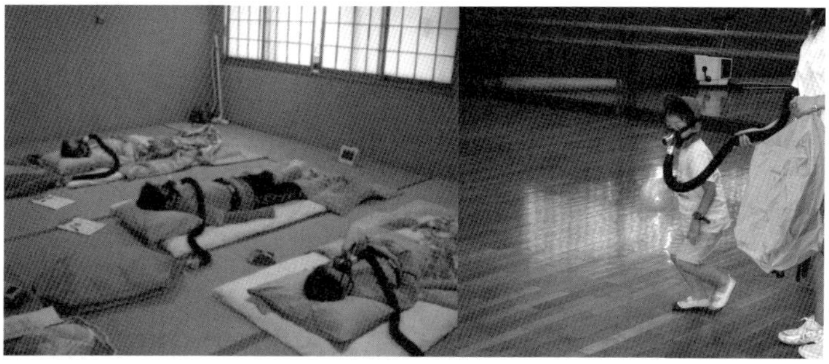

図1−6　エネルギー消費量の測定の様子
左：基礎代謝量の測定，右：ボール投げ

上述の各栄養素の化学式に基づいて，多くの場合1％程度かそれ以下の誤差で，エネルギー消費量（EE）を算出できる．例えば，Weirの式（1949）は，以下のようになっている．

EE（kcal）＝3.941×酸素摂取量（L/日）＋1.106×二酸化炭素産生量（L/日）−2.17×尿中窒素排泄量

ここで，たんぱく質の占める割合を，実際に摂取している食事の平均に近い12.5％と仮定すると，以下のようになる．

EE（kcal）＝3.9×酸素摂取量（L/日）＋1.1×二酸化炭素産生量（L/日）

たんぱく質の占める割合が20％を大きく超える食事であったり，激しい運動中に限定したりしなければ，尿中窒素排泄量を考慮しないことによる誤差の影響は1％未満であり，呼気分析だけでも十分に正確に測定することができる．

（3）間接法における測定の実際

間接法は，直接法と比べて簡便，かつかなり正確な測定が可能である．また，ズレの小さい仮定に基づいているため，直接法による測定と非常によく一致する．

様々な身体活動時のエネルギー消費量を測定する場合，子どもでも大人でも**図1−6**のように，マスクを装着し，蛇管を経由して，ダグラスバッグ（呼気を貯めるための袋）に呼気（吐いた息）を溜める．その後，ガス濃度分析器およびガスメーターを用いて，呼気のガス濃度と容積を計測する．基礎代謝量や様々な活動時（運動・スポーツ，遊び，家事など）にも測定が可能である．

（4）基礎代謝量の測定法

基礎代謝量は，以下の測定条件に従って測定される．測定前日から，測定実施場所に宿泊して基礎代謝量の測定をすると定義することもあるが，実際には，当日の朝，測定実施場所に移動し，十分な安静（30分以上）を保った後に測定されることも多い．

＜測定条件＞

1．約12時間以上の絶食
2．快適な室内環境（25℃程度の室温）
3．安静仰臥位（筋の緊張を最小限にした状態）・覚醒状態で測定

また，携帯型の呼吸代謝計測装置では，一呼吸ごとに呼気中の濃度と容量を測

表1-4　総エネルギー消費量の評価方法の例

- ヒューマンカロリメーター(メタボリックチャンバー)法
- 二重標識水(Doubly Labeled Water：DLW)法
- 心拍数法
- 加速度計法
- 質問紙法・活動記録法・観察法(活動内容を記録し，各活動に相当するエネルギーを推定・加算)
- 食事調査(エネルギー摂取)法
- その他

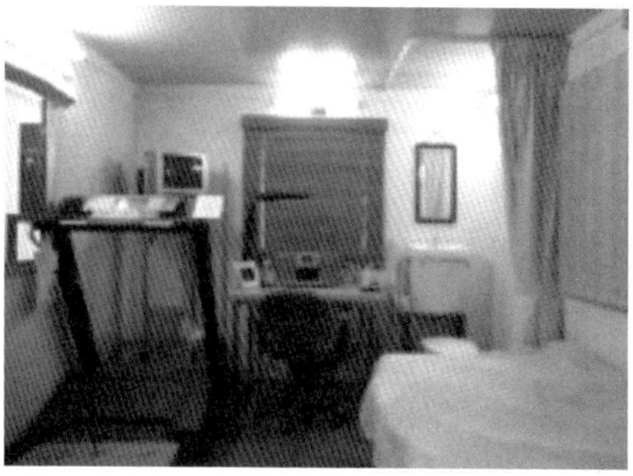
図1-7　ヒューマンカロリメーター
(国立健康・栄養研究所提供)

定し，リアルタイムでエネルギー代謝動態を計測する．ただし，ごく少量の呼気ガスから濃度やガス量を推定する分，一般に誤差は大きい．なお，幼児など低年齢の子どもでは，マスクを装着することを嫌がることがあり，測定は容易ではない．また，顔が小さいため，子ども用のマスクを装着しても，呼気がマスクの外に漏れだすことがあり，検者（測定をする人）は熟練を要する．

3）総エネルギー消費量の評価法

1日あるいはそれ以上の長時間にわたる日常生活のエネルギー消費量を推定するには，以下のような方法がある（**表1-4**）．

（1）ヒューマンカロリメーター（メタボリックチャンバー）法

ヒューマンカロリメーターあるいはメタボリックチャンバーなどとも呼ばれる．現存するもののほとんどが，酸素消費量および二酸化炭素産生量よりエネルギー消費量を推定する「間接法」によるものである．人が一日以上生活できる部屋（机やベッド，トイレなど）（**図1-7**）と，その中でのガス濃度や出入りするガス流量等を測定する機器を兼ね備えた設備である．対象者は，マスクのような特別な器具を装着することなく，室内で自由にあるいは一定の実験計画に従って過ごすことができる．対象者が室内に滞在している間の酸素および二酸化炭素の濃度をガス濃度分析計により測定するとともに，出入りする空気の量を流量計により測定する．さらに部屋の容積を計算に加えて，エネルギー消費量を推定する．測定機器を含む設備全体が十分に管理されれば，数時間以上に及ぶエネルギー消費量を最も正確に測定することができる方法である．国立健康・栄養研究所のヒューマンカロリメーターの場合，6時間のアルコール燃焼試験の結果は，エネルギー消費量の真値に対して-0.2 ± 0.5％であり，機器等の異常さえなければ，非常に正確かつ安定した結果を提供できる．

ただし，生活の場所が室内に限定されるため，個人の生活実態を反映した日常の総エネルギー消費量とは異なる．したがって，実験的に再現した特定の条件下（身体活動や食事の内容やタイミング，その他の生活習慣や室内環境の影響など）におけるエネルギー消費量やエネルギー基質（例：脂質利用量）を測定したり，他の方法の妥当性を検討したりするのに利用される．著者はポスドク（大辞林によると，「博士号は取得したが，正規の研究職または教育職についていない者」）として，国立健康・栄養研究所に日本で初めて設置されたヒューマンカロリメーターの立ち上げに携わる幸運な機会を得た．著者も当時，宿泊実験の対象者として入室したことがある．鍵はかからないものの，まるで業務用の大型冷蔵庫で見たことがあるような分厚い扉を閉めると，室外の音はほとんど聞こえず，テレビや音楽の音を消していると，空気が循環する音だけの中，一人きりで一晩滞在した．もちろん室外には研究関係者が24時間在中し，用事があれば電話も可能である．また，外からの指示は，壁面のガラス越しに，ホワイトボードや，お互いに姿を見ながら通話で行われる．ただ，入室した感想としては，幼児や小学生など低年齢の子どもでは，一人でヒューマンカロリメーターに入室・滞在させることは難しいであろう．諸外国では，子どもを対象とした研究論文が発表されているものの，現時点で，日本人の子どもを対象とした研究論文は報告されていない．

（2）二重標識水（Doubly Labeled Water：DLW）法

二重標識水（Doubly Labeled Water：DLW）法という名称は，水素（H）と酸素（O）の2種類の安定同位体を用いて総エネルギー消費量を推定することに由来する．具体的には，コップ1杯で数万円はする無色・無臭の二重標識水を，調査初日に飲む．その前とその後，採尿などによって身体の水分の一部を数回にわたってとり，同位体比質量分析計を用いて，^{18}O と ^{16}O の存在比（$^{18}O/^{16}O$）と ^{2}H と ^{1}H の存在比（$^{2}H/^{1}H$）を測定する．対数で示したそれらの減少率を見ると，^{18}O の方が ^{2}H より大きく，その差が二酸化炭素の産生量と推測できる．摂取した食物の基質構成比から呼吸商（RQ）を推定し，それを用いて酸素摂取量を求め，エネルギー消費量を算出する．二重標識水法で測定される対象者に要求されることは，二重標識水を摂取し尿や唾液などのサンプルを採るのみで，活動の制約や機器の装着がまったくないため，乳幼児や妊産婦，高齢者など幅広い対象への適用が可能である．一方で，1〜2週間の平均の総エネルギー消費量を測定する方法であり，短期間のエネルギー消費量を測定するものではない．例えば，数時間単位での運動や仕事・遊びなどのエネルギー消費量がわかるわけではないので，質問紙や活動記録などで対象者の活動内容を把握しておかないと，総エネルギー消費量が高く（低く）なった原因はわからない．また，^{18}O の価格が高く，同位体比質量分析計を用いた分析が簡単ではないことから，日常的に広く利用することは現実的ではない．総エネルギー消費量の推定精度は，ヒューマンカロリメーターを基準とした場合，一般に確度は±5％以内，精度は±5％程度である．二重標識水法におけるサンプルの分析器を設置している施設が世界的に見ても少ないこと，^{18}O が高額なこと，さらに，測定期間中，数回にわたり採尿を行う必要があることなどから，特に幼い子どもでは実施が難しい．

二重標識水法についても，ポスドク時代に，研究スタッフとして保育所で幼児を対象とした調査に参加した．前述した通り，決められた時間帯に採尿をしなければならないが，幼児の場合，大人のように決められた通り採尿するのは非常に難しい．通常の排尿のリズムを崩しかねないことから，研究スタッフが保育中の幼児に声をかけ過ぎるのも控えるべきであり，この点でも調査は非常に難しかった．しかし，二重標識水法は，現時点では，日常生活における総エネルギー消費量の測定方法のうち最も正確であるとされている．国内外における食事摂取基準のエネルギー必要量は，二重標識水法により測定された総エネルギー消費量の値を基準に策定されている．先に述べたように，個々の活動の強度や量がわかるわけではないので，身体活動によるエネルギー消費量の総量を求める場合に限り，最善の方法だと考えられている．

なお，健康で体重変化がない人の場合，エネルギー必要量は，総エネルギー消費量（基礎代謝量に身体活動レベル（PAL）を乗じて推定した値）にエネルギー蓄積量あるいは付加量を加えて推定する．

エネルギー必要量＝基礎代謝量×身体活動レベル＋A＋B

A：エネルギー蓄積量（成長期の小児・乳児）

B：付加量（妊婦，あるいは授乳婦）

成長期である小児・乳児では，①自己の成長に必要な組織増加分に蓄積されたエネルギー（エネルギー蓄積量）と，②その形成のためのエネルギーが必要である．それらのうち，②組織形成のためのエネルギーは総エネルギー消費量に含まれるが，①エネルギー蓄積量は総エネルギー消費量には含まれない．そのため，小児・

表1-5　推定エネルギー必要量（kcal/日）（厚生労働省，2019）

性　別	男　性			女　性		
身体活動レベル[1]	Ⅰ	Ⅱ	Ⅲ	Ⅰ	Ⅱ	Ⅲ
0～5　（月）	－	550	－	－	500	－
6～8　（月）	－	650	－	－	600	－
9～11（月）	－	700	－	－	650	－
1～2　（歳）	－	950	－	－	900	－
3～5　（歳）	－	1,300	－	－	1,250	－
6～7　（歳）	1,350	1,550	1,750	1,250	1,450	1,650
8～9　（歳）	1,600	1,850	2,100	1,500	1,700	1,900
10～11（歳）	1,950	2,250	2,500	1,850	2,100	2,350
12～14（歳）	2,300	2,600	2,900	2,150	2,400	2,700
15～17（歳）	2,500	2,800	3,150	2,050	2,300	2,550
18～29（歳）	2,300	2,650	3,050	1,700	2,000	2,300
30～49（歳）	2,300	2,700	3,050	1,750	2,050	2,350
50～64（歳）	2,200	2,600	2,950	1,650	1,950	2,250
65～74（歳）	2,050	2,400	2,750	1,550	1,850	2,100
75以上（歳）[2]	1,800	2,100	－	1,400	1,650	－
妊婦（付加量）[3]　初期				＋50	＋50	＋50
中期				＋250	＋250	＋250
後期				＋450	＋450	＋450
授乳婦（付加量）				＋350	＋350	＋350

[1] 身体活動レベルは，低い，ふつう，高いの3つのレベルとして，それぞれⅠ，Ⅱ，Ⅲで示した．

[2] レベルⅡは自立している者，レベルⅠは自宅にいてほとんど外出しない者に相当する．レベルⅠは高齢者施設で自立に近い状態で過ごしている者にも適用できる値である．

[3] 妊婦個々の体格や妊娠中の体重増加量および胎児の発育状況の評価を行うことが必要である．

注1：活用に当たっては，食事摂取状況のアセスメント，体重およびボディマスインデックス（body mass index：BMI）の把握を行い，エネルギーの過不足は，体重の変化またはBMIを用いて評価すること．

注2：身体活動レベルⅠの場合，少ないエネルギー消費量に見合った少ないエネルギー摂取量を維持することになるため，健康の保持・増進の観点からは，身体活動量を増加させる必要がある．

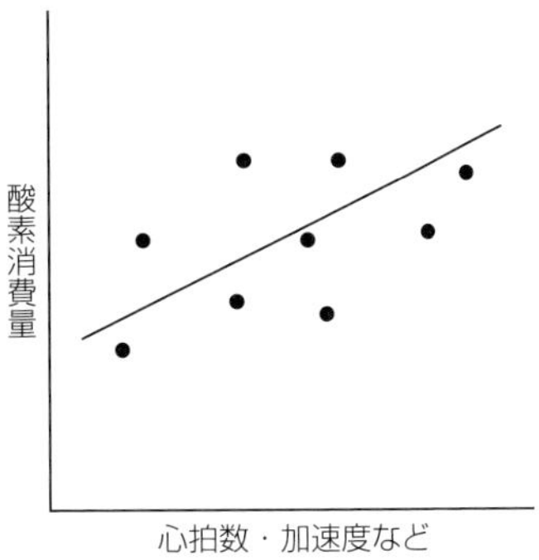

図1−8　酸素消費量（⇒エネルギー消費量）の推定式（概念図）

乳児のエネルギー必要量を決定するには，総エネルギー消費量にエネルギー蓄積量を加える必要がある．組織重量の増加分のうちエネルギーを有するのは，体脂肪とたんぱく質である．糖質については，成長とともに筋や肝臓に貯蔵される量が若干多くなるものの，その総量は成人でさえ500 g弱と非常に小さいため，蓄積量は無視できる．そこで，各年齢における体重と，その中に占める体脂肪やたんぱく質の重量から，成長に伴う体重増加1g分のエネルギー密度（kcal/g）を推定することができる．それと，参照体重から計算した1日当たりの体重増加量との積から，1日当たりのエネルギー蓄積量を算出し，総エネルギー消費量に加えることにより推定エネルギー必要量を求めたのが**表1−5**である．

エネルギー蓄積量の値を見ると，生後間もなくは100 kcal/日を超える非常に大きな値となっており，エネルギー必要量に占める割合も大きい．しかし，半年後には急激に減少し，その後は，思春期に40 kcal/日程度まで増加するのを除くと，大きな変動はない．ただし，この値は，各年齢における形態の平均値に基づいて算出しており，発育のスパートの個人差がならされているので，個人毎の発育のスパート期における値は，もう少し大きいと推測される．

（3）心拍数法

前述した通り，酸素摂取量を測定するためには，マスクを装着し，蛇管とダグラスバッグを背負った状態となる．携帯型の分析器そのものを背負う方法もあるが，マスクを装着し，装置を背負う必要がある点では違いがない．しかし，日常生活において，常にこの状態を保つのは困難である．そこで，**図1−8**に示したような，酸素消費量（ひいては，エネルギー消費量）と，心拍数や後述する加速度などとの関係から，間接法を用いて総エネルギー消費量の推定が実施される．つまり，x軸の変数の値が増加すれば，y軸の変数の値も増加する正の相関関係が見られることを用いるのである．また，各活動時のエネルギー消費量の推定にも，同様の方法を用いることができる．

心拍数は，特に中高強度の有酸素性運動において，エネルギー消費量と強い正の相関関係が見られることが知られている．そのため，スポーツ活動時や遊び，長期間の測定のように酸素摂取量の測定が困難な場合は，小型の心拍計モニターを使って一日以上にわたって心拍数を計測することによってエネルギー消費量や運動強度を推定する方法が用いられる．心拍数によって総エネルギー消費量や各活動時のエネルギー消費量を推定するには，あらかじめいくつかの運動強度において定常状態に達した時点での酸素摂取量と心拍数を測定し，エネルギー消費量と心拍数の関係式を個人別に作成しておく．そして，実際に日常生活あるいは有酸素性運動中の心拍数を測定し，先に得られた推定式に代入することにより，総エネルギー消費量や各活動時の運動強度を算定する．しかし，個別に酸素摂取量−心拍数の関係式を作成するのは容易ではない．さらに，日常生活の大部分を占める低強度の活動時においては，エネルギー消費量と心拍数の相関は弱いため，推定誤差が生じる．現状では，常に電極あるいは小型のモニターを装着する不快感があり，不快感を軽減しようとすると心拍測定の正確性が下がるといった問題もある．

また，水中での運動時の心拍数を用いる際は，注意を要する．水泳は，水面で水平姿勢をとるが，心臓と下肢の高さがほぼ同じとなるため，立位姿勢に比較して静脈還流が増加し，その結果，一回拍出量が増加する．また，潜水時間が長い時は，潜水徐脈反応がみられ，陸上運動と同等の代謝需要に対する心拍数が少なくなる．一方，立位で行うアクアウォーキングやアクアダンスエクササイズでも，首まで水中に浸かって立位姿勢をとるだけで，水の静水圧の効果により下肢の血液が胸部に還流しやすくなり，中心血液量が増加する（帰還血液量の増加）．また，水中では大静脈の直径が大きくなることが明らかになっており，この血液分布によって，一回拍出量，心拍出量ともに約 30 % 増加する（福崎ら，2011）．単位時間当たりの心拍出量は，一回拍出量に心拍数を乗じた数であることから，水中では，陸上と同等の代謝需要に対する心拍数が低くなる傾向がある．そのため，陸上での心拍数から酸素摂取量を推定する方法をあてはめると，運動強度を低く見積もる可能性がある．

（4）加速度計法

身体活動は加速度を伴う．その大きさがエネルギー消費量と比較的強く相関することを利用して，エネルギー消費量を推定する方法である．いわゆる活動量計や歩数計のほとんどは加速度センサーを用いた方法である．ただし，睡眠時や着替え，入浴・水中運動，接触を伴う激しい運動などにより，装着がしづらい時間がある．また，自転車こぎや，階段や坂道を昇り降りする場合，重い物を持ってじっと立っている場合などにおいては，加速度の大きさは，必ずしもエネルギー消費量と対応しない．そのため，加速度計によって推定精度に大きな違いがある．一般に総エネルギー消費量を過小評価する傾向にある．そのため，どのような活動をどの程度正確にとらえることができるのか，確認した上で使用する必要がある．

加速度計法は，あらかじめ，呼気分析法を用いた歩行，走行および日常生活活動での測定により得られたエネルギー消費量や身体活動強度（メッツ値＝metabolic equivalent：MET）の測定値を基準として，加速度計から得られたカウントとの関係により推定式を作成する．身体活動強度には，メッツ値，エネルギー代謝率，physical activity ratio（PAR）などがある．そのうち，メッツ値は，日本の「健康づくりのための身体活動基準 2013」（厚生労働省，2013）でも使用されている．

メッツ値とは，身体活動におけるエネルギー消費量を座位安静時代謝量で除したものである．

メッツ値＝ある活動時の代謝量／座位安静時代謝量

座位安静時代謝量は，食後，約 2 時間以上の絶食時に安静座位・覚醒状態で測定するのが一般的である．そのため，座位安静時代謝量は，前述の基礎代謝量より約 1.1～1.2 倍高いことに注意する必要がある．なお，成人の場合，座位安静時代謝量は，酸素摂取量で 3.5 mL／kg／分あるいは 1.0 kcal／kg／時とすることが多い．

メッツ値を用いてエネルギー消費量を推定するには，1 メッツ＝1.0kcal／kg／

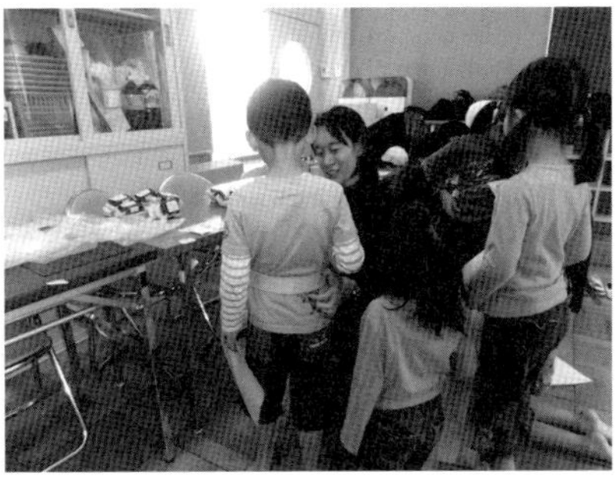
図1−9　幼児を対象とした加速度計の装着風景

時であることから，以下の推定式となる．

エネルギー消費量≒1.0（kcal/kg/時）×メッツ×体重×時間（時）

例：体重 60 kg の人が 4 メッツの速歩を 30 分実施した場合

エネルギー消費量≒1.0×4×60×30/60＝120 kcal

このようにして，各活動強度を用いて，1 日にわたる総エネルギー消費量を推定する．

6〜10 歳の子どもの日常における活動時間の最頻値は 3 秒という報告（Bailey et al., 1995）がある．つまり子どもの活動は，比較的定量化しやすいと考えられるウォーキングやジョギングなどの規則的な「運動」の頻度・時間が少ない一方で，遊びなどにおいて，「活動が細切れ（間欠的）」であるのが特徴である．そのため，加速度計法などのより客観的な方法が望ましい（**図 1−9**）．また，子どもの場合，日常的な身体活動量を評価するには，4 日程度以上のモニタリングが必要ではないかとされている（Trost et al., 2005）．その点を考えると，心拍数法より加速度計法の方が，現実的ではないかと思われる．

最近，数多くの加速度計を内蔵したデバイス（活動量計）が，家電量販店やネットショップなどでも購入が可能となっている．これまでは，重心の移動を強く反映する腰や胸の体幹部に装着する方法により，身体活動によるエネルギー消費量を正確に推定することを重視してきた．しかし，睡眠時など，腰には装着しにくい時間が長くなる．そのため，最近は，手首に装着する試みが数多くなされている．米国国民健康・栄養調査（National Health and Nutrition Examination Survey：NHANES）でも，2003〜2006 年の調査では腰への装着だったのに対し，2011〜2014 年は手首への装着となっている．それは，身体活動の評価だけでなく，装着時間を長くして睡眠の評価を可能にするためであった．その結果，腰に装着した 2003〜2006 年の米国国民健康・栄養調査では，1 日 10 時間以上の装着を 6 日以上できた対象者は 40〜70 %だったのに対し，腕に装着した 2011〜2012 年における装着時間の中央値は 21〜22 時間と，劇的に長くなった（Freedson et al., 2013）．

ただし，身体活動の正確な評価は，今もって容易ではない．日本人の成人を対象に，腰や腕に装着する様々な活動量計の妥当性を，二重標識水法をゴールドスタンダード（基準）として検討した研究が報告されている（Murakami et al., 2016）（**図 1−10**）．全体に，これらの活動量計は総エネルギー消費量を過小評価していた．また，機種間の差も大きく，最大でおよそ 500kcal/日の差がみられた．活動量計は，家電量販店やネットショップでも購入可能な機種もあるので，実際に使用している人もいるのではないだろうか？スマートフォンを含め総エネルギー消費量が表示されるアプリケーションが見られるが，このような装置が私たちの暮らしに身近になっても，得られた値を鵜呑みにしないことが大切である．つまり，表示された数値そのままの量だけ食べると，体重は減少の一途をた

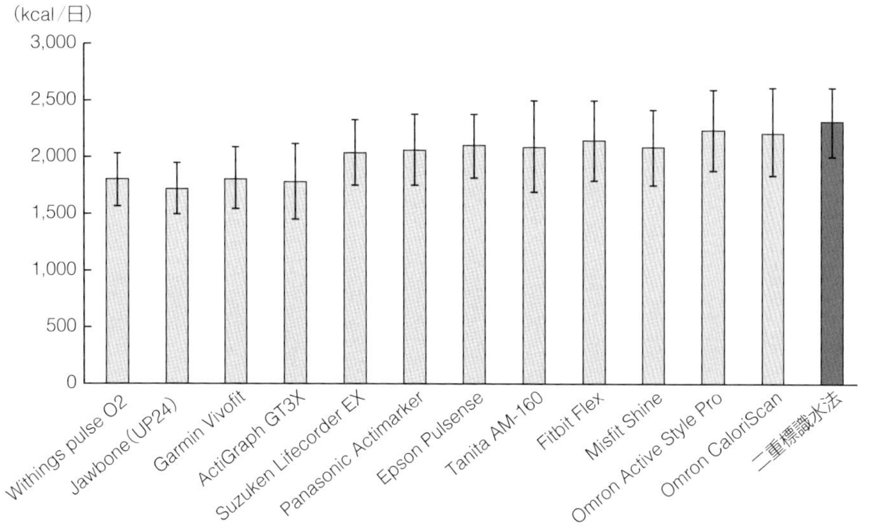

図1–10　さまざまな活動記録計による日常の総エネルギー消費量の推定
(Murakami et al., 2016より作図)

どることになる．さらに，これらの加速度計のほとんどは成人を対象に製造・設計されているため，子どもが同機種を装着した場合，得られた数値をそのまま使用できないことに注意する必要がある．同じような例は後述する体脂肪の測定でも見られる．

(5) 質問紙法・活動記録法・観察法

質問紙法や活動記録法は，本人の自己申告や保護者などの代理申告によりなされる．他の測定方法に比較すると，短時間で実施可能であり，安価で導入しやすく，対象者の日常の身体活動パターンを長期的に評価できる点に利点がある．**表1–6**に，活動記録の一例を示した．このように，本人あるいは保護者などが活動内容が変わるたびに，あるいは，15分毎などの単位時間区分毎に，代表的な活動内容を記録する方法である．特に低年齢の子どもの場合は，身体活動の自己申告は困難であるため，**図1–11**に示したように，対象者の行動を観察者が記録する(**表1–6**)観察法が用いられる．そして，それぞれの活動に対応する強度(メッツ値など)を用いて推定し，それらを加算することによって，長時間におけるエネルギー消費量を推定する方法である．観察法では，ビデオ等で行動を撮影した後に，分析する場合もある．

このように，メッツ値をはじめとする文献値は，活動内容に関する情報さえあれば利用できることから，簡便なエネルギー消費量・必要量の推定などに，幅広く利用されてきた．著者らは，ヒューマンカロリメーター（メタボリックチャンバー）内で，日本人成人の日常生活を再現し，同時に対象者の成人に，活動記録を記録してもらうことで，活動記録の妥当性を検討したことがある．その結果，集団の平均値を求める場合には大きな誤差はないものの，推定誤差が大きい対象者もみられた(**図1–12**)（Yamamura et al., 2003）．なお，活動内容の記録の数

表1−6 活動記録の例

行動開始時刻	実際の行動	メッツ値
0：00	睡眠	1.0
7：10	起床⇒トイレ	1.8
7：12	身支度をする	2.0
7：30	朝食の準備	2.0
7：35	朝食	1.5
7：50	歯磨き	2.0
7：55	駅まで徒歩	2.5
8：10	電車	1.0
9：30	デスクワーク	1.5
10：30	室内での移動	2.5

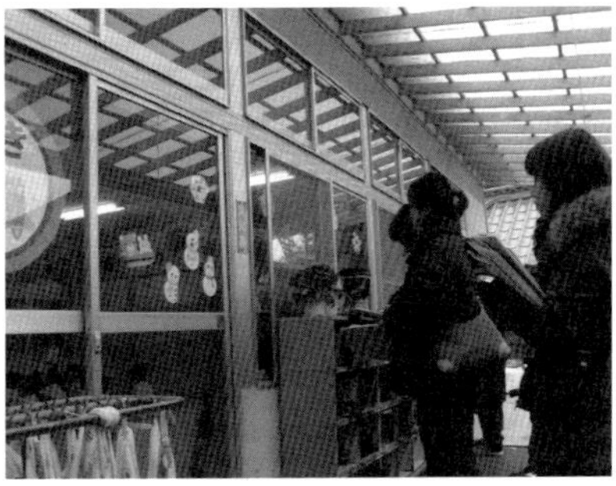

図1−11 幼稚園での観察法の様子

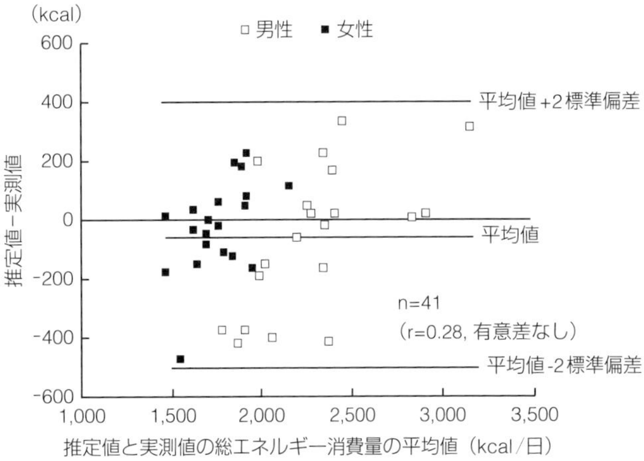

図1−12 総エネルギー消費量の実測値と活動記録によるメッツ値を用いた推定値（安静時代謝量の算出は，3.5mL/kg/分を使用）の一致性（Yamamura et al., 2003）

と，推定誤差には関係はみられない．このように，記録の正確さの限界や，各活動に一律の強度を当てはめることにより個人差を考慮できないことなどから，個人における推定誤差はかなり大きいことに留意する必要がある．

（6）食事調査法

体重が一定の場合，理論的には，エネルギー摂取量とエネルギー必要量は等しい．そのため，エネルギー摂取量を測定すればエネルギー必要量が推定できるはずである．しかし，エネルギー必要量はエネルギー摂取量に基づいて決定されていない．なぜなら，エネルギー摂取量は，一般に過小評価されることが理由の1つである．例えば，「日本人の食事摂取基準（2010年版）」の推定エネルギー必要量と国民健康・栄養調査（2010年）で報告されたエネルギー摂取量（平均値）は，本来，同様の値をとるはずである．しかし，これらの間には，20〜49歳では男性で491kcal/日，女性で294kcal/日，50歳以上では男性で287kcal/日，女性で179kcal/日の差がみられ，国民健康・栄養調査のエネルギー摂取量の方が小さかった．これは，国民健康・栄養調査における過小申告が原因ではないかと考えられる．日本に住む成人を対象に開発された，過去1カ月間の食習慣（栄養素摂取量や食品摂取量）からエネルギー摂取量を推定する自記式食事歴法質問紙（self-administered diet history questionnaire：DHQ）を用いても，二重標識水法によるエネルギー消費量と比較して，男性は16％，女性は6％，過小評価した．また，両者の相関も弱かった（r ＝ 0.36）（図1−13）（Okubo et al., 2008）．

また，「日本人の食事摂取基準（2020年版）」（厚生労働省，2019）において，二重標識水法による総エネルギー消費量の測定と同時期に食事調査を行った81の研究の結果をまとめている．それによると，第三者が摂取量を観察した場合を除き，通常のエネルギー摂取量を反映する総エネルギー消費量と比べて，食事調査によって得られたエネルギー摂取量は

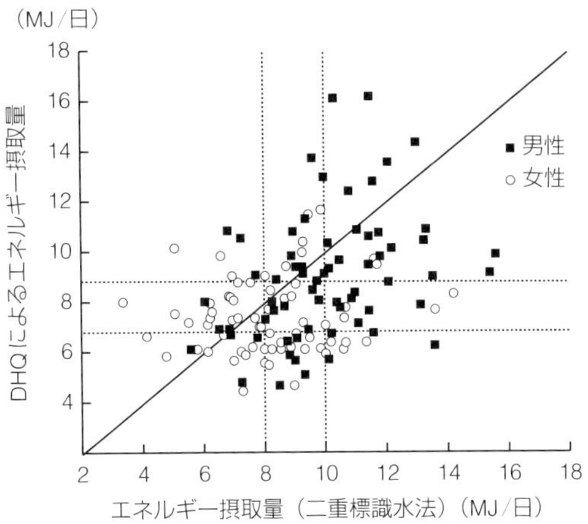

図1-13　DHQによるエネルギー摂取量（MJ/日）とエネルギー摂取量の真値（二重標識水法，MJ/日）との関係（Okubo et al., 2008）

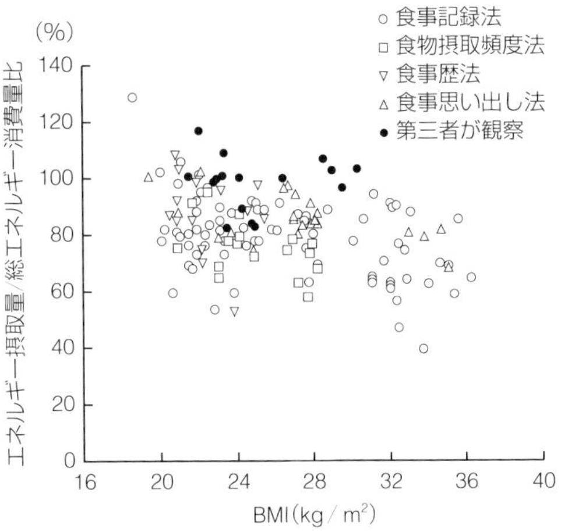

図1-14　食事アセスメントの過小評価
（厚生労働省，2019）

総じて小さかったということを報告している（図1-14）．また，ボディマスインデックス（body mass index：以下，BMI）が大きくなるにつれて過小評価の程度は甚だしくなった．逆に小学生くらいの子どもの場合は，平均すると，二重標識水法から推定したエネルギー摂取量とかなり一致する．とは言え，観察者によるところが大きく，推定誤差の個人毎のバラツキも大きくなる．したがって，子どもの場合も，個人の値としては，参考程度にとどめておいた方がよい．

4）基礎代謝量，身体活動レベルの加齢変化

体重当たりの基礎代謝量（基礎代謝基準値）は，若いほど大きい（表1-7）．例えば，幼児の基礎代謝基準値は成人の倍以上である．Hsuら（2003）は，子ども（9.3±1.7歳）の場合は成人（26.0±1.8歳）と比較して，除脂肪量に対する安静時代謝量の値がかなり大きかったと報告している．その原因の1つは，エネルギー代謝の活発な肝臓や脳の重量比が大きいことが考えられる．しかし，組織・臓器重量，および成人における各組織・臓器の代謝率から安静時代謝量を推定した場合，成人と異なり，実測値の方が299 kcal/日も大きかった（図1-15）．以上より，エネルギー代謝の活発な組織・臓器の重量だけではなく，子どもにおける各組織・臓器のエネルギー代謝率が成人と異なることがうかがえる．

（1）基礎代謝量の推定法

基礎代謝量は，体格でおおよそ決定されるので，様々な対象集団毎に，体重などを用いた推定式が作成されている．「日本人の食事摂取基準（2020年版）」（厚生労働省，2019）においては，基礎代謝量を推定するために，性・年齢別に体重に乗じる係数（基礎代謝基準値）が示されている（表1-7）．この基礎代謝基準値を用いた基礎代謝量の推定値は，参照体重において推定値と実測値が一致するように決定されているため，平均としては実測値とそれほどずれていないものの，体格が標準から外れるほど推定誤差が大きい．過体重者では過大評価，低体重者

表1−7　参照体重における基礎代謝量（厚生労働省，2019）

年齢（歳）	男性 基礎代謝基準値（kcal/kg体重/日）	男性 参照体重（kg）	男性 基礎代謝量（kcal/日）	女性 基礎代謝基準値（kcal/kg体重/日）	女性 参照体重（kg）	女性 基礎代謝量（kcal/日）
1〜2	61.0	11.5	700	59.7	11.0	660
3〜5	54.8	16.5	900	52.2	16.1	840
6〜7	44.3	22.2	980	41.9	21.9	920
8〜9	40.8	28.0	1,140	38.3	27.4	1,050
10〜11	37.4	35.6	1,330	34.8	36.3	1,260
12〜14	31.0	49.0	1,520	29.6	47.5	1,410
15〜17	27.0	59.7	1,610	25.3	51.9	1,310
18〜29	23.7	64.5	1,530	22.1	50.3	1,110
30〜49	22.5	68.1	1,530	21.9	53.0	1,160
50〜64	21.8	68.0	1,480	20.7	53.8	1,110
65〜74	21.6	65.0	1,400	20.7	52.1	1,080
75以上	21.5	59.6	1,280	20.7	48.8	1,010

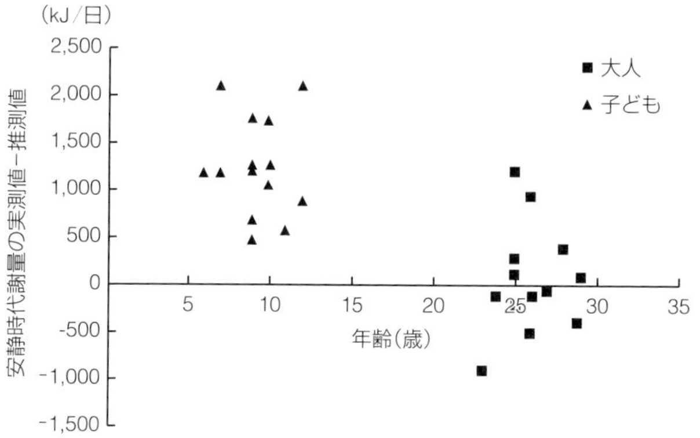

図1−15　成人と子どもにおける，安静時代謝量の実測値と各組織・臓器重量から推定した値との差（Hsu et al., 2003）

は過小評価する傾向にある．以下の式（国立健康・栄養研究所の式）では，そうした問題はほとんどない．

推定基礎代謝量（kcal/日）＝〔0.0481×体重（kg）＋0.0234×身長（cm）−0.0138×年齢（歳）−定数（男性：0.4235，女性：0.9708）〕×1000/4.186

しかし，この推定式は成人用に開発されたものであり，子どもに利用することはできない．そこで，Kanekoら（2013）は，およそ50年前に日本人の子どもを対象に測定されたデータに基づく3種類の基礎代謝基準値を含む，7種類の推定式について，小学生から高校生を対象として妥当性を検討した．その結果，国際的に用いられているSchofield（1985）あるいはFAO/WHO/UNU（1985）の式ではなく，男子では厚生省公衆衛生局栄養課監修・日本栄養士会編「昭和44年改定日本人の栄養所要量」に示された体表面積当たりの基礎代謝基準値，女子ではMolnárの式（1995）が最も当てはまるという結果を報告した．

（2）子どもの身体活動レベル

「日本人の食事摂取基準（2020年版）」（厚生労働省，2019）には，二重標識水法による1歳以上の健康な集団を対象にエネルギー消費量を測定した世界各国の

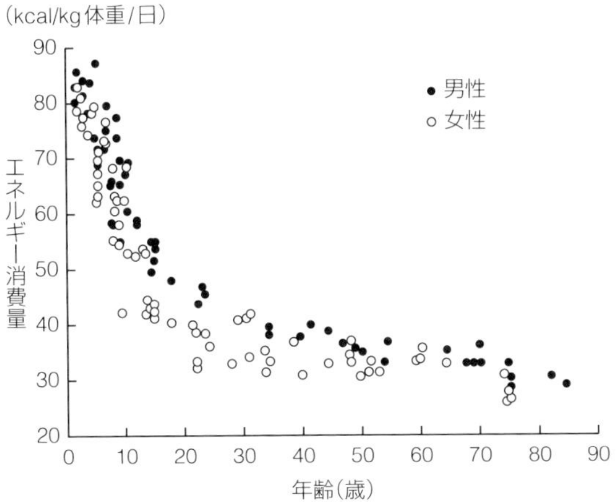

図 1−16　年齢別に見たエネルギー消費量（厚生労働省，2019）

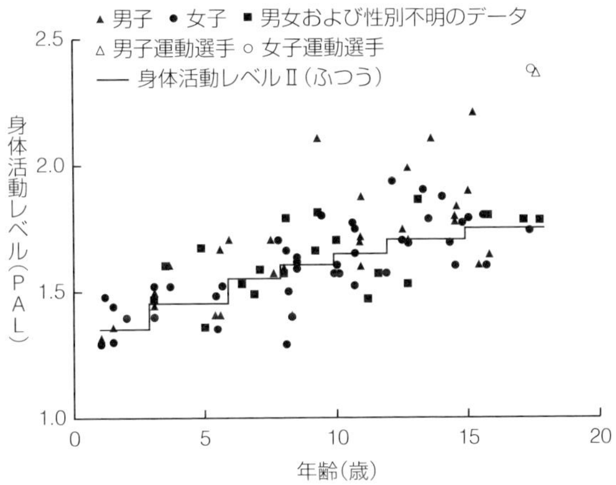

図 1−17　年齢別に見た小児における身体活動レベル（厚生労働省，2019）

139 の研究結果を用いて，年齢とエネルギー消費量の関係が掲載されている（**図 1−16**）．この基準によると，身体活動レベル（PAL）（＝総エネルギー消費量 ÷ 基礎代謝量）は，年齢とともに増加する傾向を示した（**図 1−17**）．6 歳以降は，身体活動レベル（PAL）の個人差を考慮するために，成人と同じ 3 区分とされている（**表 1−3**）．

子ども・青少年の場合，年齢によって異なるが，「日本人の食事摂取基準（2020 年版）」に示された標準的な身体活動レベル（PAL）から計算すると，身体活動量は総エネルギー消費量の平均 30 % 近くを占めている（厚生労働省，2019）．例えば 10〜11 歳の子どもの場合，基礎代謝量（女子で平均 1,260 kcal/日程度，男子では 1,330 kcal/日程度）から計算すると，身体活動に要するエネルギーは，同じ基礎代謝量でも少なくとも数百 kcal/日の個人差があると考えられる．また，文部科学省の調査によると，運動やスポーツを「ほとんど毎日（週に 3 日以上）」している小学 5 年生は，女子で 33.6 %，男子で 59.2 %，中学 2 年生では，女子で59.3 %，男子で83.0 %であった（文部科学省，2013）．週に2～3回行われる体育の授業を考慮しても，特に低年齢の子どもの多くにおいて運動実施時間は短い．こうしたことから，子どもの場合でも，一日の身体活動の多くは生活活動：NEATであり，意図的な運動より絶対量や個人間差が大きいと考えられる．

4．大人と子どものエネルギー代謝の違い

1）家電などの機械化と私たちの日常の身体活動量

身体活動は，活動の種類（レクリエーション，運動，スポーツ，遊び，歩行運動，セルフケアなど）と身体活動の強度（座位行動，軽強度，中強度，高強度）に基づいて定量的に分類されることが多い．普段行っている様々な活動の強度がわかれば，身体活動の促進や座位行動の抑制の対策を立てる際，それらを利用できる．特に，低年齢の子どもほど，子ども自身で行動を行う場が限定されるため，周囲の大人が環境を整えることが重要である．家庭や教育などの現場での具体的な方法としては，周囲の大人が，これまで報告されているメッツ値などの文献値を使用して，エネルギー消費量を推定するとよい．

成人では，これまで21の主要活動カテゴリーと821の特定の活動について，メッツ値が報告されており（Ainsworth et al., 1993；2000；2011），その和訳が国立健康・栄養研究所により示されている（国立健康・栄養研究所，2012）．子どものロールモデルとなる保護者，保育者といった周囲の大人が活動的になることは，子どもにとって心身の望ましい発育発達においてとても重要であるが，それだけにとどまらず，大人自身の元気を維持・増進するために大切である．昨今増え続けている健康系テレビ番組でも，様々な切り口で取り上げられているように，加齢とともに身体活動量は減ると考えられている．身体活動量が減ると，体力が低下し，老化を実感する．そして，ますます身体活動量が減少し，身体の機能は衰退し老化がさらに進む．子どものことを考える前に，まずは，自身の活動記録を作成し，日常生活を見直して見るのはどうだろう．**表1−6**に示した活動記録を見ると，うんざりする人もいるかもしれない．まずは，粗くても（つまり，記録回数が少なくとも）構わないので，自分自身が行っている大まかな日常の行動を記録し，大人用のメッツ表（国立健康・栄養研究所，2012）を用いて，どのような時に，自分が身体を活発に動かしていて，逆に，どのような時に動かしていないのか，可視化してみよう．前述したように実際，ヒューマンカロリメーター（メタボリックチャンバー）内において活動記録へ記入した活動の数と総エネルギー消費量の推定精度を検討したところ，両者の間に有意な相関関係はみられなかった（Yamamura et al., 2003）．つまり，細かく記録しても粗く記録しても，エネルギー消費量の推定誤差は変わらない．

例えば，家で「掃除機をかける：全般，ほどほどの労力」は3.3メッツである（国立健康・栄養研究所，2012）．仮に，床の掃除は，ロボット掃除機にお願いをし，自分は「座って静かにテレビを見る」とすると，1.3メッツとなる．日本に

限らず，諸外国の博物館でも，昔の暮らしと今の暮らしの変遷を説明する展示物が，必ずといっていいほど展示されている．国により暮らし方は違うものの，特に日本や欧米諸国では，掃除機をはじめ，洗濯機，食洗器などあらゆるものが自動化されている．手洗いで洗濯をしていた時代とそれらが自動化した時代の家事や通勤をそれぞれ再現し，エネルギー消費量を比較した研究では，両者で合計 111kcal の差（洗濯：45 ± 14 vs. 27 ± 9 kcal/日，皿洗い：80 ± 28 vs. 54 ± 19 kcal/日，通勤：83 ± 17 vs. 25 ± 3 kcal/日，階段昇降：11 ± 7 vs. 3 ± 1 kcal/日）がみられた（Lanningham-Foster et al., 2003）．現在，すでに，洗濯物を畳んでくれる装置まで開発されているが，ロボットが代行してくれた時間を，私たちは何に使うだろうか？ スポーツ庁による令和元年度（2019 年度）「スポーツの実施状況等に関する世論調査」では，運動・スポーツの阻害要因として「仕事や家事が忙しいから」（43.7 %）が最も多く，「面倒くさいから」（27.5 %），「年をとったから」（24.6 %）などが続いている（複数回答可）．機械化により増えた時間が，運動・スポーツに代わる，というのは難しそうであることを推測させる調査結果である．昭和の時代までは，多くが固定電話であり，テレビ自体に付いたチャンネルを回さなければ番組を変えられなかった．また日常的には，自分自身で商店まで買い物に行かなければ何も購入することはできなかった．しかし，いまやこれらが全て，座ったままでリモコンを使ったり，装置に声をかけるだけで全てやってくれる時代になった．テクノロジーはかつてない速さで進んでいる．今一度，「身体を動かすこと」を大人も子どもも真剣に考える時が来ている．

2）子どもは小さな大人ではない

成人のメッツ値は，必ずしも子どもには適用できない（Butte et al., 2018）．なぜなら，前述した通り，子どもは成人よりも，単位質量当たりの安静時代謝量が高く，加齢に伴い徐々に低下する．これは，臓器の重量，臓器特異的代謝率，筋肉量，および性に特異的な発達上の変化が，基礎代謝量に異なる影響を及ぼし，基礎代謝量の低下の原因となる．基礎代謝量は，平均的な 6 歳で約 6.5 mL/kg/分であり，18 歳で約 3.5 mL/kg/分に近づく．そのため，成人で用いられるように 1 メッツを 3.5 mL/kg/分とすると，子どもの基礎代謝量を過小評価することになる．また，青年や成人と比較して，幼児は身体活動のための単位体重あたりのエネルギー消費量が非常に高い．最大下運動での，1 分あたりのキロカロリーとして示したエネルギーコストは，加齢に伴い増加するが，体重あたりで示すと，加齢に伴い低下する．身体の大きさや身体組成の加齢に伴う変化に加え，加齢に伴い各動作のスキルが高まり，効率的に活動を行うようになる．そのため，小児期を通じて身体活動のエネルギーコストは一定ではない．

3）子どもの様々な活動時のメッツ値

2018 年に，年代別（6〜9 歳，10〜12 歳，13〜15 歳，16〜18 歳）の様々な活動時のメッツ表が報告された（Butte et al., 2018）．その一部を和訳し，**表 1-8〜11** に示した．この報告では，家事（掃除，洗濯物を干す，掃除機など），身体を使

表1−8　横になったり，座位での活動時の子どものメッツ値（Butte et al., 2018より改変）

コード	活動カテゴリ	個別活動	年齢層毎の子どものメッツ値(歳)			
			6−9	10−12	13−15	16−18
50100X	横になる	横になって静かにする	1.2	1.2	1.1	1.1
50120X		テレビ/ DVDを見る-横になって	1.2	1.1	1.1	1.0
55100X	静かに遊ぶ/学校の勉強/テレビ(座位)	美術品や工芸品	1.6	1.6	1.5	1.5
55120X		ボードゲーム	1.5	1.5	1.4	1.4
55140X		塗り絵，読書，作文，インターネット	1.6	1.6	1.5	1.5
55160X		コンピュータ作業	1.5	1.5	1.4	1.4
55180X		スピーチをする	1.5	1.5	1.4	1.4
55200X		ラジオを聴く	1.4	1.4	1.3	1.3
55220X		お話しを聞く	1.4	1.4	1.3	1.3
55240X		静かに遊ぶ	1.5	1.5	1.5	1.4
55260X		弦楽器で遊ぶ	1.4	1.3	1.3	1.3
55280X		積み木で遊ぶ	1.3	1.3	1.2	1.2
55300X		おもちゃで遊ぶ(カード，パズル，車，電車)	1.5	1.5	1.4	1.4
55320X		パズル	1.3	1.3	1.2	1.2
55340X		静かに座る	1.4	1.3	1.3	1.2
55360X		読書	1.3	1.3	1.2	1.2
55380X		読書および音楽を聴く	1.4	1.3	1.3	1.3
55400X		学校の勉強	1.6	1.5	1.5	1.4
55420X		裁縫	1.5	1.5	1.4	1.4
55440X		歌う	1.4	1.4	1.3	1.3
55460X		友達と会話する	1.4	1.4	1.4	1.3
55480X		座ってテレビやDVDを見る	1.4	1.3	1.3	1.2
55500X		書く	1.4	1.4	1.3	1.3
35120X	コンピュータ/ビデオゲーム(座位)	ビデオゲーム-bowling	1.4	1.5	1.5	1.5
35140X		ビデオゲーム-driving simulator	1.4	1.5	1.5	1.5
35160X		ビデオゲーム-gameboy	1.4	1.5	1.5	1.5
35180X		ビデオゲーム-gamepad	1.4	1.5	1.5	1.5
35200X		ビデオゲーム-handheld	1.4	1.5	1.5	1.5
35220X		ビデオゲーム-mobile phone	1.4	1.5	1.5	1.5
35240X		ビデオゲーム-nintendo	1.4	1.5	1.5	1.5
35260X		ビデオゲーム-PS2	1.4	1.5	1.5	1.5
35280X		ビデオゲーム-PS3	1.4	1.5	1.5	1.5
35300X		ビデオゲーム-XBOX 360	1.4	1.5	1.5	1.5

表1−9　立位，家事およびアクティブビデオゲームをしている間の子どものメッツ値（Butte et al., 2018より改変）

コード	活動カテゴリ	個別活動	年齢層毎の子どものメッツ値(歳)			
			6−9	10−12	13−15	16−18
70100X	立位	アーケードゲーム-table football	1.9	1.9	1.9	1.8
70120X		ボードゲーム-立位	2.0	2.0	1.9	1.9
70140X		絵を描く，塗り絵-立位	1.8	1.7	1.7	1.7
70160X		歌う-立位	1.8	1.8	1.7	1.7
70180X		カップスタッキング(カップを積み重ねる)	1.6	1.5	1.5	1.5
70200X		立位	1.7	1.7	1.7	1.6
70220X		ビデオゲーム-立位	1.8	1.8	1.7	1.7
70240X		テレビやDVDをみる-立位	1.8	1.8	1.8	1.8
45100X	家事/仕事	ベッドの整頓	3.4	3.3	3.1	3.0
45120X		大工仕事	2.9	2.7	2.6	2.4
45140X		着替え	3.4	3.2	3.1	2.9
45160X		ほこり払い	3.7	3.6	3.4	3.3
45180X		ほこり払いと掃き掃除	3.4	3.3	3.1	3.0
45200X		洗濯物を干す	3.5	3.3	3.2	3.1
45220X		家事	4.2	4.0	3.9	3.8
45240X		洗濯	3.7	3.5	3.4	3.3
45260X		箱を積む/おろす	3.6	3.4	3.3	3.1
45280X		テーブルのセッティングをする	2.8	2.6	2.5	2.3
45300X		ショベル作業	4.1	4.0	3.8	3.7
45320X		掃き掃除	3.6	3.5	3.3	3.2
45340X		掃除機をかける	3.9	3.7	3.6	3.4
45360X		皿洗い	1.9	1.7	1.6	1.4
15100X	アクティブビデオゲーム(全身)	アクティブビデオゲーム-action running	4.8	5.9	6.8	7.7
15120X		アクティブビデオゲーム-baseball	3.7	4.7	5.7	6.6
15140X		アクティブビデオゲーム-boxing	3.0	4.0	4.9	5.8
15160X		アクティブビデオゲーム-catching targets	2.6	3.6	4.5	5.4
15180X		アクティブビデオゲーム-dance	2.3	3.3	4.1	5.0
15200X		アクティブビデオゲーム-hoverboard	1.8	1.8	2.6	3.4
15220X		アクティブビデオゲーム-Kinect adventure games and sports	3.1	4.2	5.1	5.9
15240X		アクティブビデオゲーム-Lightspace	3.2	4.2	5.1	6.0
15260X		アクティブビデオゲーム-olympic games	2.6	3.6	4.5	5.4
15280X		アクティブビデオゲーム-sportwall	3.8	4.8	5.7	6.6
15300X		アクティブビデオゲーム-Trazer	2.8	3.8	4.7	5.5
15320X		アクティブビデオゲーム-walking on treadmill and bowling	2.8	3.9	4.8	5.7
15340X		アクティブビデオゲーム-watching TV/DVD-walking	2.2	3.2	4.0	4.9
15360X		アクティブビデオゲーム-Wii aerobics	2.2	3.2	4.1	4.9
15380X		アクティブビデオゲーム-Wii boxing/tennis	2.1	3.1	3.9	4.8
15400X		アクティブビデオゲーム-Wii hockey	1.4	2.4	3.2	4.0
15420X		アクティブビデオゲーム-Wii muscle conditioning	1.3	2.2	3.0	3.8
15440X		アクティブビデオゲーム-Wii skiing	1.7	2.6	3.5	4.3
15460X		アクティブビデオゲーム-Wii step	2.5	3.6	4.4	5.3
15480X		アクティブビデオゲーム-Wii tennis	1.6	2.5	3.2	4.0
15500X		アクティブビデオゲーム-Wii yoga	1.9	1.9	2.7	3.5
15520X		アクティブビデオゲーム-Xavix	4.2	5.3	6.2	7.1
15560X		アーケードビデオゲーム-air hockey	2.4	3.4	4.3	5.1
15580X		アーケードビデオゲーム-horse riding simulation	4.1	5.2	6.1	7.0
20100X	アクティブビデオゲーム（上肢）	アクティブビデオゲーム-bowling	2.1	2.3	2.4	2.5
20120X		アクティブビデオゲーム-driving simulator	2.1	2.2	2.3	2.5
20160X		アクティブビデオゲーム-Wii balance	2.2	2.3	2.5	2.6
20180X		アクティブビデオゲーム-Wii basketball	2.2	2.3	2.4	2.6
20200X		アクティブビデオゲーム-Wii golf	2.0	2.2	2.3	2.4
20220X		アーケードビデオゲーム-driving simulation	2.0	2.2	2.3	2.4
20240X		アーケードビデオゲーム-shooting hoops	2.3	2.5	2.6	2.8

表1-10 遊びおよびスポーツ活動時の子どものメッツ値（Butte et al., 2018より改変）

コード	活動カテゴリ	個別活動	年齢層毎の子どものメッツ値(歳)			
			6-9	10-12	13-15	16-18
30100X	健康体操/体操	活動的な教室での指導	4.3	4.4	4.4	4.5
30120X		放送での健康体操-"colorful sunshine"	4.0	4.1	4.1	4.1
30140X		放送での健康体操-"flourishing youth"	4.1	4.2	4.2	4.3
30160X		放送での健康体操-"flying ideal"	3.6	3.7	3.7	3.7
30180X		放送での健康体操-"hopeful sail"	3.8	3.8	3.9	3.9
30200X		健康体操－軽く	4.0	4.1	4.1	4.2
30220X		体操	2.7	2.7	2.7	2.7
30240X		ジャンピングジャック(ジャンプしながら手足を開閉)	4.6	4.7	4.7	4.8
30260X		ラジオ体操	3.5	3.5	3.5	3.6
30280X		筋力トレーニング-カールアップ	2.4	2.4	2.4	2.4
30300X		筋力トレーニング-腕立て伏せ	3.9	4.0	4.0	4.1
85100X	重量挙げ[a]	ハンドウェイトエクササイズ	3.0	3.0	2.9	2.9
85120X		筋力トレーニング-ベンチプレス	2.0	2.0	1.9	1.8
85140X		筋力トレーニング-レッグプレス	2.6	2.7	2.7	2.7
65100X	スポーツ/ゲーム	バスケットボール-ゲーム	6.7	7.0	7.2	7.5
65120X		バスケットボール-中断しないで，連続的なシュート練習	5.9	6.2	6.4	6.6
65140X		バスケットボール(ミニバスケットボール)	4.9	5.0	5.1	5.2
65160X		ボウリング－ゲーム	5.2	5.4	5.6	5.7
65180X		ボクシング－パンチングバッグとグローブ	4.9	5.0	5.0	5.1
65200X		捕球/投球	4.1	4.1	4.1	4.1
65220X		ゴルフ-ゲーム(ミニゴルフ)	4.0	3.9	3.9	3.9
65240X		ハンドボール	5.4	5.6	5.7	5.8
65260X		ホッケー-ゲーム(ミニフロアホッケー)	3.8	3.7	3.7	3.6
65280X		ジャグリング	6.2	6.4	6.6	6.8
65300X		キックボール，動き続ける	8.2	8.3	8.4	8.6
65320X		ローラーブレード	5.2	5.2	5.3	5.4
65340X		スキー	5.6	5.8	6.0	6.2
65360X		スライドボード-40 スライド/分	4.9	5.0	5.0	5.1
65380X		スライドボード-50 スライド/分	5.4	5.5	5.7	5.8
65400X		スライドボード-60 スライド/分	5.6	5.8	5.9	6.1
65420X		スライドボード-70 スライド/分	6.0	6.2	6.3	6.5
65440X		スライドボード-80 スライド/分	5.9	6.1	6.3	6.4
65460X		サッカー-コーン周辺	5.4	5.6	5.7	5.8
65480X		サッカー-ゲーム	7.7	8.1	8.4	8.7
65500X		テーブルテニス	4.2	4.2	4.2	4.2
65520X		テニスの練習とゲーム	6.1	6.3	6.5	6.7
65540X		アルティメットフリスビー	5.6	5.8	5.9	6.1
65560X		バレーボール	5.0	5.1	5.2	5.3
40100X	ダンス/エアロビクス/ステップ	エアロビクス/ダンス	3.6	4.1	4.5	4.8
40120X		階段を歩く-昇る	4.6	5.2	5.8	6.3
40140X		階段を歩く-80歩/分で昇る	5.3	6.0	6.6	7.1
40160X		階段を歩く-昇る/降りる	5.5	6.3	7.0	7.7
40180X		階段を歩く-降りる	3.0	3.4	3.8	4.1
40200X		ステップボード	4.5	5.2	5.7	6.2
40220X		ステッピング-下肢の30-50%の高さ	3.9	4.4	4.9	5.3

a：無酸素性の活動のエネルギーコストは，メッツ値によって過小評価される可能性がある．
b：この年齢層にとって妥当ではないと思われる活動．

コード	活動カテゴリ	個別活動	年齢層毎の子どものメッツ値(歳)			
			6−9	10−12	13−15	16−18
25100X	自転車/スクーターに乗る	自転車に乗る-速いスピード	–[b]	6.5	7.3	8.1
25120X		自転車に乗る-中程度のスピード	4.7	5.3	5.8	6.4
25140X		自転車に乗る-自由なスピード	4.6	5.3	5.8	6.4
25160X		自転車に乗る-ゆっくりのスピード	3.7	3.9	4.0	4.2
25180X		ミニスクーターに乗る-スクーター	5.7	6.7	7.6	8.4
25200X		スクーターに乗る	4.9	5.6	6.2	6.8
10100X	活動的な遊び	ボールゲーム-バウンス, キック, ドリブルボール リアクションボール(中程度の強度)	6.0	6.2	6.3	6.5
10120X		ボールゲーム-バウンス, キック, ドリブルボール リアクションボール(高強度)	6.1	6.3	6.4	6.6
10140X		ドッジボール型ゲーム(例：城)	5.8	6.0	6.1	6.3
10160X		自由遊び(バスケットボール, ロープ, フープ, 登る, はしご, フリスビー)	5.7	5.9	6.0	6.1
10180X		こおり鬼/ゾーンタグ(中強度)	6.3	6.5	6.6	6.7
10200X		こおり鬼/ゾーンタグ(高強度)	6.4	6.6	6.7	6.9
10220X		ハイキング	5.8	6.0	6.1	6.2
10240X		石蹴り	6.3	6.5	6.7	6.8
10260X		縄跳び	6.9	7.1	7.2	7.4
10280X		行進-楽器ありで75m/分	5.0	5.2	5.3	5.5
10300X		行進-楽器無しで75m/分	3.9	4.1	4.2	4.4
10320X		行進-楽器無しで91m/分	5.1	5.3	5.4	5.6
10340X		さまざまなゲーム-高強度(例：ボールをたたく, ビルダーやブルドーザー, 部屋の掃除)	6.4	6.6	6.7	6.9
10360X		さまざまなゲーム−中強度(例：Simon's spotlight)	6.9	7.1	7.3	7.4
10420X		ゲームをする(キャッチボール, ジャンピングジャック)	5.9	6.1	6.2	6.4
10440X		鬼ごっこ-中強度	6.1	6.3	6.4	6.6
10460X		鬼ごっこ-高強度	7.4	7.6	7.8	7.9
10480X		リレー	6.8	6.9	7.1	7.3
10520X		トランポリン	7.0	7.1	7.3	7.5
75100X	水泳	水泳-200m	10.6	10.4	10.3	10.1
75120X		水泳-クロール 0.9m/秒	9.7	9.4	9.1	8.8
75140X		水泳-クロール 1.0m/秒	10.0	9.7	9.4	9.2
75160X		水泳-クロール 1.1m/秒	10.6	10.4	10.2	10.1
75180X		水泳-自分で選んだペースで	9.5	9.1	8.9	8.6
75200X		シンクロナイズドスイミング	10.1	9.9	9.7	9.5

a：無酸素性の活動のエネルギーコストは，メッツ値によって過小評価される可能性がある.
b：この年齢層にとって妥当ではないと思われる活動.

う活動的なビデオゲームの一部（野球，ダンスなど），複数のスポーツ（器械体操，バスケットボール，ダンスなど），活動的な遊び（鬼ごっこ，縄跳び，トランポリンなど）といった様々な種類の活動で中高強度活動が見られる．前述の活動記録・観察法や質問紙法では，この表を用いてエネルギー消費量の推定が可能である（第１章，p14 参照）.

表1−11　歩行および走行時のモデルに基づいたメッツ値（Butte et al., 2018より改変）

コード	活動カテゴリ	個別活動	年齢層毎の子どものメッツ値(歳)			
			6−9	10−12	13−15	16−18
80100X	歩行	歩行 0.5	2.5	2.5	2.6	2.6
80120X		歩行 1.0	2.5	2.6	2.7	2.8
80140X		歩行 1.5	2.5	2.7	2.9	3.1
80160X		歩行 2.0	2.8	3.0	3.2	3.4
80180X		歩行 2.5	3.3	3.5	3.6	3.7
80200X		歩行 3.0	3.8	4.1	4.3	4.5
80220X		歩行 3.5	4.6	5.0	5.3	5.5
80240X		歩行 4.0	4.8	5.2	5.6	6.0
80260X		歩行 4.5	−[a]	−[a]	6.6	7.2
80280X		歩行 5.0	−[a]	−[a]	7.2	7.8
80300X		歩行 自分の選んだ速いペース	4.6	4.9	5.1	5.4
80320X		歩行 自分の選んだ形式ばらないペース	3.6	3.9	4.2	4.4
60100X	ランニング	ジョギング-速い	7.2	7.9	8.5	8.8
60120X		ジョギング-ゆっくり	5.5	5.9	6.3	6.7
60140X		ジョギング-自分の選んだペース	6.8	7.4	7.9	8.4
60160X	走行	走行 3.0	5.3	6.0	−[a]	−[a]
60180X		走行 3.5	6.4	7.0	7.5	8.0
60200X		走行 4.0	6.5	7.2	7.7	8.3
60220X		走行 4.5	6.7	7.4	8.0	8.6
60240X		走行 5.0	7.2	8.0	8.6	9.3
60260X		走行 5.5	7.3	8.1	8.8	9.5
60280X		走行 6.0	8.2	9.1	9.8	10.5
60300X		走行 6.5	8.9	9.9	10.9	11.8
60320X		走行 7.0	9.3	10.2	11.0	11.8
60340X		走行 7.5	10.0	10.7	11.3	11.9
60360X		走行 8.0	10.6	11.5	12.4	13.2
60380X		走行 自分の選んだペース	7.8	8.5	9.1	9.8

a：この年齢層にとって妥当ではないと思われる活動.

エッセンシャル・ポイント

♠身体活動とは，安静にしている状態より多くのエネルギーを消費するすべての筋活動を指し，運動と運動以外の身体活動である生活活動（ニート：NEAT）に分けられる.

♠日常生活全般の身体活動量は，肥満や体力などの健康指標と関連し，強い関連ではないが成人期への持ち越し効果がある.

♠総エネルギー消費量の 30 %近くを運動（0〜20 %）と運動以外の身体活動が占める.

♠すべての身体活動の大小は，総エネルギー消費量を基礎代謝量で除した身体活動レベルで評価する.

♠身体活動は，活動の種類（レクリエーション，スポーツ，歩行運動，セルフケアなど）と活動の強度（座位行動，軽強度，中強度，高強度）に基づいて定量的に分類されることが多い.

♠研究では，二重標識水法や加速度計が多用されている．一方，家庭，学校，運動教室などの現場では，質問紙法・活動記録法・観察法，そして，歩・走行のみしか評価できないという限界はあるものの歩数計法が利用しやすい.

♠子どもは，身体の大きさや身体組成の加齢に伴う変化に加え，加齢に伴い各動作のスキルが高まり，効率的に活動を行うようになる．そのため，小児期を通じて身体活動のエネルギーコストは一定ではない.

♠メッツ値などの文献値は，成人の値を子どもにそのまま使用することはできず，子どもの年齢毎に応じた値を使用する.

Column①　研究デザインの種類

「エビデンスベースト：Evidence-Based」という言葉が頻繁に聞かれるようになったが，それは，科学的根拠に基づいて判断を行うことの重要性によるものである．各研究は，その目的に合わせた研究デザインで実施される．例えば，ある集団を観察するのは「**観察研究**」，集団に何らかの働きかけを行うのは「**介入研究**」である．「**観察研究**」のうち，考えられる原因と結果の因子を同時に調査し，両者の関係を明らかにするのが「**横断研究**」，それらに時間的経過を伴い，関係性を検討する調査が「**縦断研究**」である．縦断研究には，「**症例対照研究**」と「**コホート研究**」がある．「**横断研究**」は一回の調査のため実施しやすいという反面，「因果の逆転」が問題となる．例えば，肥満だから身体活動レベルが低いのか，身体活動レベルが低いから肥満なのか，因果関係を明らかにすることができない．一方，「**縦断研究**」のうち「**症例対照研究**」では，症例群と対照群の原因を，過去に遡って検討する．例えば，過去の運動習慣を聞き取った場合は，思い出しバイアスが生じる可能性があるなどの問題点がある．一方，「**コホート研究**」では，ある集団を一定期間前向きに観察し，初期時に評価した原因と，観察期間終了までに発生した結果との関連性を，交絡要因の影響を考慮した上で検証する研究デザインである．縦断研究では「因果の逆転」が生じにくい．そのため，「**横断研究**」のエビデンスレベルは，「専門家の意見」よりは強いが，「**縦断研究**」より弱くなる．「**介入研究**」は，他の要因の影響を排除できる分，エビデンスレベルは高い．この他にも複数の研究デザインが存在するが，最もエビデンスレベルが高いとされるのは，「**システマティックレビュー**」である．システマティックレビューとは，知りたい疑問に対し，過去に行われた複数の独立した適切な研究成果を，複数の評価者が個別に質的評価を行い，研究を同定，選択した上で，系統的，網羅的に収集し，バイアスの影響（対象者，研究方法，他の変数の影響など）を極力排除し，評価基準を統一した上で，多数の研究結果を数量的，総括的に評価するものである．さらに，このような手順で選択された複数の研究結果を，統計学の手法を用いて統合して，全体としてどのような傾向がみられるかを解析する研究方法が「**メタ解析**」である．

エビデンスレベルが高い順に並べると，

- システマティックレビュー，メタ解析
- （無作為割り付け）介入研究
- 縦断研究
  - コホート研究
  - 症例対照研究
- 横断研究

詳細は，以下の書籍を参考にしてほしい．

日本疫学会監修，田中平三ほか総編集（2010）はじめて学ぶやさしい疫学：疫学への招待 改訂第２版，南江堂

第2章
身体不活動と座位行動の違い

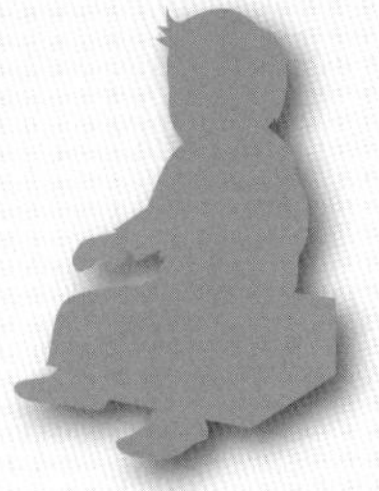

1．身体不活動とは

身体不活動（inactivity）とは，身体活動量のガイドライン（推奨値）等に示された中高強度活動の目標値（例：0 分/日以上，□分/週以上）に達していない状態を指す．第 1 章の**図 1−1** に示したように，身体活動は運動と生活活動（NEAT）で成り立っている．そのため，身体不活動とは，運動不足による場合もあるが，生活活動（NEAT）が足りないという場合もある．例えば，高齢者を対象に運動指導を実施すると，参加者の運動中の身体活動量は増加するものの，運動以外の時間帯で休息が増えて身体活動量が低下することがある．その場合，一日あたりの身体活動で見ると，運動指導をした日の方がしなかった日より低くなる．つまり，「運動に参加する」という行動は，運動不足を解消する行動であるが，運動の影響で，逆にその他の時間帯が活動的でなくなり，全体として身体不活動となってしまうことがある．

身体活動が不足しているかどうかを考える時，あなたは，何から判断しているのだろう？ 「週に何回運動しているのか（頻度）」，あるいは，「どのくらいの時間，運動をしているのだろうか（実施時間）」といったことから評価している人もいるだろう．このように，これまでは，多くの人が運動習慣には着目してきた．しかし，それだけでは不十分であり，運動と生活活動（NEAT）の両方に着目し，一日全体で身体活動を考える必要もある．

1）身体不活動の評価法

身体不活動の評価には，どのような方法があるのか，見てみよう．身体不活動をとらえるための実用的な方法としては，大きく 2 つある．1 つは，日常の中高強度活動の時間で評価する方法，2 つ目は，日常の歩数のガイドラインから評価する方法である．例えば，厚生労働省（2013）は，成人と高齢者を対象として「健康づくりのための身体活動基準 2013」を策定している．このガイドラインでは，身体活動（生活活動・運動）の基準が示されており，18〜64 歳は，「強度が 3 メッツ以上の身体活動を 23 メッツ・時/週行う．具体的には，歩行又はそれと同等以上の強度の身体活動を毎日 60 分行う．」，65 歳以上は，「強度を問わず，身体活動を 10 メッツ・時/週行う．具体的には，横になったままや座ったままにならなければどんな動きでもよいので，身体活動を毎日 40 分行う.」，と示されている．そのため，日本人の成人や高齢者が，この基準よりも実際の身体活動量が少なかった場合は，身体不活動と判断する．

なお,「健康づくりのための身体活動基準 2013」では, 18 歳未満に関しては,「身体活動（生活活動・運動）が生活習慣病等及び生活機能低下のリスクを低減する効果について十分な科学的根拠がないため，現段階では定量的な基準を設定しない」，と述べられている．そのため，18 歳未満の子どもの場合は，第 6 章で解説する諸外国の身体活動量や座位行動のガイドラインを参考にするとよい．

厚生労働省の身体活動のガイドラインのように，メッツ値を用いて身体活動強度の分類をする際，成人も子どもも，1.5 メッツ以上～2.9 メッツまでを軽強度活動，3.0 メッツ以上～5.9 メッツまでを中強度活動，6.0 メッツ以上を高強度活動とすることが多い．なお, 子どもの場合は, 中強度活動を 4.0 メッツ以上～5.9 メッツまでとする場合もある．そして 3.0 メッツ以上もしくは，子どもの場合は 4.0 メッツ以上の活動を中高強度活動として，後述する身体活動量のガイドラインや各研究での分類法として用いられている．

中高強度以上の身体活動の評価法には，第 1 章で述べたように複数の方法がある．ここでは，現場で利用しやすい身体不活動の評価方法を見てみよう．

（1）質問紙法・活動記録法・観察法を用いた身体不活動の評価

a．小学校高学年以上の子どもの場合

世界保健機関（World Health Organization：以下，WHO）が実施する調査で用いられている "Health behaviour in school-aged children"（HBSC）survey や "Global school-based student health survey"（GSHS）では，子どもの日常生活全般の身体活動量について「1 日 60 分以上の中高強度身体活動を達成した頻度」を尋ね，評価している．第 1 章で紹介した Lancet に掲載された国際的な青少年の不活動の蔓延は，これらの質問紙を用いて評価した結果である（**図 1−2**）．

諸外国と日本の環境や生活習慣は異なる．そのため，本来は日本にあった質問紙を丁寧に開発したいところであるが，次善の策として，諸外国で使用されている質問紙を用いて，普段の生活の中で日本の子どもの身体活動量を正しく評価できるか検討する必要がある．諸外国と同じ質問紙を用いることができれば，国際比較が可能となる点ではメリットがある．WHO の調査のうち，HBSC の身体活動量に関する質問紙では，最近の 7 日間に，1 日当たり少なくとも合計 60 分間の身体活動をした日の日数を尋ねている（**図 2−1**）．この質問を和訳し，さらに逆翻訳した上で質問内容に齟齬がないか確認をしてから，日本人の小学 5 年生を対象に調査を実施した．さらに，質問紙調査実施日の 7 日前から一週間にわたる，加速度計による測定を行い，客観的に日常の身体活動量を調査した．つまり，客観的な手法である加速度計を基準として，主観的な手法である質問紙の妥当性を検討した．その結果，HBSC による少なくとも 60 分/日の中高強度活動（日間/週）と加速度計による結果は，有意な弱い関係がみられたのである（Tanaka et al., 2017a）．中学校 3 年生まで対象者を拡げても同様であった（Tanaka et al., 2021）．

また，別の研究では，日本語版 International Physical Activity Questionnaire

身体活動とは，心臓がドキドキしたり息切れしたりするようなすべての活動のことです．身体活動は，スポーツや友だちと遊ぶこと，学校へ徒歩で通うことも入ります．身体活動のいくつかの例として，ランニング，速歩き，ローラースケート，自転車，ダンス，スケートボード，水泳，サッカー，バスケットボール，サーフィンなどがあります．

1．あなたは，**最近の7日間**に，1日当たり少なくとも合計**60分間**の身体活動をした日は，何日ありましたか．それぞれの日に，あなたが身体活動に費やすすべての時間を**合計**してください．

0日	1日	2日	3日	4日	5日	6日	7日
○	○	○	○	○	○	○	○

図2−1　HEALTH BEHAVIOUR IN SCHOOL-AGED CHILDREN（HBSC）青少年健康行動質問紙（HBSC日本語版）（HBSC－J）（Tanaka et al., 2017a）

（IPAQ）のShort Versionの自記式をもとに，質問項目の表現を一部改変したIPAQ生徒期用を，中学生だけでなく小学生の高学年にもわかるようにさらに改変した日本語版IPAQ思春期前期用（10～13歳）について，加速度計法を基準として，妥当性が検討されている（大島ら，2017）．一日当たりの実施時間（分）で評価した中高強度活動との間は，有意な弱い関係がみられた．このように，子どもを対象とした身体活動の質問紙の日本語版がいくつか作成され，それらの妥当性の検討がなされてきた．これまで他国で報告されている子どもを対象とした質問紙の妥当性のシステマティックレビューの結果（Chinapaw et al., 2010）と比較すると，妥当性の基準（加速度計法や観察法など）と同程度の強さの関係が見られる．まだ研究数は少ないものの，諸外国で使用されている子どもを対象とした身体活動量の質問紙を，日本の子どもでも使用できる環境が整いつつある．これらを用いて日本の子どもの身体活動量の状況がどのようなものであるのか，小学校や中学校，学童クラブやスポーツクラブなどでも検討することができる．

実際，**図2−1**のWHOのHBSCの質問紙を現場で用いる際は，例示されている活動内容を4あるいは5日以上もしくは7日間実施していれば，後述する国際的な身体活動量のガイドラインを満たしていると評価する．逆に，4あるいは5日未満もしくは7日未満の場合は，身体不活動とする．このように，一日に60分以上であるかどうかを何日間あるかを見る質問内容であるため，例えば，毎日60分行っていた子どもでは，60分×7日間で合計420分，一日おきごとに105分行っていた子どもでは，105分×4日間で合計420分であり，合計値は同じになる．しかし，この質問紙では，前者は7日間，後者は4日間となるため，後者の子どもは身体不活動と評価することとなる．

b．幼児の場合

幼児など低年齢の子どもほど，身体活動の自己申告は困難である．そこで，保護者による代理報告や保育者（幼稚園教諭や保育士）の評価が用いられる．実際，運動不足が語られるとき，外遊びが大事という話を聞く人も多いだろう．保護者により代理報告された幼児の外遊び時間と，客観的に評価した日常の身体活動量には，関係はあるのだろうか？

質問紙を用いて保護者に尋ねた，幼児の外遊び時間（6件法：しない～3時間

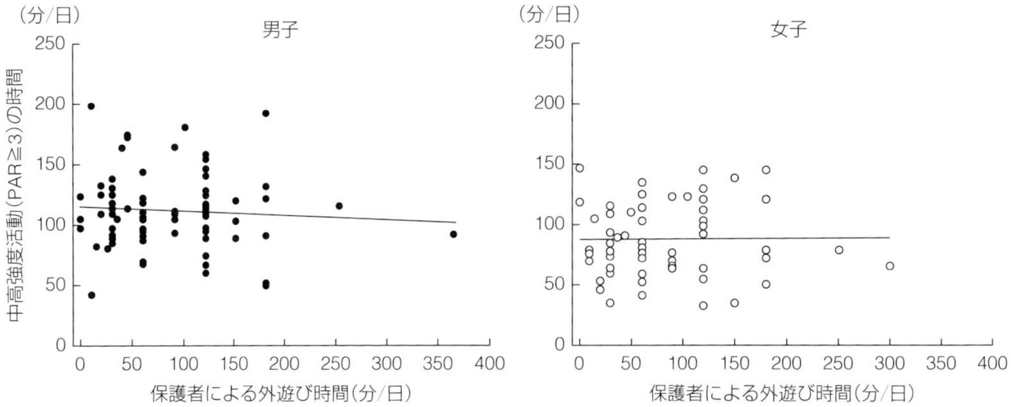

図2−2　保護者の評価した幼児の外遊び時間と中高強度活動の関係（田中ほか，2015より作図）
PAR：physical activity ratio

以上）と日常の歩数の関係を見ると，外遊び時間が1時間以上の群は，1時間未満の群と比較して，週末の平均歩数が有意に多くなっていたものの，平日では有意な差がみられなかった（中野ら，2010）．別の研究でも，保護者が回答した幼児の日常の外遊び時間と加速度計で客観的に評価した中高強度活動の所要時間（一週間の平均値）との間には，有意な関係はみられなかった（**図2−2**）（田中ら，2015）．このように，保護者に外遊び時間を尋ねる調査のみで日常生活全般の身体活動量を評価することには，限界がある．そのため，より客観的な評価が求められており，文部科学省が策定した幼児期運動指針（2012）のガイドブックでは，質問紙法の他に，後述する歩数計法が紹介されている．

実際，子ども達に関わる周囲の大人は，幼児の身体活動量の高低を区別できているのだろうか．保護者と保育者（幼稚園教諭または保育士）による幼児の身体活動量に関する主観的評価（同年代の同性と比較して幼児が「活発」であるかについて，「活発である」，「どちらでもない」，「活発でない」の三択で，質問紙を用いて，保護者と保育者各々に，各幼児について尋ねた.）と加速度計を用いて身体活動量を実測した客観的評価との関連を検討した（田中ら，2013）．また，加速度計を用いて身体活動量を評価する際，歩・走行と，ボール投げや大型積み木などの歩・走行以外の中程度の活動強度に区分してその強度を推定した．その結果，保護者や保育者の幼児の身体活動量に関する主観的評価は客観的評価と関連しており，中でも保育者はより正確に相対的に活動量を評価できた（**図2−3**）．さらに，保育者の評価は，様々な強度の活動の所要時間，また，歩・走行の時間と関係がみられた．ただし，歩・走行以外の時間とは関連がみられなかった．それに対して，保護者の場合は，歩・走行および歩・走行以外の活動といった活動の種類に分けると関係がみられなかった．幼児において，歩・走行以外の活動時間が長いと，中高強度活動時間も増える傾向がみられたことから，幼児の身体活動量を評価する上で，歩・走行以外の時間にも着目することにより，主観的評価の精度がより高まる可能性があると考えられる．このように，他者が幼児の身体

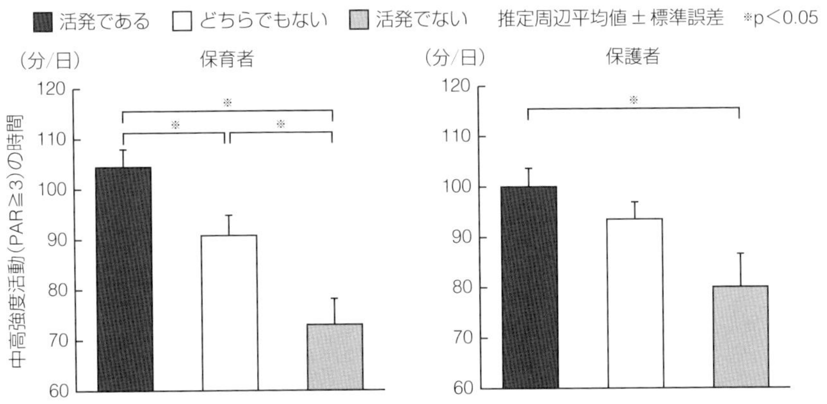

図2−3　幼児の身体活動量に関する保護者と保育者による主観的評価と加速度計による客観的評価との関係（田中ほか，2013より作図）
PAR：physical activity ratio，性，年齢，身長および体重を調整した．

活動量を評価する場合，保育者は，日常的に同年代の子どもと多数接しており，比べることもできるため，評価しやすいのかもしれない．一方で，保護者は，特に平日の日中や，身体活動量の異なる子どもの姿や幼児が行う多種多様な活動を見る機会が限られていることが影響し，相対的に評価することが難しいのかもしれない．しかし，保育施設内と同様，家庭の果たす役割も大きいことから，親子で複数の子どもと遊ぶ機会を作るなど，保護者が客観的に子どもの活動を見て，子どもの身体活動にはどんな種類があり，どのような活動を行う仕掛けづくりが有効なのか，学ぶ場が有効なのかもしれない．

このように，幼児に限らず，学校の中休み時間，放課後の学校施設開放の時間，学童クラブなど，子ども達の活動の種類や所要時間を知ることは意味がある．活動記録法・観察法を用いることにより，各活動内容を第1章に示した子ども用のメッツ値（**表1−8〜11**）などの文献値に当てはめることにより，どのような場面で子ども達が活発になっているのか，あるいは身体不活動になっている原因は何かを考え，家庭や地域に応じた対処法の検討材料にしてほしい．

(2) 加速度計法を用いた身体不活動の評価

二重標識水法で評価される身体活動レベル（PAL）は，低〜高強度のあらゆる身体活動を含めた指標である．二重標識水法は，第1章で解説したように1〜2週間における平均のエネルギー消費量が得られるだけである．そのため，一日単位の値でさえも評価できない．さらに，例えば「中強度以上の身体活動時間」などの身体活動強度に関する情報は一切提供しない．一方，加速度計では，長期間にわたり秒単位で，軽強度，中強度，高強度といった活動強度を区分できる．加速度計を用いて評価すると，子どもは，成人より高強度活動の時間が長い（Hoos et al., 2004）．また，成人の身体活動レベル（PAL）が，中強度活動の時間が増えた場合のみ上がる（正の相関関係）のに対し（Westerterp, 2001），子どもの身体活動レベル（PAL）は，低強度活動時間が増えると下がり（負の相関関係），高強度活動時間が増えると上がる（正の相関関係）という結果が得られている．日

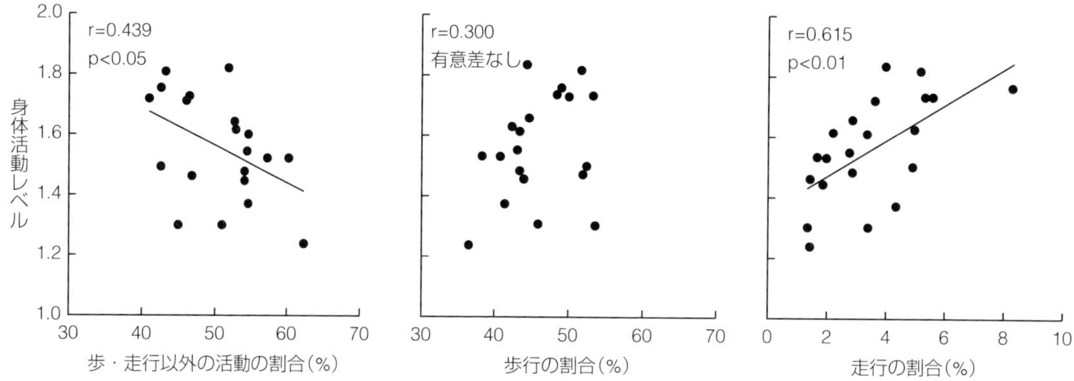

図2-4　身体活動レベルと各活動の割合との関係（大島ほか，2013）

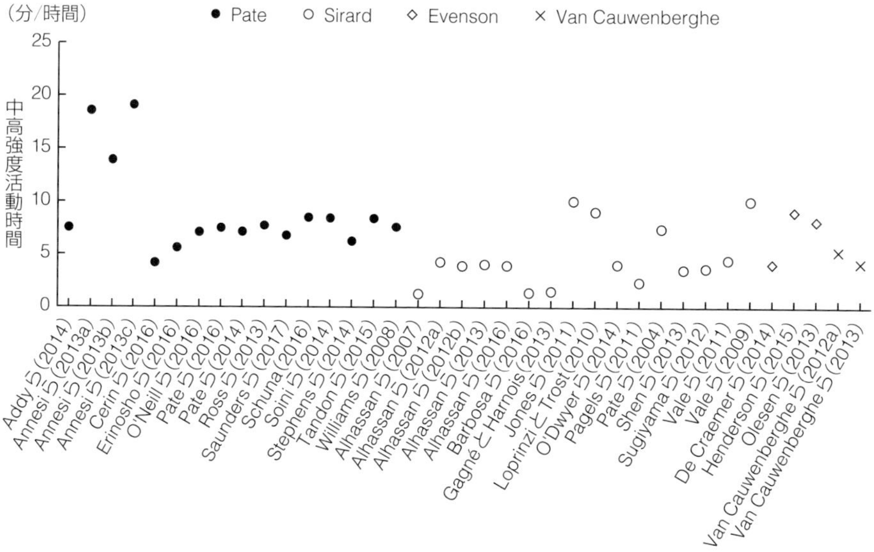

図2-5　ActiGraphによる，用いられたカットポイントと中高強度活動の所要時間（O'Brien et al., 2018）

本の小学生でも，二重標識水法で評価した身体活動レベル（PAL）は，加速度計で評価した歩・走行以外の活動時間の割合が増えると下がり（負の相関関係），走行の所要時間の割合が増えると上がる（正の相関関係）ことから，子どもの高い身体活動レベル（PAL）に対する走行活動の重要性が指摘されている（大島ら，2013）（**図2-4**）．このように，子どもの活動を，軽強度から高強度の活動強度別に評価することは重要である．

加速度計を用いて子どもの身体活動量を評価する際，成人と同じ基準では決められないため，これまで複数の推定式やカットポイント（境界値）が，報告されている．8～11歳のフランス人（男子・女子）を対象に，同じ機種の加速度計（ActiGraph）を用いて2つの異なるカットポイントを用いて中高強度活動時間を推定したところ，それぞれ28±18分/日と141±39分/日と大きな差があった（Guinhouya et al., 2006）．幼児についても，同じ加速度計でもカットポイントの違いにより，保育施設内での中高強度活動時間に差が見られるのか検討したシステマティックレビューが報告されている（O'Brien et al., 2018）．ActiGraph を用いて 4 つのカットポイントで比較したところ，得られた中高強度活動時間に大きな差がみられ，特に Pate のカットポイント（図 2−5 の黒丸印●）を用いた場合は，他に比較して中高強度活動時間が長い傾向にあった（図 2−5）．また，他の加速度計（Actical と Actiheart）でも同様の結果が報告されている（図 2−6）．

このように，加速度計法により，子どもの日常の身体活動量の変動の一部を，活動強度別に明らかにすることが可能である．その一方で，加速度計は使用する装置の種類やカットポイントの設定により，各活動強度の所要時間の数値が大きく異なるため，一概に比較できない点に留意する必要がある．しかし，ある集団内で，一種類の加速度計を用いて個人を順位づけし，他の変数との関連を検討するには，加速度計法は優れている．

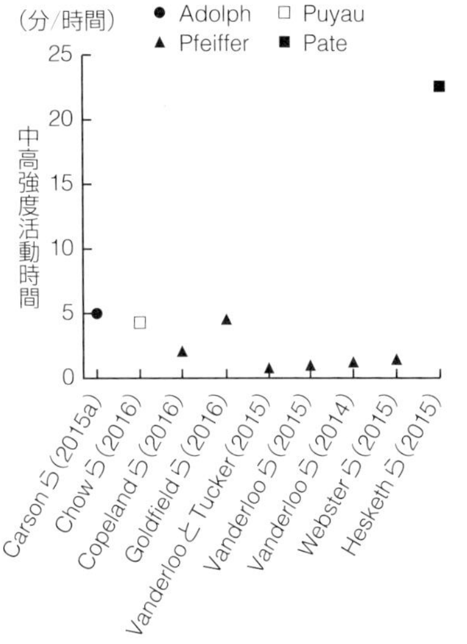

図2−6　Actical と Actiheart による，用いられたカットポイントと中高強度活動の所要時間（O'Brien et al., 2018）

（3）歩数計を用いた身体不活動の評価

a．日常の歩・走行と歩・走行以外の活動

前述した通り，加速度計を使った身体活動の評価には一定の妥当性・信頼性がある．しかし，加速度計の使用場面は限定されており，機種間の違いも大きいため，ポピュレーションレベルでの使用は，少なくとも当面は難しい．

日本の成人の日常生活を，歩・走行と，歩・走行以外の活動を区別できる加速度計を用いて評価すると，成人の中高強度の活動において，歩・走行の活動時間が歩・走行以外の活動に比較して長いものの，男性より歩数が少ない女性の方が，歩・走行以外の活動時間が長く，性差がみられた（Tanaka et al., 2013）（図 2−7）．また，高齢者では，男女とも各活動の割合の優位性は変わらないが，男性では，成人に比較して，歩・走行の活動時間が大きく低下するが，女性では，歩・走行以外の活動時間と同程度の低下であった（Tanaka et al., 2013）．女性の方が歩・走行以外の活動時間はむしろ大きいが，加齢とともに，活動量自体の減少幅も大きいことが明らかとなった．また，清掃員や調理従事者のように，歩・走行はそれほど多くないものの，歩・走行以外の活動がかなり多い職種があることが，加速度計法により明らかとなった（田中ら，2012）（図 2−8）．

一方，日本の小学生では，歩・走行の中高強度活動時間が，歩・走行以外に比較して男女とも長かった（図 2−9）．しかし，小学生でも歩・走行以外の活動が中高強度の身体活動全体の約 40 % と，かなりの比重を占めていることがわかってきたが，活動内容の詳細は未だ明らかになっているとはいえない．

このように，歩・走行以外の身体活動をとらえることができない歩数計では，日常生活全般を評価するには限界がある．さらに，歩数計の機種間により値の違いがある程度見られるという問題もある．しかし，歩数計は，加速度計よりも価格が安いため，私達の日常生活でも使用しやすい．昭和の時代から，多くの日本

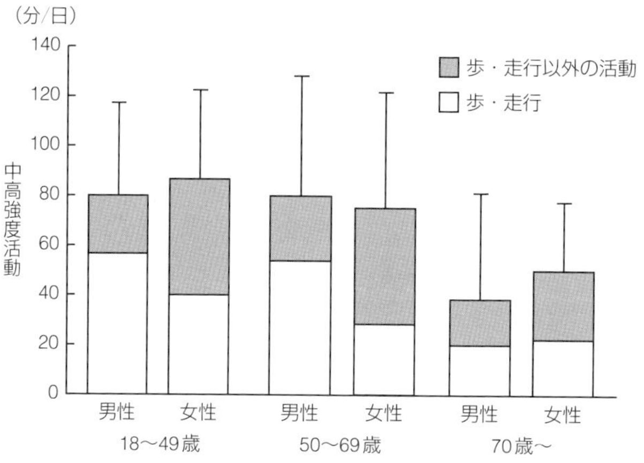

図2-7　性別・年齢別の中高強度の歩・走行と歩・走行以外の活動時間
（Tanaka et al., 2013より作図）

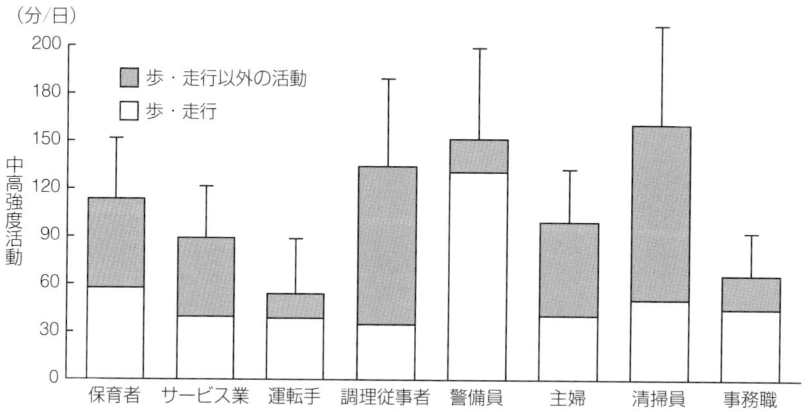

図2-8　職種別の中高強度の歩・走行と歩・走行以外の活動時間（田中ほか，2012より作図）

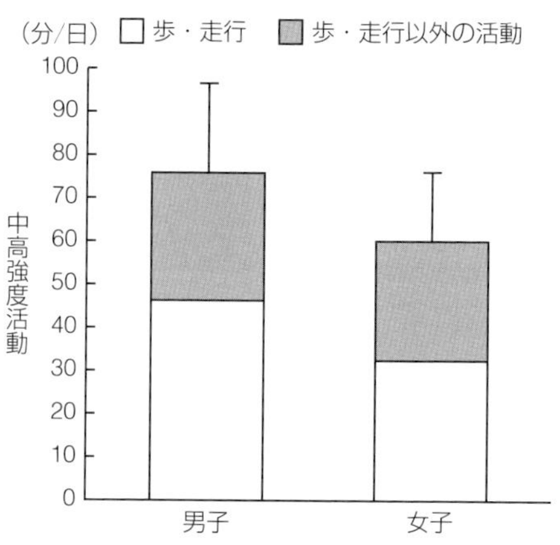

図2-9　小学生の中高強度の歩・走行と歩・走行以外の活動時間（Tanaka et al., 2016より作図）

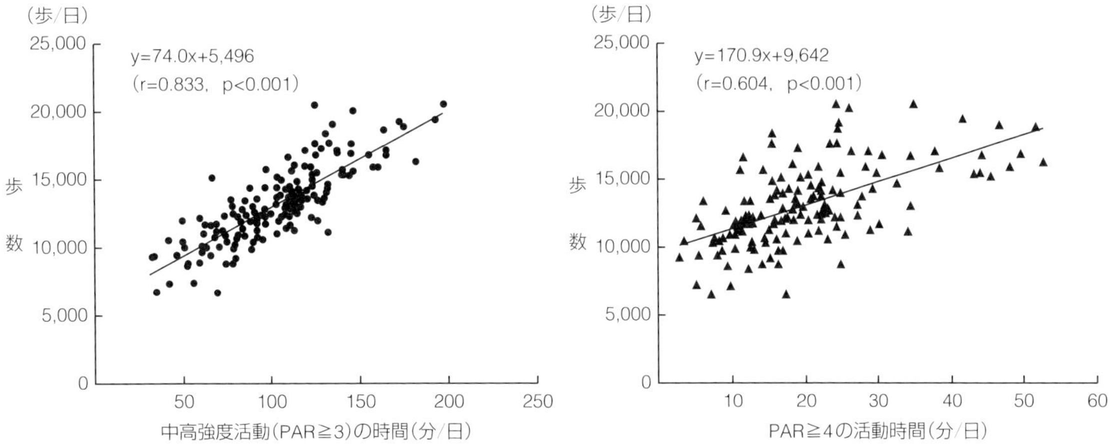

図2−10　幼児における歩数による中〜高強度活動時間の評価精度（Tanaka et al., 2009）
PAR：physical activity ratio

人にとって，一日当たりの歩数は身近な指標でもあるため，次に歩数計法についても見てみよう．

2）歩数による中高強度活動の推定

歩数が，幼児の日常生活での中高強度の身体活動量を反映するものか否か，幼児を対象に妥当性を検討した加速度計を用いた報告がなされている（Tanaka et al., 2009）．その結果，中高強度活動には，連続的な歩行を伴わない活動が多く含まれているにもかかわらず，中高強度（PAR ≧ 3）の活動時間が増加すると歩数も増加するという強い正の相関関係がみられ，歩数で中高強度活動をかなり正確に推定できる（**図2−10左**）．しかし，PAR ≧ 4 の身体活動のみとの関係を見ると，歩数との相関は中程度になるという限界がある（**図2−10右**）．

この報告の日本人幼児を対象に作成した歩数と中高強度活動の所要時間との互換式

歩数（歩/日）＝74.0×中高強度活動の所要時間（分/日）＋5,496

を用いると，60分/日の中高強度活動は約10,000歩/日に相当する（Tanaka et al., 2009）．

カナダ保健省の依頼により実施されたTudor-Lockeら（2011）のレビューでは，小〜高校生の子どもでも中高強度活動と歩数との対応関係が検討され，歩数の標準値が示されている（**図2−11**）．

・幼児および児童：男子12,000〜16,000歩/日，女子10,000〜13,000歩/日
・18歳で約8,000〜9,000歩/日

であり，思春期になると減少する．

中高強度活動との対応は，

・幼児：60〜100分の中高強度活動≒10,000〜14,000歩/日
・小学生：60分の中高強度活動≒男子13,000〜15,000歩/日，女子11,000〜12,000歩/日
・中高生：60分の中高強度活動≒10,000〜11,700歩/日

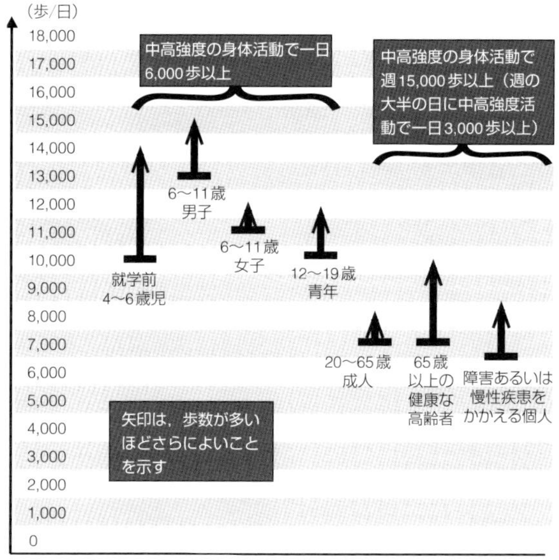

図2−11　年代別の望ましい中高強度活動に相当する歩数（Tudor−Locke et al., 2011より改変）

表2−1　子どもにおける1日当たりの歩数（歩/日）のカテゴリー（Tudor−Lock et al., 2008より改変）

	6−12歳男子	6−12歳女子
プラチナ	17,500以上	14,500以上
金	15,000−17,499	12,000−14,499
銀	12,500−14,999	9,500−11,999
ブロンズ	10,000−12,499	7,000−9,499
銅	10,000未満	7,000未満

である．なお，ガイドラインの身体活動量を歩数に換算すると，中学生以上では，標準値よりやや高め（達成率が低くなる）である．

現場で歩数評価を用いて身体不活動をわかりやすく示す際は，Tudor-Lockeら（2008）のカテゴリー（**表2−1**）が参考になる．

3）昔と今の子どもの歩数

最近の子どもと約30年前の子どもの歩数を比較して，身体活動量の低下が指摘されることがある．例えば，1970年代に報告された幼稚園児の歩数は8,720（雨の日）〜27,550（よく遊ぶ）歩/日であった．また，大学付属小学校の3年生男子（n＝10）は27,250歩/日，同じ市内の公立小学校の4年生男子（n＝10）は18,260歩/日，女子が各々15,360歩/日（n＝10）および15,980歩/日（n＝8）と報告されている（波多野，1998）．

実際に日常生活で異なる歩数計を複数同時に装着すると，幼児では約10〜30％（約1,000〜3,000歩），児童では約10〜20％（約1,000〜2,500歩），成人では20〜30％前後あるいは2,000〜3,000歩/日程度の大きな違いが見られることがしばしばある（Silcott et al., 2011；Tanaka et al., 2019；田中ほか，2022）．これは，ある一定の基準以上，歩数が連続してカウントされないと，その時間に得られた歩数をキャンセルするというアルゴリズムが機種間差の原因ではないかと推察される．これらの点を考えると，身体活動の推移を論じる上では，対象となった子どもの集団の特徴や評価法の違いに注意が必要である．歩数計法は，幼児期運動指針の身体活動量の評価法として示されているものの，幼児における歩数計の科学的な検証は限られている．

表2−2　小学生の日常の身体活動量と座位行動やスクリーンタイムとの関係（Tanaka et al., 2017b）

変　数	座位時間（分/日）	軽強度活動（分/日）	中高強度活動（分/日）	高強度活動（分/日）	身体活動レベル
座位時間（分/日）	−	−	−	−	−0.87※
軽強度活動（分/日）					
歩・走行	−0.58※	0.49※	0.44※	0.24※	0.55※
歩・走行以外	−0.81※	0.91※	0.18※	−0.04	0.52※
総時間	−0.95※	−	0.34※	0.06	0.68※
中高強度活動（分/日）					
歩・走行	−0.41※	0.13※	0.90※	0.68※	0.74※
歩・走行以外	−0.66※	0.53※	0.72※	0.26※	0.73※
総時間	−0.61※	0.34※	−	0.62※	0.89※
高強度活動（分/日）					
歩・走行	−0.24※	0.05	0.58※	0.97※	0.58※
歩・走行以外	−0.26※	0.08	0.57※	0.82※	0.57※
総時間	−0.27※	0.06	0.62※	−	0.62※
テレビとビデオなどの総視聴時間（分/日）	0.02	−0.06	0.09	0.04	0.02
ゲーム機器で遊んだり，コンピュータを使用したりする時間の合計（分/日）	0.06	−0.06	−0.02	−0.03	−0.05
総スクリーンタイム（分/日）	0.05	−0.08	0.04	0.01	−0.02

年齢，性別，体重および加速度計の装着時間で調整した．※p＜0.05

2．座位行動とは

座位行動とは，Sedentary Behaviour Research Network により，「座位および仰臥位におけるエネルギー消費量が 1.5 メッツ以下のすべての覚醒行動」と定義されている（Tremblay et al., 2017）．「中高強度活動がガイドラインより低い状態」である身体不活動（inactivity）とは区別されている．日本の小学生を対象に，加速度計を用いて評価した日常の一日の座位時間と身体活動量との関係を検討した結果，一日の座位時間は，軽強度活動とは強い負の相関，中高強度活動とは中程度の負の相関がみられた（Tanaka et al., 2017b）（表 2−2）．そのため，座位時間は，中高強度活動時間とは別に，抑制する必要があることが示唆される．

3．座位行動を評価する

1）質問紙法による座位行動の評価

座位行動の評価法として，最も簡便で広く用いられているのは，子ども自身あるいは，保護者などによる代理申告による質問紙や活動記録である．具体的には，余暇時間における，スクリーンタイム（テレビ，ビデオ，DVD の視聴時間，テレビゲーム/コンピュータゲーム/携帯型ゲーム，パソコン/インターネットの使用時間など）を中心に，音楽鑑賞などに従事した時間の調査も行われている．また，低年齢の子どもでは，ベビーカーや車内のチャイルドシートなどで子ども自身が

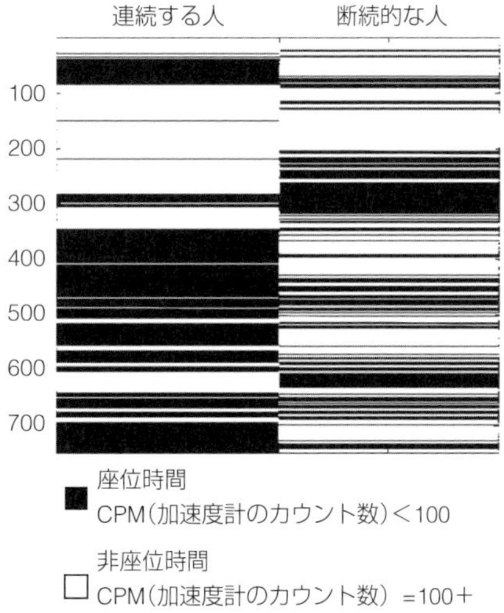

図2－12　同じ座位時間の人たちの座位の中断の違い（Owen et al., 2010）

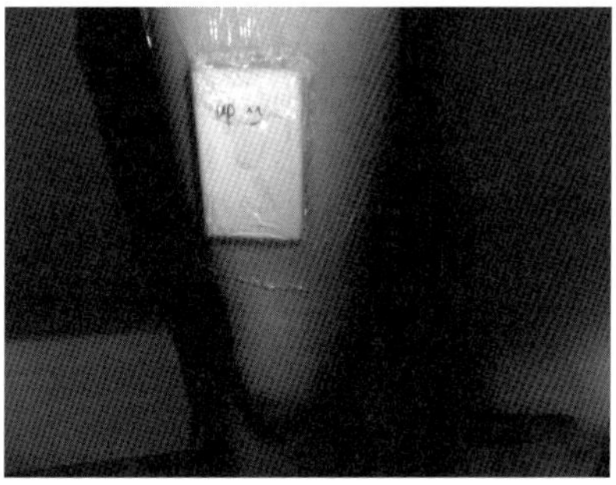

図2－13　幼児が姿勢計（activPAL）を大腿部に装着した風景

自由に動けない時間の調査も行われている．

加速度計は，座位行動の内容を明らかにすることができないものの，座位時間を客観的に評価することができる．そのため，座位行動の内容を評価するために，質問紙や活動記録を用いた主観的な方法と，加速度計のような客観的な方法の併用が推奨されている（Lubans et al., 2011）．0～18歳を対象とした研究のレビューによると，質問紙や活動記録の妥当性に関しては，ビデオ撮影あるいは加速度計を基準とした検討がなされ，ビデオ撮影時間を基準とすると，テレビ視聴時間との間に中程度の相関がみられたが，加速度計を基準とすると，テレビの視聴時間との相関はみられず，座位行動全体でも非常に弱い相関だった．また，信頼性は，7報で座位行動の特定の内容において高い信頼性がみられ，2報はボーダーライン（信頼性があるとみなす基準ギリギリ）だった．信頼性は，コンピュータの使用や電子ゲームの使用より，テレビ視聴において優れていた．平日の信頼性は，週末より概して高かった．また，座位行動の信頼性の明らかな性差はみられなかった．テレビの視聴時間は，視聴している番組で考えることができるため，思い出しやすいのかもしれない．

2）加速度計法による座位時間，座位の中断の評価

加速度計を用いた座位行動評価の妥当性については，観察法や代謝量などを基準として複数の機種について検討がなされており，いずれも感度（座位行動が正しく判断されたものの割合）および特異度（座位行動でない場合に座位行動でないと正しく判断されたものの割合）が高かった（Lubans et al., 2011）．加速度計を用いた座位行動評価では，座位時間（例：時間/日）以外に，"breaks in sedentary"（座位の中断）を評価することができる（Owen et al., 2010）．**図2−12**は，座位時間が連続する人（Prolonger：左）と断続的な人（Breaker：右）で，座位の総時間数は同じであったことを示している．興味深いことに米国国民健康・栄養調査2003-2006のデータを分析すると，break（中断）の回数で最もBreakerタイプ（座位時間が断続的なタイプ）の四分位がProlongerタイプ（座位時間が連続するタイプ）の四分位より，腹囲が4.1cmも少なかったという結果が得られている（Healy et al., 2011）．このように，座位の総時間に加え，座位の中断にも着目する必要がある．

姿勢計（activPALなど）を大腿部に装着することにより，座位/仰臥位，立位，歩行に要した時間や，座位から立位あるいは立位から座位といった姿勢変化の回数の検討も可能である（**図2−13**）．その他，心拍計を用いた報告もなされている．

3）姿勢計法による座位の時間の評価

成人を対象とした妥当性に基づき（Grant et al., 2006），子どもでも同様に姿勢を姿勢計（activPAL）を用いて評価できるか否かに関する検討が行われている．小学生（9.9±0.3歳）では，座位/仰臥位，立位および歩行時間，座位から立位および立位から座位の回数を姿勢計（activPAL）と観察法にて評価した結果，いずれも両者の間に有意に高い関係がみられた（Aminian et al., 2012）．一方，平均4.1歳（3.1～4.9歳）の幼児では，観察法を基準とすると，「這う」は，姿勢計（activPAL）では立位あるいは歩行に，「うずくまる」は座位/仰臥位に，「ひざまずく」は立位に分類された（Davies et al., 2012）．なお，「這う」，「うずくまる」，「ひざまずく」が占める時間は少なく，総姿勢変化の34％であった．また，姿勢変化の回数は，観察法より有意に過大評価したが，両者の間で有意な正の相関がみられた．さらに，5.3±1.0歳の子どもでは，観察法を基準とすると，座位は分類できたが，立位や歩行は分類できなかった（Janssen et al., 2014）．座位/仰臥位と立位の所要時間は，各々5.9％と14.8％過大評価した．また，座位行動の総中断回数は，有意に過大評価した．以上のように，姿勢計（activPAL）は，小学生以上の子どもでは高い妥当性が保証される一方で，幼児においては一部の姿勢を評価できないことがある．

このように，加速度計や姿勢計による客観的な指標は有益ではあるものの，成人を対象に製造された装置，推定式やカットポイントを，そのまま子どもに使用することはできない．幼児，小学生，中学生といった年代別に妥当性を検討する必要がある．さらに，装置の価格や装着の手間など，大規模な調査では容易ではない．そのため，質問紙が有益であると考えられるものの，子ども・青少年の日常に見られるどのような座位行動を調査すべきであるのか，今後，日本での生活習慣も含め検討していく必要がある．

4．座位行動の現状

1）質問紙による主観的な調査結果

小学5年生と中学2年生を対象とした，スポーツ庁の「平成29年度全国体力・運動能力，運動習慣等調査結果」（2018）では，一日あたりのテレビやDVD，ゲーム機，スマートフォン，パソコンなどの画面を見ている時間を，平日と学校が休みの日に分けて尋ねている．その結果，平日は41～57％，学校が休みの日で57～79％の児童・生徒が2時間以上であった（**表2-3**）（スポーツ庁，2018）．男子は女子に比較して，スクリーンタイムが長かった．

文部科学省 国立教育政策研究所（2018）が小学6年生と中学3年生に実施した，平成30年度全国学力・学習状況調査報告書によると，「放課後に何をして過ごすことが多いですか」「週末に何をして過ごすことが多いですか」という質問に対し，小学生ではいずれも「家でテレビやビデオ・DVDを見たり，ゲームをしたり，インターネットをしたりしている」割合が最も多かった．一方，中学生では，平日は，「学校で部活動をしている」生徒の割合が最も多かったが，週末は，小学

表2−3　小学5年生と中学2年生の平日と学校が休みの日のスクリーンタイムの割合（スポーツ庁，2018）

（%）

	男子							女子						
	5時間以上	4時間以上5時間未満	3時間以上4時間未満	2時間以上3時間未満	1時間以上2時間未満	1時間未満	まったくみない	5時間以上	4時間以上5時間未満	3時間以上4時間未満	2時間以上3時間未満	1時間以上2時間未満	1時間未満	まったくみない
小学5年生平日	11.7	8.2	12.9	18.6	25.8	19.1	3.7	7.1	6.8	11.0	16.5	26.0	27.0	5.5
小学5年生休日	21.8	10.9	14.5	17.5	18.8	12.6	3.9	14.5	10.0	14.2	18.6	22.2	16.6	3.8
中学2年生平日	9.6	7.3	14.6	25.0	30.0	12.0	1.4	8.8	7.8	14.9	23.9	28.7	14.5	1.3
中学2年生休日	25.3	13.1	18.8	21.7	14.8	5.0	1.2	23.7	13.4	19.5	22.2	15.2	5.4	0.7

生と同じく，「家でテレビやビデオ・DVDを見たり，ゲームをしたり，インターネットをしたりしている」生徒の割合が最も多かった．

幼児については，笹川スポーツ財団の「子どものスポーツライフ・データ2019」の調査で，4〜5歳のスクリーンタイム（テレビ等の視聴・PC等の使用時間）を尋ねている．その結果，35.9％が2時間以上であった．また，男子（31.7％）より女子（40.3％）の割合が高かった．特に，余暇時間におけるテレビ視聴をはじめとするスクリーンタイムは，エネルギーに富む食品を間食するといったような他の不健康な行動も重なって肥満と関係し，身体活動の低下および不十分な睡眠の原因となることが指摘されている（Biddle et al., 2014）．

成人でも日本人の総座位時間が長いという報告がある．20カ国における平日の総座位時間の中央値は300分であったが，日本はサウジアラビアと並んで420分と最長であった（Bauman et al., 2011）．一方，高齢者を対象としたレビューによると，日本を含む7カ国の60歳以上のおよそ60％が，4時間/日以上座っていた．3時間/日以上スクリーンの前に座っていた高齢者は65％，テレビを2時間以上視聴していた高齢者が55％以上みられた（Harvey et al., 2013）．米国，英国，中国の成人における，20世紀から21世紀にかけてのテレビ視聴などの座位行動と身体活動の種類別の推移が予測されている（Ng et al., 2012）．座位行動時間は，1965年の実測値と2030年の予測値では，米国では26.4時間/週から42時間/週，英国では28.4時間/週から51時間/週，中国では1965年の実測値で15.1時間/週，2009年の推定値で20時間/週，2020年の推定値で23時間/週，2030年の推定値で25時間/週に各々増加すると予想されている（**図2−14**）．各身体活動の種類別に見ると，2030年にはいずれも減少している．このように，成人では座位行動時間の増加が予想されており，既に日本の成人では他国に比較して座位行動時間が長いことから，子どもの頃からの座位行動の抑制への対策は急務といえる．

2）加速度計による客観的な調査結果

日本の小学生において，日常の座位時間が長いことは，主に軽強度活動が短くなることで起きている可能性があり，座位時間と中高強度活動時間とは中程度の正の関係がみられた（Tanaka et al., 2017b）．そのため，中高強度活動の増加と

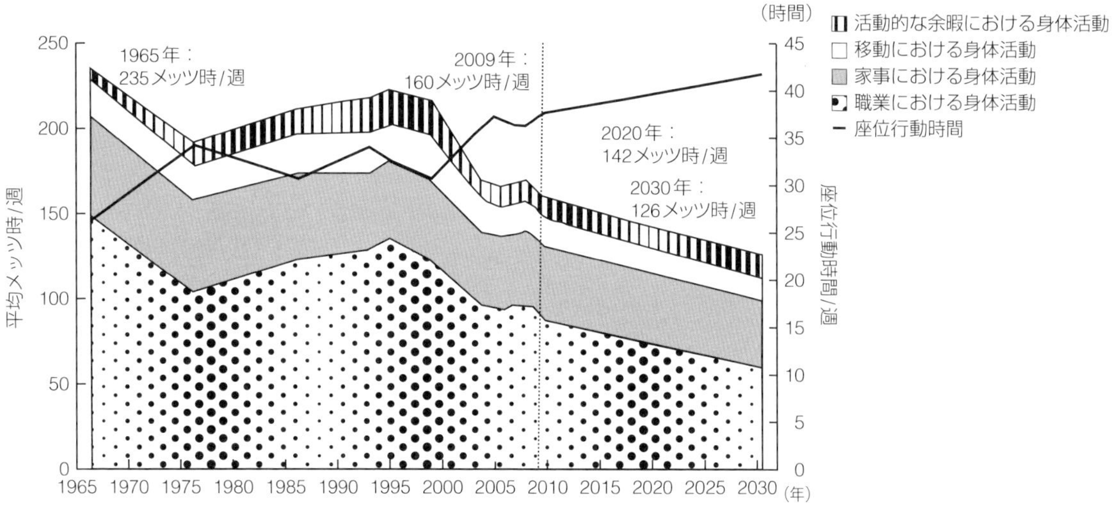

図2−14　米国における成人の身体活動全般の週当たりのメッツ時間および座位行動時間：1965-2009年の実測値と2010-2030年の推定値（Ng et al., 2012）

座位時間の減少の両方を意識することが重要である．

他国の子どもの座位時間の占める割合を見てみると，ベルギーでは，幼児で50％/日，小学生で53％/日，中学生で59％/日を占めており，中学生では，成人の57％/日とほぼ同様であった（Spittaels et al., 2012）．米国では，子どもは6～8時間/日ほど座位時間を占めており，加齢に伴って増加し，16～19歳には8時間/日に達していた（Matthews et al., 2008）．最も座位時間が長かったのは，16～19歳と60歳以上の高齢者であり，覚醒時の約60％/日を費やしていた．また，30歳までは女子の座位時間が男子より有意に長かったが，60歳でその時間は逆転した．

日本の成人では，福岡県糟屋郡の久山町において大規模コホート研究の結果が報告されている．座位時間は，覚醒時の54.5％/日（7.5±2.0時間/日）であり，80歳以上の群は，65～69歳，70～74歳および75～79歳の群に比較して座位時間が有意に長かった（Chen et al., 2015）．高齢者の座位時間のシステマティックレビューでは，覚醒時間の5.3～9.4時間/日（65～80％/日）が座位時間であった（Harvey et al., 2015）．また，加齢に伴い座位時間は長くなり，女性より男性の方が座位時間は長かった．それに対し，自己申告による座位行動の平均値は5.8時間/日であり，実際の座位行動をかなり過小評価していた．

6～18歳未満の加速度計を用いて評価した座位時間の縦断研究のレビューによると，座位時間は，男子では5.7％/年，女子では5.8％/年の増加がみられた（Tanaka et al., 2014）．これは，一歳あたり約30分/日の増加となり，幼児期のみ座位時間の低下がみられた（**図2−15**）．このように，座位時間の抑制には，幼児期が重要なターゲットであると考えられる．

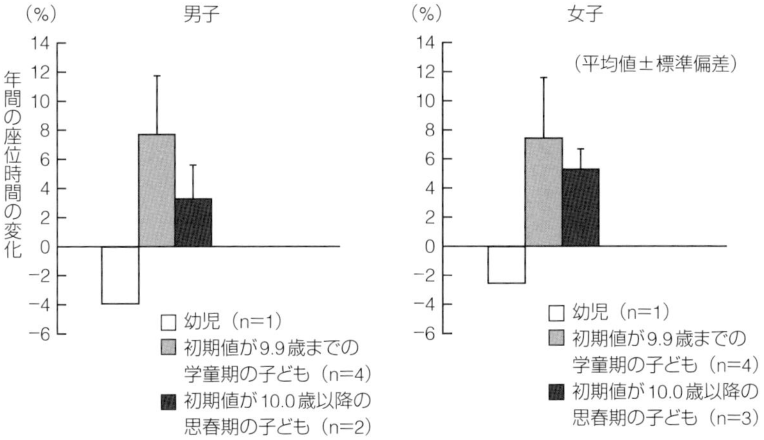

図2−15　加速度計を用いた縦断的研究による子どもの座位行動の加齢変化
（Tanaka et al., 2014）

エッセンシャル・ポイント

♠身体不活動は，身体活動レベル（PAL），日常の中高強度活動がガイドラインより低い状態，あるいは日常の歩数（歩/日）から評価できる．

♠加速度計や姿勢計は，成人用に開発されていることが多いため，子どもにそのまま使用できない．幼児，小学生，中学生など，年代別に妥当性が確認された方法を用いる．

♠質問紙法についても，対象年齢に合ったものを用いる必要がある．

♠保育・教育現場では，質問紙法，活動記録法，観察法，歩数計法が利用しやすい．ただし，歩数計以外は，大きな個人差が存在するため，集団での利用や，家庭を含め，個人で利用する際は，活動内容に着目すると良い．

♠座位行動（座位および仰臥位におけるエネルギー消費量が1.5メッツ以下のすべての覚醒行動）は，身体不活動とは異なる．

♠座位行動は，テレビ視聴やコンピュータの使用などのスクリーンタイムなどの座位での活動の所要時間を質問紙で評価するか，加速度計や姿勢計により測定した座位時間で評価される．現場では，スクリーンタイムなどの座位での活動の所要時間が利用しやすく，生活習慣の見直しにつなげることができる．

Column②　寿命は，座りすぎることで短くなる！

「Sitting is killing You（座ることがあなたを殺す）」，「Sitting is Smoking（座ることは喫煙である）」という言葉を，一度は耳にした人もいるかもしれない．たばこ製品の包装には，たばこ事業法39条，同法施行規則36条により，2点の注意文言が表示されている．1つ目は「喫煙が及ぼす本人への悪影響（肺がん，心筋梗塞，脳卒中といった危険性を高める）」，2つ目は「周囲の人々と未成年者本人への悪影響（妊婦の喫煙による，低出生体重や早産の危険性を高める，副流煙が，周囲の健康に及ぼす悪影響，ニコチンにより喫煙への依存が生じる可能性，未成年者の喫煙の本人への悪影響など）」である．諸外国では，警告文言として義務付けられている．そのため，少なくともたばこを購入する度にこれらの表示を必ず目にすることになるし，日本の義務教育の中でも，保健の授業を中心に学習する．

一方，椅子にこのような注意や警告文言が表示されていることは滅多にみない．それどころか，日本では小学校以降の座学の授業では，基本的に姿勢正しく座っていることが指導されてきた．就学前施設では，小学１年生からの生活の変化で困らないように，園児のうちから，座ることを積極的に取り入れる施設もある．座りすぎが健康に悪影響を及ぼすことは，いわゆるエコノミークラス症候群（深部静脈血栓症／肺塞栓症）が，長時間の飛行機内や災害避難生活時の車内などでみられることを知っている人も多いだろう．食事や水分を十分に取らない状態で，飛行機や車などの狭い座席で長時間足を動かさずに同じ姿勢でいると，足の深部にある静脈に血のかたまり（深部静脈血栓）ができる．この血のかたまり（血栓）の一部が血管の中を流れて肺にまで到達し，肺の血管を閉塞してしまう（肺塞栓）危険がある．このような状態は，非日常的な場面と捉えがちだが，日常において座って動かない生活は，肥満，糖尿病，高血圧，がんなどの疾患を誘発し，世界で年間200万人の死因となっていることが知られている．こうした影響は，中高強度活動の少ない人（身体不活動な人）で大きいようである．

私たちの身体の中では，一日中，心臓から拍出された血液が動脈によって，酸素や栄養が運ばれている．そして，二酸化炭素や糖や脂肪は，静脈によって心臓へ帰還される．しかし，日常でも，オフィスや家庭で座っている状態が長く続くと，脚の筋肉が動かないことで，歩いたり，背伸びした時のような，脚の筋ポンプ作用が働かず，脚の静脈に血流が滞り血液を心臓に戻しにくくなる．ある実験によると，30分座っていると，血流速度は70％も低下した．このように，糖や脂肪が分解しにくい状態になるため，肥満，糖尿病などの危険性につながるのである．このような座り過ぎを減らすため，飲み物を入れに行く，あるいはトイレに行くなど，30分に一度3分間，少しでも動くようにしてみよう．学校では授業中が難しい場合でも，業間や休み時間が座位を中断するタイミングとなるため，教室内で座ったままにならないような声がけが有効であるかもしれない．

第3章
発育発達を評価する

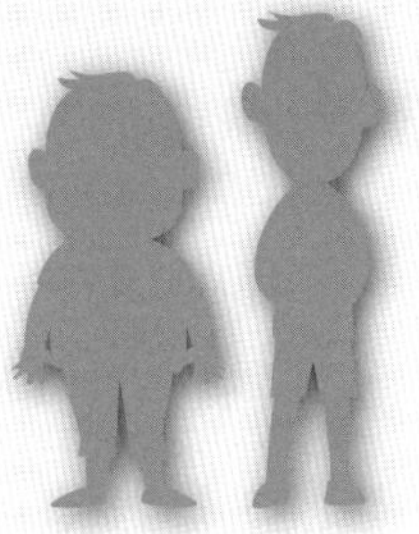

「発育」とは，体格（身長，体重，周径囲，長育，幅育など）や姿勢といった，身体の形態的な変化を指す．一方，「発達」とは，筋力，敏捷性，有酸素性能力などといった，身体の機能的な変化を指す．日本で育ってきた人は，出生時から身長，体重などの計測を経験してきただろう．これは，明治時代から続いてきた現在の「学校保健統計調査」などによるものであり，世界でも類い稀である．また，小学校や中学校では，校内での体力測定に参加した経験がある人も多いだろう．まず，出生時から身長，体重などの計測がなぜ継続して実施されてきたのか，その理由を理解するために，身長や体重を用いた発育の評価法を見てみよう．

１．発育を評価する

１）身長・体重の成長曲線

成長曲線とは，子どもが生まれてから，成長が止まる状態，つまり，一般的に身長の成長速度が 1 cm/年以下になった年齢までの間，身長や体重がどのように増加していくのかを明らかにするものである．多くの人が実体験してきたように，成長には，大きな個人差がある．そのため成長曲線は，一人ひとりの子どもが問題なく成長しているかどうかを判断するために描く．それにより，成長異常を早期発見し，早期治療につなげることができる．成長ホルモンや甲状腺ホルモン，脳腫瘍などの病気が原因である場合，早期に見つけて対処することは重要である．また，愛情遮断やいじめが原因で成長異常が生じる場合もある．

母子保健法により，母子健康手帳には，乳幼児の身長，体重，頭囲，肥満度の成長曲線が掲載されている（厚生労働省，2011）．また，学齢期については，文部科学省の学校保健統計調査による身体発育値及び成長曲線が示されている（e-Stat 政府統計の総合窓口，2017）．これらの日本人小児の体格基準値は平成 22 年度（2010 年度）の乳幼児身体発育調査報告書と学校保健統計調査報告書に記載された数値に基づき作成されている．

成長曲線基準図（**図 3−1，図 3−2**）には 3 から 97 のパーセンタイル（百分位）曲線が示されている．例えば，3 パーセンタイルの基準線は，それぞれの年齢で 100 人中小さい方から 3 番目，97 パーセンタイルの基準線は小さい方から 97 番目に相当する子どもの身長を示す．また，一般に 3 から 97 パーセンタイルの間

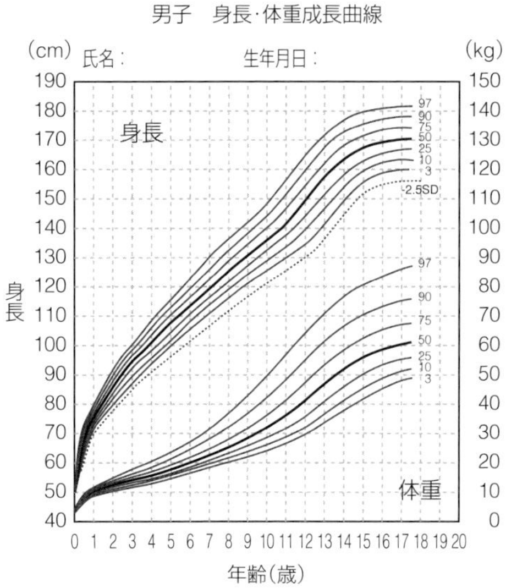

図3−1　**成長曲線基準図**（男子）（日本学校保健会，2016）

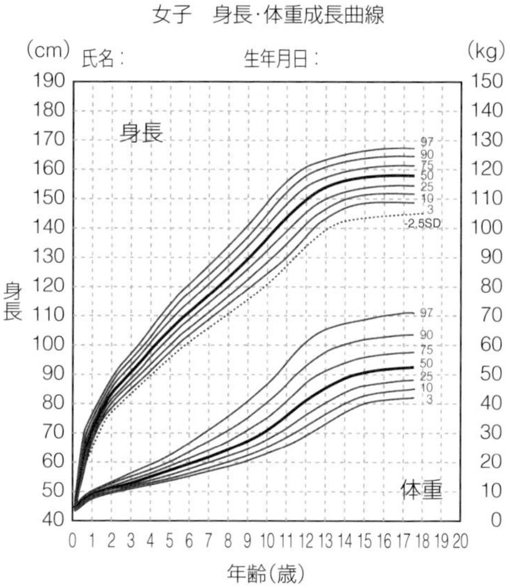

図3−2　**成長曲線基準図**（女子）（日本学校保健会，2016）

を正常範囲とし，基準線をまたいで大きく上向き，あるいは下向きになった場合に，病的な原因がある可能性を疑う（村田ら，2018）．つまり，3〜97パーセンタイルの範囲からはずれても，身長あるいは体重の成長曲線が基準線に沿っていれば，問題なしと考える．図3−1と図3−2には，各々3パーセンタイルの基準線の下に−2.5SD（標準偏差）の基準線が示されているが，これは，極端な低身長を判定する医学的な基準である．

2）早熟と晩熟の評価法

同じ学年の小学生であっても，身長の伸びに大きな個人差や性差が見られることは，多くの人が経験しただろう．このような，人の発育の早生と晩熟を知る方法を，ここでは2つ見てみよう．1つ目は，手と手首のレントゲン写真から成熟度を評価する，骨成熟が用いられる．例えば，中指の骨は互いにくっついていないが，成長に伴い末端の骨が覆いかぶさるようにして癒合する．骨年齢評価法は，健康と思われる標準サンプルを参照基準として，その時点での対象者の成熟レベルを推定するものである（Malina et al., 2004）．実際には，同年代であっても標準的な発育状況の子どもと晩熟の子どもがみられ，発育には大きな個人差が存在する．

しかし，家庭や教育・スポーツ現場では，骨年齢の評価は実際のところ難しいので，2つ目の方法として，より簡便に個人の発育状況を評価するために，毎年一定の時期に計測した身長の年間増加量から発育速度曲線を作成する方法がある．いつ身長の急増なピーク（身長最大発育年齢：age at Peak Height Velocity）がきて，どの程度の増加（身長最大発育速度，Peak Height Velocity：PHV（cm/年））であるのかを判断する．身長最大発育年齢には，性差がみられ，一般的に女子の方が男子より約2年早く出現するが，身長最大発育速度（PHV）は男子が女子より大きい（図3−3）．この方法は，身長の現量値曲線（図3−1，図3−2）では判断できにくい変化の様相を簡便に捉えることができる．この身長発育速度曲線から見ても，発育速度には大きな個人差が存在していることが理解できる．なお，身長は，一日のうちでも時間帯により異なる．椎間板が自らの重みで圧迫されていない朝が最も高く，その後低くなり，日内差は1〜2cmあるいはそれ以上にもなる．したがって，時間を一定にして計測することが重要である．

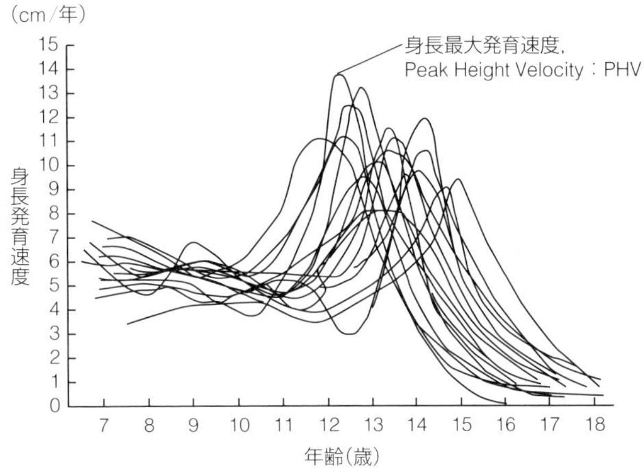

図3−3　発育速度曲線の例（17例の男子の身長を用いて）
（高石ほか，1968より改変）

2．肥満とやせを評価する

1）肥満の判定法

肥満とは「身体に脂肪が過剰に蓄積した状態」である．日本において成人の肥満を判定する際には，ボディマスインデックス（Body mass index；BMI）が用いられている（日本肥満学会，2016）．BMIは，下記の式で算出する．

BMI（Body Mass Index［kg/m^2］）＝体重［kg］／（身長［m］）^{2}

日本の成人では，BMIが25kg/m^{2}以上を肥満，18.5〜25kg/m^{2}未満が標準，18.5kg/m^{2}未満をやせと分類されている（日本肥満学会，2016）．

日本肥満学会は，近年，子どもにおいて内臓脂肪型肥満やメタボリックシンドロームに伴う健康障害が多く，成人のような医学的基準と，より的確な診療が必要になったことから，平成29年（2017年）に「小児肥満症診療ガイドライン2017」が作成された（日本肥満学会，2017）．

成長過程にある子どもでは，年齢，身長の伸びとともにBMIも増加するため，日本では以前より肥満度が用いられている（日本肥満学会，2017）．肥満度とは，性別，年齢別，身長別に設定されている標準体重に対して，実測した体重が何％上回っているかを示すものであり，下記の式で算出する．

肥満度＝〔実測体重（kg）－身長別標準体重（kg）〕／身長別標準体重（kg）×100（％）

身長別標準体重は，表3−1から算出する．肥満の判定は，以下によってなされる（日本肥満学会，2017）．

・6歳以上18歳未満で肥満度≧20％
・体脂肪率の有意な増加（男子：年齢を問わず25％以上，女子：11歳未満30％以上，11歳以上35％以上）
・BMIの絶対値は使用しない

3歳以上6歳未満の幼児では，平成22年度乳幼児身体発育調査報告書に記載されている幼児身長体重曲線を用いて判定する（厚生労働省，2014）．肥満度は，

表3−1　身長別標準体重を求める係数と計算式（上の表），平成30年度調査の平均身長の場合の標準体重（下の表）（日本学校保健会，2016；文部科学省，2018）

係数 / 年齢（歳）	男子		女子	
	a	b	a	b
5	0.386	23.699	0.377	22.750
6	0.461	32.382	0.458	32.079
7	0.513	38.878	0.508	38.367
8	0.592	48.804	0.561	45.006
9	0.687	61.390	0.652	56.992
10	0.752	70.461	0.730	68.091
11	0.782	75.106	0.803	78.846
12	0.783	75.642	0.796	76.934
13	0.815	81.348	0.655	54.234
14	0.832	83.695	0.594	43.264
15	0.766	70.989	0.560	37.002
16	0.656	51.822	0.578	39.057
17	0.672	53.642	0.598	42.339

※身長別標準体重（kg）＝a×実測身長（cm）−b

年齢（歳）	男子			女子		
	平均身長（cm）	平均身長時の標準体重（kg）	平均体重（kg）	平均身長（cm）	平均身長時の標準体重（kg）	平均体重（kg）
5	110.3	18.9	18.9	109.4	18.5	18.5
6	116.5	21.3	21.4	115.6	20.9	20.9
7	122.5	24.0	24.1	121.5	23.4	23.5
8	128.1	27.0	27.2	127.3	26.4	26.4
9	133.7	30.5	30.7	133.4	30.0	30.0
10	138.8	33.9	34.1	140.1	34.2	34.1
11	145.2	38.4	38.4	146.8	39.0	39.1
12	152.7	43.9	44.0	151.9	44.0	43.7
13	159.8	48.9	48.8	154.9	47.2	47.2
14	165.3	53.8	54.0	156.6	49.8	49.9
15	168.4	58.0	58.6	157.1	51.0	51.6
16	169.9	59.6	60.6	157.6	52.0	52.5
17	170.6	61.0	62.4	157.8	52.0	52.9

＋15 %以上＋20 %未満はふとりぎみ，＋20 %以上＋30 %未満はややふとりすぎ，＋30 %以上はふとりすぎと判定し，一方，やせは，−20 %超−15 %以下はやせ，−20 %以下はやせすぎと判定する．そして，−15 %以上＋15 %未満をふつうとする．

また，厚生労働省の平成 12 年度乳幼児身体発育調査と文部科学省の平成 12 年度学校保健統計報告書に基づく以下の身長別標準体重の算出式（日本小児内分泌学会・日本成長学会合同標準値委員会，2011）より幼児の標準体重を算出できる．

男子：標準体重（kg）＝0.00206×身長（cm）^{2}−0.1166×身長（cm）＋6.5273

女子：標準体重（kg）＝0.00249×身長（cm）^{2}−0.1858×身長（cm）＋9.0360

さらに，文部科学省が実施する学校保健統計調査（文部科学省，2018）では，平成 17 年度（2005 年度）まで，性別・年齢別に身長別平均体重を求め，その平均体重の120％以上の体重の者を肥満傾向児，80％以下の者を痩身傾向児としていたが，それでは，肥満や痩身の判定基準が毎年変わってしまう．そこで，平成18年度（2006年度）から，上述の性別，年齢別，身長別標準体重から肥満度（過体重度）を算出し（**表３−１**），肥満度が20％以上の者を肥満傾向児，−20％以下の者を痩身傾向児としている（村田ら，2018）．

成長曲線同様，肥満度についても，肥満度曲線基準図には，50％（高度肥満判定基準），30％（中等度肥満判定基準），20％（軽度肥満判定基準），−15％（やせ前段階基準），−20％（やせ判定基準），−30％（高度やせ判定基準）の基準線が示されている．例えば，肥満度が＋25％（軽度の肥満）でも，＋25％の状態が数年間続いている者，＋50％から＋25％に減少した者，0％から＋25％に増加した者とでは，大きく異なる．したがって，肥満度についても経年的な動きを見て判断することが重要であり，肥満度曲線として評価しなくてはならない．

２）体重のなかみ

肥満度やBMIは，身長と体重を用いて評価するが，たとえ，肥満度やBMIが同じ値であっても，「体重のなかみ」によって，その意味は違ってくる．体重は，以下に示した4つのいずれかによって分けられる（Wang et al., 1992）．

①原子レベル：水素，酸素，窒素，炭素，ナトリウム，カルシウムなど
②分子レベル：脂肪＋除脂肪（水分，たんぱく質，ミネラル，グリコーゲン）
③細胞レベル：脂肪＋体細胞量（body cell mass）＋細胞外液＋細胞外固形物
④組織−器官レベル：脂肪組織＋除脂肪組織（骨格筋，骨，血管，神経など）

３）体脂肪の測定法

身長の割に体重が少ない人でも，体脂肪量（率）が多い人は，本来の定義からすると肥満となり，身長と体重だけで判定すると，このような「かくれ肥満」を見逃してしまう可能性がある．そのため，体脂肪量（率）をはじめ，人の身体組成を測定する複数の方法が用いられてきている．19世紀半ば以降には，水中体重秤量法による体密度測定法が，初期の身体組成の測定方法として確立された．その後，DXA（Dual Energy X-Ray Absorptiometry）法，CT（Computed Tomography）法，MRI（Magnetic Resonance Imaging）法，インピーダンス法，皮下脂肪厚法など，様々な方法が用いられている．

なお，身体組成の測定の多くは，身体を前述の脂肪，水分，たんぱく質，ミネラル（骨ミネラルとその他のミネラル）などの2つ以上の分子レベルに分けて考える測定である．脂肪量（Fat Mass：FM）と除脂肪量（Fat-Free Mass：FFM）の2つに分ける場合を2成分モデル（2-compartment model）といい，3つ以上に分ける場合を多成分モデル（Multi-compartment model）という．

（1）密度法

水中体重秤量法による密度法では，脂肪量（FM）と除脂肪量（FFM）の密度はそれぞれ一定であるという仮定のもとに（Brožekの式ではFM：0.9007 g/mL，FFM：1.1000 g/mL），体密度からFMとFFMの占める比率を推定する．

水中体重秤量法はアルキメデスの原理を応用した方法であり，体容積に相当する水の重さだけ浮力を受けたものとして，体重と水中での体重との差から体容積を推定するものである．ただし，その際には肺の中の残気量および腸内ガス量で補正する必要がある．体密度から体脂肪率（percentage of body fat：％fat）を推定するのによく使われているのは，成人の場合，Siri（1956）の式（％fat＝［4.95/体密度－4.50］×100）とBrožek（1963）の式（％fat＝［4.570/体密度－4.142］×100）である．例えば，体密度1.0500であれば，Siriの式とBrožekの式による推定値はそれぞれ21.4％と21.0％となる．このように，この2つの式による体脂肪率の推定値はほぼ同じような値となる．他にも，ボイル・シャルルの法則を用いて体容積を推定する空気置換法も，密度法の一種である．

（2）DXA（Dual Energy X-Ray Absorptiometry）法

DXA法は，高低2種類のエネルギーを有するX線を照射し，それらの透過度から，骨と体脂肪およびそれ以外の軟部組織に分けて評価することができる．専用のベッド上で数分間じっとしているだけで測定ができるので，どのような対象者でも安定した測定値が得られる．主に，腰部や大腿骨頚部あるいは全身の骨密度や骨塩（骨ミネラル）量の評価に利用されるが，全身を1）骨塩量，2）体脂肪量，3）それ以外の軟部組織という3つのコンパートメントにかなり正確に分類することもできる．機種間の差も，概して小さい．そのため，2000年頃以降，単一の身体組成測定法としては最も信頼できる方法とされている．上肢と下肢，体幹に分けた評価も可能で，上肢と下肢における体脂肪以外の軟部組織のほとんどは骨格筋なので，それらの和から全身の骨格筋量を推定することも可能である．測定に伴う被曝線量は，一日当たりの自然被曝線量に近く，危険性はほとんどないが，妊娠可能な女性や子どもに対しては，測定の必要性との兼ね合いを慎重に判断して行われる．

（3）インピーダンス法

家庭やスポーツクラブなどで利用されている体脂肪測定には，インピーダンス法が用いられている．低レベルの電流が人体を流れた際，そのインピーダンス（交流での電気抵抗）を測定することによって，体内の水分量を推定するというものである．体内の水分は良い伝導体であるので，体水分量が多いと電流が流れやすく，電気抵抗が小さくなる．一方，体脂肪（中性脂肪）は伝導性が悪いため，体脂肪の多い人の電気抵抗は大きくなる．そして，除脂肪量の水分含量はほぼ一定（約73％が水分）であることから，除脂肪量は体内の全水分量から推定できるというものである．その際，伝導体（＝体）の長さや太さを考慮する必要があるが，それは身長に比例した円柱だと仮定して補正する．立位式の場合，同一人物でも，測定時間が朝と夕方では，数パーセントの差が見られることがある．また，原理は同じでも製造メーカー等が異なれば異なる計算法が用いられているため，同一の測定値が得られないこともある．そのため，運動の効果を見るなど，継続して体脂肪測定が必要な場合は，同一機器で，同じ時間帯に測定をしなければならない．加速度計等と同様，成人を対象に製造されているのが一般的で，子どもでは得られた結果をそのまま利用できない場合があることに留意する必要がある．

表3-2　発育期における除脂肪の構成（Malina et al., 1991）

男子

年齢(歳)	除脂肪に占める割合(%)			除脂肪密度 (g/cm³)
	水　分	たんぱく質	ミネラル	
0	80.6	15.0	3.7	1.063
1	79.0	16.6	3.7	1.068
3	77.5	17.8	4.0	1.074
5	76.6	18.5	4.3	1.078
7−9	76.8	18.1	5.1	1.081
9−11	76.2	18.4	5.4	1.084
11−13	75.4	18.9	5.7	1.087
13−15	74.7	19.1	6.2	1.094
15−17	74.2	19.3	6.5	1.096
17−20	74.0	19.4	6.6	1.099

女子

年齢(歳)	除脂肪に占める割合(%)			除脂肪密度 (g/cm³)
	水　分	たんぱく質	ミネラル	
0	80.6	15.0	3.7	1.064
1	78.8	16.9	3.7	1.069
3	77.9	17.7	3.7	1.071
5	77.6	18.0	3.7	1.073
7−9	77.6	17.5	4.9	1.079
9−11	77.0	17.8	5.2	1.082
11−13	76.6	17.9	5.5	1.086
13−15	75.5	18.6	5.9	1.092
15−17	75.0	18.9	6.1	1.094
17−20	74.8	19.2	6.0	1.095

水分・たんぱく質・ミネラルの和が5歳まで100%にならないのは，主にグリコーゲン相当分．7歳以上におけるたんぱく質の割合は，100−水分−ミネラルとして求めてある．

（4）皮下脂肪厚法（キャリパー法）

皮下脂肪厚法（キャリパー法）を利用している栄養士やスポーツクラブもある．国民栄養調査では，一時期（昭和31〜38年：1956〜1963年，昭和47〜平成7年：1972〜1995年），キャリパーによる皮下脂肪厚の測定が行われていた．これは，もともと食料問題と低栄養を主な課題としてきたことからである（吉池ら，2012）．キャリパー法は，皮膚と皮下脂肪組織をつまみあげて，二重になった厚みを計測する．体密度推定のためには，計測しやすく体密度との相関が高いという理由で，上腕背部と肩甲骨下部の2カ所が多く測定される．測定にはある程度の熟練を要する．キャリパーで測定した皮下脂肪厚から体密度を推定する式はいくつか開発されているが，日本人の場合，長嶺らによる式がよく用いられる．体密度が得られたら，前述のBrožekやSiriの式によって体脂肪率を算出することができる．全身の中のごく一部の皮下脂肪厚から全身の体脂肪量を推定するにはいくつもの仮定が必要であるので，その分，推定の誤差を伴う．

長嶺と鈴木の式による身体密度（D）（g/cm³）の算出

男子の身体密度（D）＝1.0913−0.00116×A

女子の身体密度（D）＝1.0897−0.00133×A

※A＝上腕後部の皮下脂肪厚＋肩甲骨下部の皮下脂肪厚（単位はmm）

4）発育期における除脂肪の構成

除脂肪は，成人の場合，分子レベルで73.2％の水分と19.4％のたんぱく質，および6.8％のミネラルで構成されていると仮定し，1.100g/cm³という除脂肪密度が用いられている（実際は，1％未満の糖質も含まれる）．しかし，この比率は，出生後，少しずつ変化する（Lohman, 1992）．その値を示したのが**表3-2**である．体水分量は，出生時の約80％から少しずつ減少する一方で，たんぱく質は約15％から，ミネラルは3.7％から，少しずつ増加していく．それに伴い，除脂肪密度も変化していく．その結果，体脂肪と除脂肪の割合から体密度を推定する

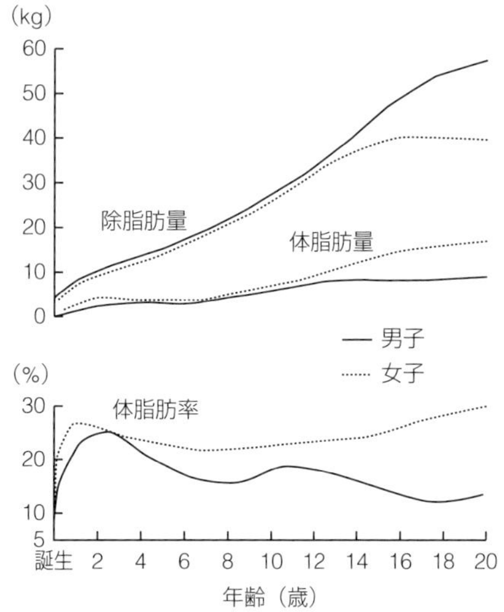

図3-4　体水分量法で評価した除脂肪量，体脂肪量および体脂肪率の発育曲線
（Malina et al., 2004）

式も変える必要が出てくる．水中体重秤量法をはじめとする体密度法，あるいはその結果を基準に推定する方法（キャリパー法など）は，この点を考慮した推定式を利用する必要がある．日本人の子どもについては，欧米人における加齢に伴う除脂肪密度の変化に加え，日本人の平均的な身長発育のピークを考慮して，体密度から体脂肪率を推定する式が考案されている（戸部ら，1997）．体水分法（重水などを摂取し，その希釈の程度から，体水分量，ひいては除脂肪量や体脂肪率を推定する方法）においても，除脂肪に占める体水分の割合によって，推定式を変える必要がある．このように，子どもの場合，年齢毎に推定式を変える必要がある．

5）発育期における体脂肪率の変化

図3-4は，体水分法から得られた体脂肪率の発育に伴う変化を示している（Malina et al., 2004）．体水分法は「除脂肪量に占める体水分量の割合は一定」という仮定に基づくが，この割合は，年齢によって異なる値が用いられる．出生後1～2歳前後まで体脂肪率は急増し，その後，思春期前まで漸減する（**図3-4**）．すでにこの時点で，体脂肪率は女子の方が大きい．その後，微増し，男子は思春期スパートの頃から再び減少するのに対し，女子は漸増状態が続く．

6）発育期におけるエネルギー蓄積量

身体の組成のうちエネルギー源となるのは脂肪とたんぱく質，および糖質である．そのうち，体重に占める糖質のエネルギーは非常に小さい（成人でも約2,000kcal以下）．そのため，発育に伴う増加分を考える際にはこれを無視し，脂肪とたんぱく質の増加量から，発育に伴うエネルギー蓄積量を求めることができる．

「日本人の食事摂取基準（2020年版）」（厚生労働省，2019）において，参照体重を利用して日本人におけるエネルギー蓄積量を推定した結果が**表3-3**である．出生後半年間は1日当たり100 kcal以上であるが，その後は10～40 kcalであり，出生直後を除くと，最大でも総エネルギー消費量（kcal/日）の2％弱にしかならない．

また，成人を100とした場合の各臓器の重量比も，発育とともに大きく変化する．例えば，脳は幼児期後半で成人の約95％に，心臓は約80％に達する．これらは，肝臓や腎臓とともに，人体の中でも重量当たりのエネルギー消費量が多い臓器である．体重当たりあるいは除脂肪量当たりの基礎代謝量が，子どもの間に大きく減少する（厚生労働省，2019）のは，組織・臓器重量の構成比が変わることが1つの原因だと考えられる（Weinsier et al., 1992）．

表3−3　成長に伴う組織増加分のエネルギー（エネルギー蓄積量）（「日本人の食事摂取基準（2020年版）」：厚生労働省，2019）

年齢等	男性				女性			
	参照体重	体重増加量	組織増加分		参照体重	体重増加量	組織増加分	
			エネルギー密度	エネルギー蓄積量			エネルギー密度	エネルギー蓄積量
	(kg)	(kg/年)	(kcal/g)	(kcal/日)	(kg)	(kg/年)	(kcal/g)	(kcal/日)
0− 5(月)	6.3	9.4	4.4	115	5.9	8.4	5.0	115
6− 8(月)	8.4	4.2	1.5	15	7.8	3.7	1.8	20
9−11(月)	9.1	2.5	2.7	20	8.4	2.4	2.3	15
1− 2(歳)	11.5	2.1	3.5	20	11.0	2.2	2.4	15
3− 5(歳)	16.5	2.1	1.5	10	16.1	2.2	2.0	10
6− 7(歳)	22.2	2.6	2.1	15	21.9	2.5	2.8	20
8− 9(歳)	28.0	3.4	2.5	25	27.4	3.6	3.2	30
10−11(歳)	35.6	4.6	3.0	40	36.3	4.5	2.6	30
12−14(歳)	49.0	4.5	1.5	20	47.5	3.0	3.0	25
15−17(歳)	59.7	2.0	1.9	10	51.9	0.6	4.7	10

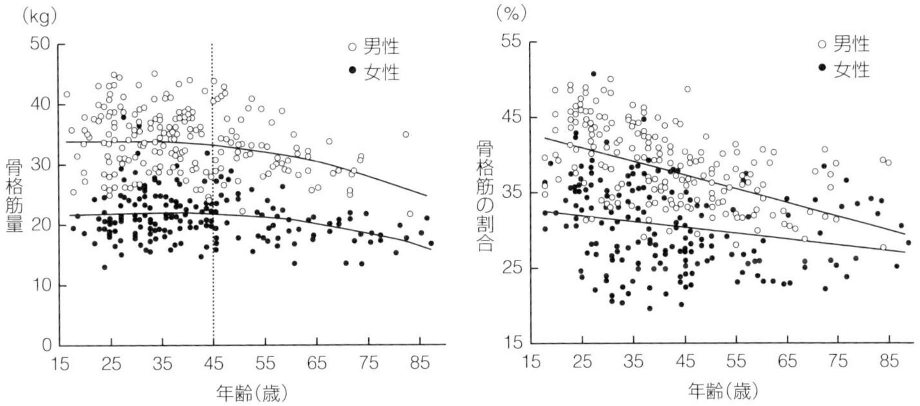

図3−5　年齢と全身の骨格筋量との関係（Janssen et al., 2000）

7）加齢に伴う骨格筋量の推移

ここまでは，先に述べた「②分子レベル」でみた除脂肪量や体脂肪量を中心に考えてきたが，ここからは「④組織−器官レベル」の骨格筋について考えることとする．つまり，除脂肪量と骨格筋量は，重なる部分が大きいものの，異なる概念である．

骨格筋量は，45歳頃から減少し，60〜70歳頃から急激な減少を示し，10年間で男性が1.9 kg，女性が1.1 kg減少する（**図3−5**）（Janssen et al., 2000）．男女ともに，下半身の筋量の減少が顕著であり，上半身の加齢に伴う減少は少ない（**図3−6**）（Janssen et al., 2000）．また，Lexcellら（1988）が，男性の屍体を用いた検討した，筋線維の断面積あるいは筋線維数の加齢変化を示した（**図3−7**）．加齢に伴う骨格筋量の減少は，筋横断面積の減少，および筋線維数の減少が考えられる．

また，加齢に伴い筋量と共に，筋力も低下する（**図3−8**）（Nair, 2005）．サルコペニア（sarcopenia）は，加齢による筋量および筋力の減少と定義されている

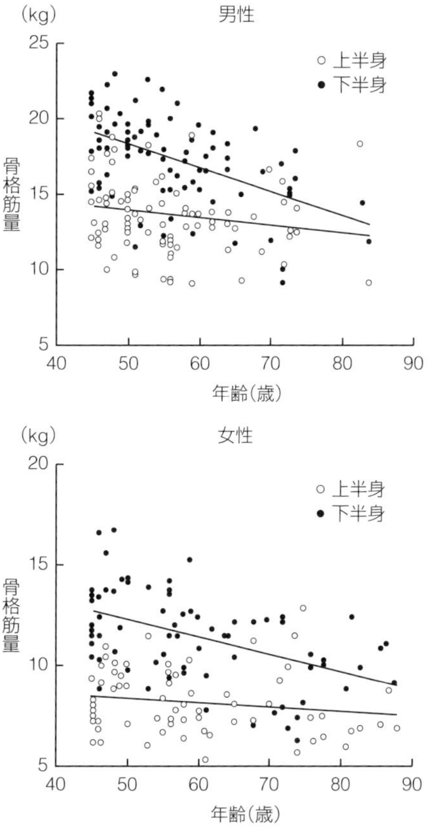

図3-6　年齢と上半身と下半身の骨格筋量との関係（Janssen et al., 2000）

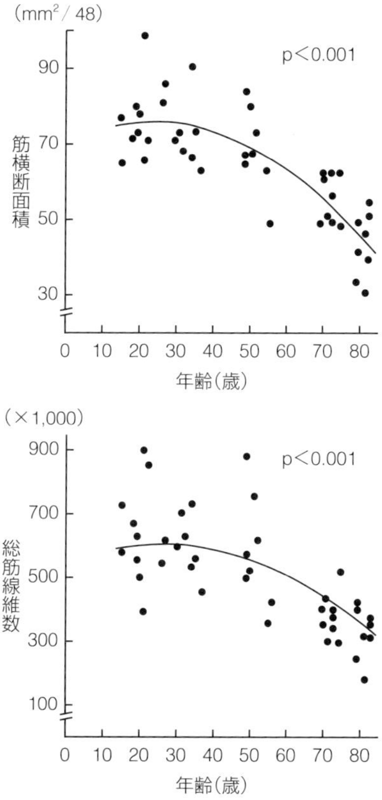

図3-7　年齢と筋線維の断面積および筋線維数との関係（Lexell et al., 1988）

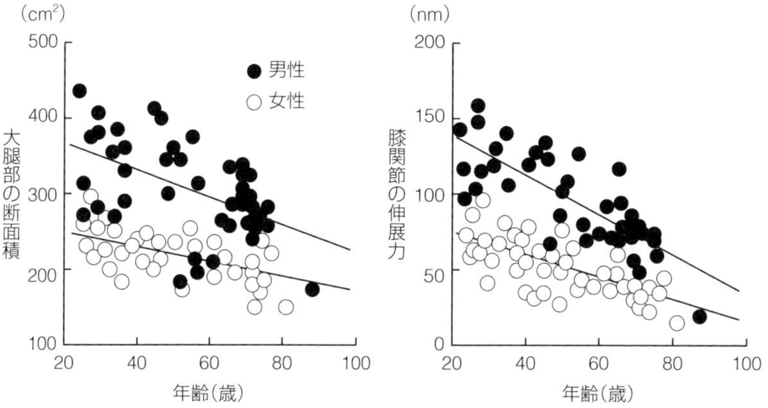

図3-8　年齢と筋断面積および筋力との関係（Nair, 2005）

（Evans et al., 1993）. 加齢に伴いタイプⅡ線維（速筋線維）に選択的な減少を伴う. サルコペニアは, 心血管系疾患発症リスクや総死亡リスクとの関連が見られる（真田, 2017）. 加齢による体脂肪の増加と骨格筋量の減少は一般的に誰もが起こりうる現象であり, 高齢者の生活の質（quality of life：以下, QOL）維持にとどまらず，生活習慣病予防にとっても重要といえる．また，サルコペニアを伴った肥満は，「サルコペニア肥満」と呼ばれるが，現在のところ，サルコペニア肥満の評価法について，合意は得られていない（真田，2017）．

3．諸外国での肥満とやせを評価する方法

WHO（2007）や国際肥満学会は，BMI の性別・年齢別パーセンタイル値を用いて，肥満あるいはやせを判定している．5 から 19 歳の性別の BMI チャートが示されている（**図 3–9**）（de Onis et al., 2007）．

WHO のカットオフ値（WHO，2007）は，以下の通りである．

Overweight（過体重）＞＋1SD（19 歳で BMI が 25kg/m^2 に相当）

Obesity（肥満）：＞＋2SD（19 歳で BMI が 30kg/m^2 に相当）

Thinness（やせ）：＜－2SD

0 歳から 5 歳についても，性別の BMI チャートが示されている（WHO，https://www.who.int/childgrowth/standards/bmi_for_age/en/）．

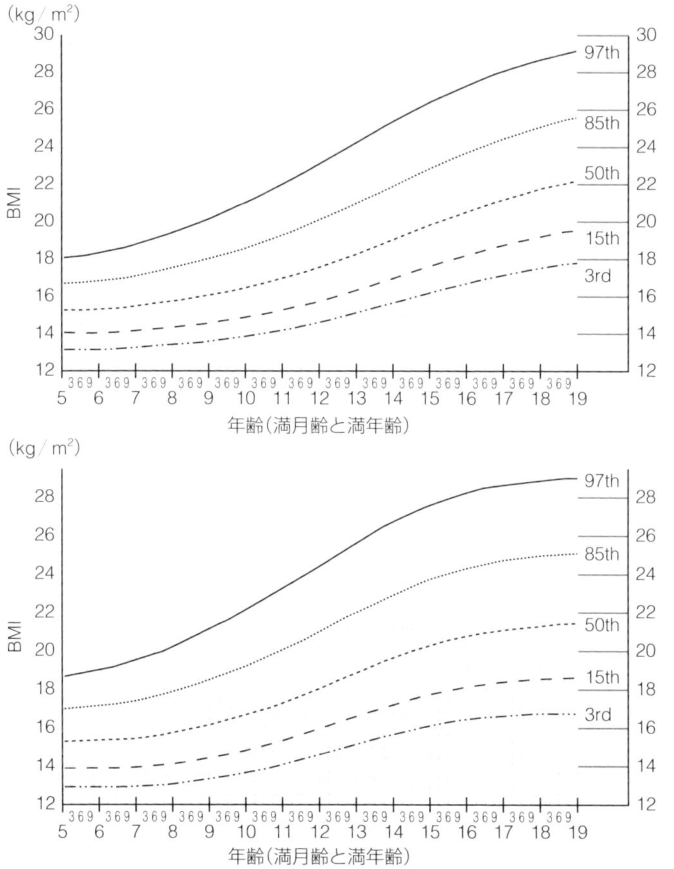

図3–9　WHOによる5～19歳のBMIのパーセンタイル曲線（上：男子，下：女子）
（WHO, 2007）

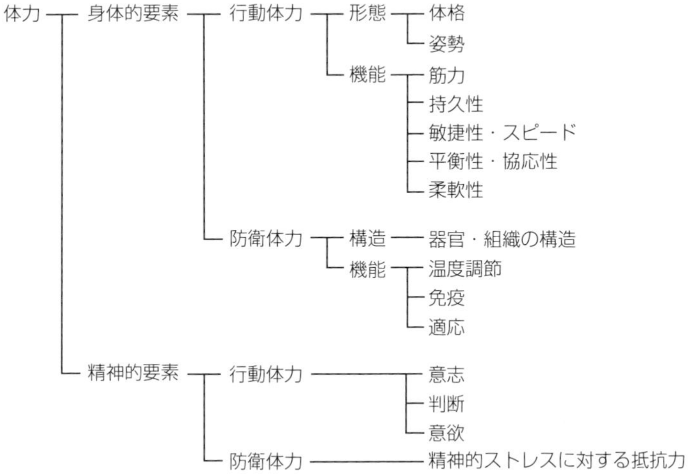

図3−10　猪飼による体力の分類（猪飼，1969）

4．体力を定義・分類する

体力の定義は複数あるが，猪飼は「人間の生存と活動の基礎をなす身体的および精神的能力」とし，**図3−10**の通り分類している（猪飼，1967）．また，アメリカスポーツ医学会（American College of Sports Medicine, 2013）では，体力の要素を「健康関連体力要素」と「スキル関連体力要素」に区分している．

5．文部科学省・スポーツ庁による子どもの体力・運動能力を測定する方法

文部科学省では，東京オリンピックが開催された昭和39年（1964年）以来，「体力・運動能力調査」を実施し，国民の体力・運動能力の現状を明らかにしている．この調査において，小学校から高校において測定されている体力は，猪飼の体力の分類における，「身体的要素」としての「行動体力」の「機能面」を評価している（**図3−10**）．

1）4〜6歳までの幼児を対象とした運動能力調査

文部科学省（2011）は，幼児期に多様な動きを経験することによって運動能力が発達することを踏まえ，4，5，6歳の幼児を対象とした，比較的容易に実施できる，走る，跳ぶ，投げるといった基本的な動きに基づく，6項目の運動能力（**表3−4**）の調査法を示している．また，測定の結果は，男女ごとに，年齢に応じて標準化された5〜1点の5段階の各項目の評定点およびA〜Eの5段階の総合評価基準表を設定している．

2）6歳以上の体力・運動能力の測定法

平成11年度（1999年度）から導入された「新体力テスト」では，国民の体位の変化やスポーツ医・科学の進歩を踏まえ，これまでのテスト項目が全面的に見

表3-4　幼児の運動能力調査および6～79歳までの体力・運動能力調査のテスト項目

	幼児の運動能力調査	新体力テスト			
所　管	文部科学省	スポーツ庁			
対　象	4歳から6歳までの幼児	6歳から11歳まで（小学校全学年）	12歳から19歳まで	20歳から64歳まで	65歳から79歳まで
テスト項目		握力	握力	握力	握力
	体支持持続時間	上体起こし	上体起こし	上体起こし	上体起こし
		長座体前屈	長座体前屈	長座体前屈	長座体前屈
		反復横とび	反復横とび	反復横とび	
	往復走（※25m走が行えない場合の代替え種目）	20mシャトルラン（往復持久走）	持久走（持久走か20mシャトルラン（往復持久走）のいずれか）	急歩あるいは20mシャトルラン（往復持久走）のいずれか	6分間歩行
	25m走	50m走	50m走		
	立ち幅とび	立ち幅とび	立ち幅とび	立ち幅とび	
	ボール投げ	ソフトボール投げ	ハンドボール投げ		
	捕球				開眼片足立ち
	両足連続跳び越し				10m障害物歩行
					ADL（ADLによるテスト項目実施のスクリーニングに関する判定基準により，上記のテストの実施の可否を検討する）
調査方法の詳細および評定点	http://www.mext.go.jp/component/a_menu/sports/detail/__icsFiles/afieldfile/2011/04/07/1304379_1.pdf	http://www.mext.go.jp/sports/b_menu/sports/mcatetop03/list/detail/__icsFiles/afieldfile/2018/08/10/1408001_1.pdf	http://www.mext.go.jp/sports/b_menu/sports/mcatetop03/list/detail/__icsFiles/afieldfile/2018/08/10/1408001_2.pdf	http://www.mext.go.jp/component/a_menu/sports/detail/__icsFiles/afieldfile/2010/07/30/1295079_03.pdf	http://www.mext.go.jp/sports/b_menu/sports/mcatetop03/list/detail/__icsFiles/afieldfile/2018/08/10/1408001_4.pdf

（webサイトは2019年7月7日参照）

直された（スポーツ庁，2016）．6歳から11歳まで（小学校全学年）と12歳から19歳までの調査項目を**表3-4**に示した．また，測定の結果は，性別に標準化された10～1点の各項目の10段階のテストの得点表および年齢に応じたA～Eの5段階の総合評価基準表を設定している．20～64歳の成人と比較すると，有酸素性能力の一部の測定方法以外は，同じテスト項目と測定方法が用いられている．

エッセンシャル・ポイント

♠身長や体重といった発育の評価は，成長曲線を用いる．一人ひとりの子どもの成長異常を早期発見し，早期治療につなげることができる．測定時間や測定期間は，一定にすると良い．

♠肥満ややせといった体型評価は，肥満度と肥満度判定曲線を用いて評価する．成人の判定には，BMIが用いられるが，日本では，学齢期の子どもについては，肥満度が用いられている．一方，諸外国では，子どもについてもBMIが用いられている．

♠BMIや肥満度では，体重の中身はわからない．そこで，身体組成の評価が実施される．学校，家庭，スポーツクラブなどの現場では，インピーダンス法やキャリパー法が用いられることが多いが，年齢層（子ども～高齢者）やアスリートか否かなどによって，体脂肪率を算出するための推定式が異なってくるため，得られた結果を鵜のみにしないことが重要である.

♠日本では，東京オリンピックが開催された昭和 39 年（1964 年）以来，文部科学省・スポーツ庁により，子どもから高齢者の体力・運動能力の測定が実施され，国民の体力・運動能力の現状が明らかにされている.

Column③ 最大酸素摂取量とは？

新体力テスト実施要項において，各年代の20 m シャトルラン（往復持久走）には，最大酸素摂取量推定表が示されている．最大酸素摂取量（maximal oxygen consumption：$\dot{V}O_2max$）（L/分またはmL/kg/分）は，有酸素性能力の指標として測定される．最大酸素摂取量の測定には，トレッドミル歩行や走行，あるいは自転車エルゴメーターを用いた自転車駆動などの運動様式が使われる．最大酸素摂取量の測定方法には，段階的に運動強度を増加させながら呼気ガスを採取して酸素摂取量を測定する漸増負荷法と呼ばれる方法が用いられることが多い．運動強度の増加に伴い酸素摂取量も直線的に増加していくが，ある程度の強度に達すると酸素摂取量のレベリングオフ（それ以上，酸素摂取量が増えていかない状態）が確認される．呼吸商（RQ）などのその他の指標の判断基準とともに最大酸素摂取量が決定される.

例えば，肥満の子どもが体脂肪を減少させるためには，①運動種目，②運動強度，③運動の持続時間（分/回），④運動の頻度（回/週）の4つの要素から運動処方を決定する.

運動強度は，一般に最大酸素摂取量に対する割合（%最大酸素摂取量）が用いられる．そして，運動量は，Σ（活動強度 × 時間 × 頻度）と表すことができる．肥満の子どもが体脂肪を減少させるための研究に関するメタアナリシスでは，155～180 分/週の中高強度の運動が効果的であるという結果が得られている（Atlantis et al., 2006）．ただし，最大酸素摂取量の測定には，運動負荷装置，呼気ガス分析装置，心電図記録装置など高価な機器と専門知識を有する複数の測定者が必要となるため，就学前施設，学校，家庭，運動指導現場などで適用することは難しい．20 m シャトルラン（往復持久走）は，幼児から用いることができるため，現場で活用したい.

第4章
体格と体型の変遷を学ぶ

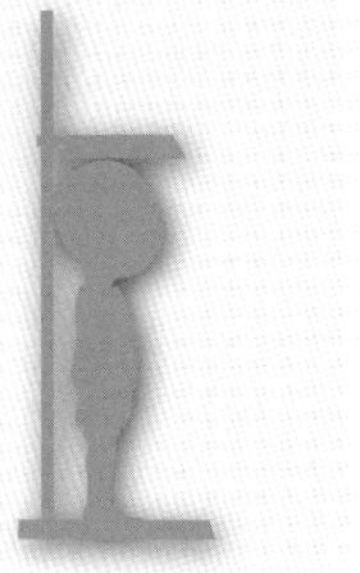

1．統計資料からわかる体格と体型

子どもを対象とした体格（身長と体重など）と体型（肥満など）は，国の基幹統計調査のひとつとして，文部科学省によって学校保健統計調査が実施されている．学校における幼児，児童及び生徒の発育及び健康の状態を明らかにすることを目的とし，昭和 23 年（1948 年）より毎年実施されている．発育状態調査は，層化二段無作為抽出法を用いて，①都道府県別，学校種別に，児童・生徒数に応じ，学校を層化する．②当該都道府県の調査実施校数を層数で割り，1 層当たりの割当学校数を求める．③各層内で，調査実施校を単純無作為抽出する．発育状態調査については，年齢別，男女別に系統抽出法により対象児童等を抽出する（文部科学省，2018）．

一方，成人や高齢者については，厚生労働省が実施する国民健康・栄養調査が実施されている．国立健康・栄養研究所によると，国民栄養調査（現在の国民健康・栄養調査）の始まりは，昭和 20 年（1945 年）に諸外国からの食糧援助を受けるための基礎資料を得る目的で，連合国軍司令部（GHQ）の指令に基づくものであった．全国調査は，昭和 23 年（1948 年）から層別無作為抽出法により実施されている．現在は，健康増進法（平成 14 年法律第 103 号）に基づき，国民の身体の状況，栄養素等摂取量及び生活習慣の状況を明らかにすることを目的として実施されている．平成 29 年度（2017 年度）の調査の対象は，平成 29 年国民生活基礎調査（約 1,106 単位区内の世帯約 6 万 1 千世帯及び世帯員約 15 万 1 千人）において設定された単位区から層化無作為抽出した 300 単位区内のすべての世帯及び世帯員である（厚生労働省，2018）．

2．肥満の弊害を学ぶ

子どもの肥満は成人以降の肥満に移行しやすい．また，脂肪細胞数は，出生前後と思春期を中心に 20 歳頃まで増加し，概して減らないと考えられているため（Malina et al., 2004），幼少期からの対策が重要である．例えば，米国南部に位置するルイジアナ州の Bogalusa Heart Study において，小児期から成人期において，BMI の強いトラッキング（移行）がみられた．重度の肥満の小児の 78 %

表4−1　小児期の肥満傾向と成人期のBMIの状況（Freedman et al., 2018）

小児期のBMIの95パーセンタイルの平均値	全　体	成人期のBMI（kg/m²）[a]		
		＜30	30−39	≧40
＜100	2,866	2,045（71%）	695（24%）	128（ 4%）
100−119	175	24（14%）	82（47%）	67（39%）
≧120	55	2（0.4%）	15（27%）	38（69%）
全　体	3,096	2,071	792	233

[a]成人期における最終測定でのBMI

が，次の調査（平均の調査間隔：2.7年）でも重度の肥満であった．さらに，年齢調整したBMIが大きく増加していると，成人でのBMIが40以上となる危険性も大きく増加させた（**表4−1**）（Freedman et al., 2018）．また，2〜17歳の時にBMIを調査した2,617名を対象に，18〜37歳時（平均追跡年数：17年）のBMI，血中脂質，インスリンおよび血圧との関係が報告されている（Freedman et al., 2001）．小児期に肥満（BMIが95パーセンタイル以上）であった者の77%は，成人期でも肥満（BMIが30以上）であった．ただし，全対象者の小児期の体型と成人期の血中脂質等との関係は弱かった．これは小児期に標準的な体型であった者が成人期に肥満となり，生活習慣病のリスクが上がることもあることを示唆している．このように，小児期の肥満は成人期の肥満へ移行し，生活習慣病などのリスクを高めるが，小児期に非肥満であっても成人期に肥満となる場合もある．そのため，小児期と成人期の両方の時期において，肥満の対策が必要であるといえる．

WHOでも，成人期へ移行する幼児の肥満が世界規模で増大しており，幼児の肥満予防は21世紀の優先的な問題であると指摘している．また，肥満につながる生活習慣は，様々な生活習慣病の原因でもある．肥満が問題である理由としては，まず第一に，肥満が耐糖能障害（2型糖尿病・耐糖能異常など），脂質異常症，高血圧，冠動脈疾患（心筋梗塞，狭心症），脳梗塞，運動器疾患などを招きやすいことがあげられる（日本肥満学会，2016）．肥満，特に内臓脂肪型肥満は，糖代謝を悪化させ，高血圧，脂肪質代謝異常の合併リスクを高めることから，メタボリック・シンドロームの原因となる．また，子どもの肥満はQOLの低下，肥満が原因でのいじめや不登校も問題となる．

3．やせの問題を学ぶ

厚生労働省が推進している「健やか親子21」は，次世代を担う子ども達を健やかに育て，母子の健康水準を向上させる国民運動計画として，平成13年（2001年）に開始された．平成27年度（2015年度）からは，現状の課題を踏まえ，第2次計画（〜2024年度）が進められている．

基盤課題の1つとして，学童期・思春期から成人期に向けた保健対策が掲げられており，児童・生徒における痩身傾向児の割合を，現状の2.0%（平成25年度，

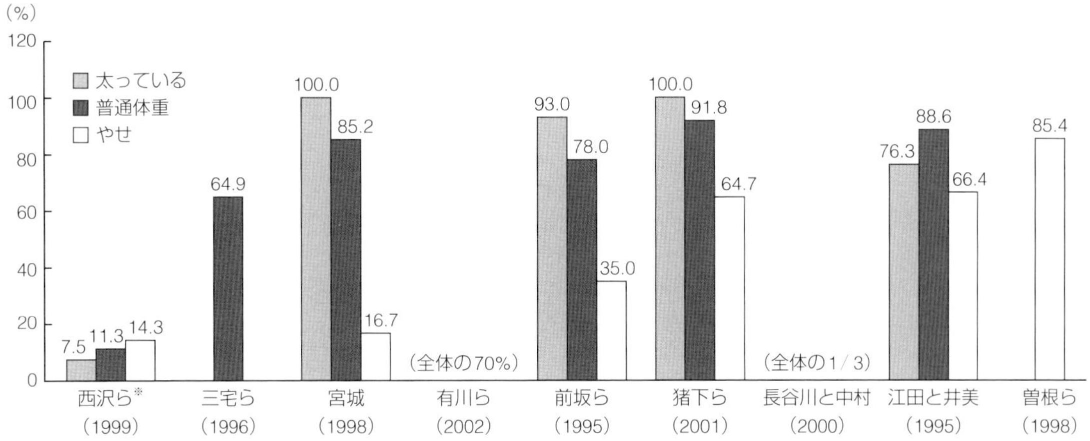

図 4−1　実体型別にみた「やせ願望」者の割合（高校生女子）（金田ほか，2004 より改変）
※中学生を含めた.

2013 年度）の発生頻度から 1.0 %（～2024 年）に減少させることを目標としている.

金田ら（2004）のレビューによると，高校生女子における「やせ願望」の実態を実体型別に検討した結果（**図 4−1**），実体型が「普通体重」であるにもかかわらず，8～9 割の女子で「やせ願望」がみられた．また，実体型が「やせ」の女子においても「やせ願望」がみられたことが報告されている．そして，適正に体型を評価している者は女子の方で少なく，やせているにもかかわらず「太っている」と評価した者が思春期女子で約 15 %いた．やせている者やダイエット経験者において不整月経者や骨密度の低い者が多いことも報告されている．やせを称賛する社会的影響は，日本だけではなく諸外国でも問題視され，取り組みが進んでいる．例えば，フランスでは，BMI が低すぎるモデルの活動を禁止する法律が 2015 年に施行された．スペインでも，やせすぎのモデルはコレクションへの出場が禁止された.

厚生労働省（2011）によると，摂食障害には，食事をほとんどとらなくなってしまう神経性食欲不振症（神経性無食欲症，神経性食思不振症，思春期やせ症）と，極端に大量に食べてしまう神経性過食症（神経性大食症）に大別される．摂食障害の発症には，社会・文化的要因，心理的要因，また生物学的要因が複雑に関与しており，遺伝子−環境因子の相互作用による多因子疾患と考えられている．拒食症は 10 歳代，一方，過食症は 20 歳代で発症する人が多い傾向があり，いずれも 90 %を女性が占めることが報告されている．摂食障害の頻度を検討したシステマティックレビューによると，一般女性で 5～9 %に対し，アスリートでは 18～20 %と高い（Joy et al., 2016）.

4．肥満とやせの出現率を学ぶ

平成 30 年度（2018 年度）学校保健統計調査によると，男女ともに，昭和 52 年度（1977）以降，肥満傾向児の出現率は増加傾向である．しかし，平成 12 年度（2000

年度）を過ぎたあたりからおおむね減少傾向となっている．幼児を除き，女子より男子の肥満頻度がやや高い．痩身傾向児の出現率は，昭和 52 年度（1977）以降，男子の痩身傾向児の出現率はおおむね増加傾向となっている（**図 4−2**）（文部科学省，2018）．

国民健康・栄養調査では，成人について，BMI によって判定された肥満者およびやせの者の割合が報告されている．肥満者は，BMI≧25 kg/m^2，やせの者は，BMI＜18.5 kg/m^2 として判定する．

国民健康・栄養調査（厚生労働省，2018）の平成 29 年（2017 年）の結果では，肥満者の割合は男性 30.7 %，女性 21.9 %であり，この 10 年間で見ると，男女とも有意な増減はみられない．**図 4−3** は性・年齢階級別の肥満者の割合を示しており，30〜60 歳代の男性の肥満者の割合が 30 %を超えている．一方，女性では，男性より低いものの，加齢に伴い割合が増加している．昭和 52 年度（1977 年度）に 11 歳であった子ども達の集団は，50 歳代になっているが，その間に，肥満の割合は，男子が 6.72 %から 31.7 %に，女子は 6.18 %から 22.2 %と 4〜5 倍となっている．前述したように，小児期の肥満の割合は平成 15 年度（2003 年度）あたりからおおむね減少傾向となっているものの，おおよそ 10 %である．一方で，成人の最近 10 年間の肥満者の割合に変化はみられない．このように，小児期の肥満が成人期の肥満へ移行しているケースと，小児期に非肥満であっても成人期に肥満となる場合がある．

一方，成人のやせの者の割合は男性 4.0 %，女性 10.3 %であり，この 10 年間

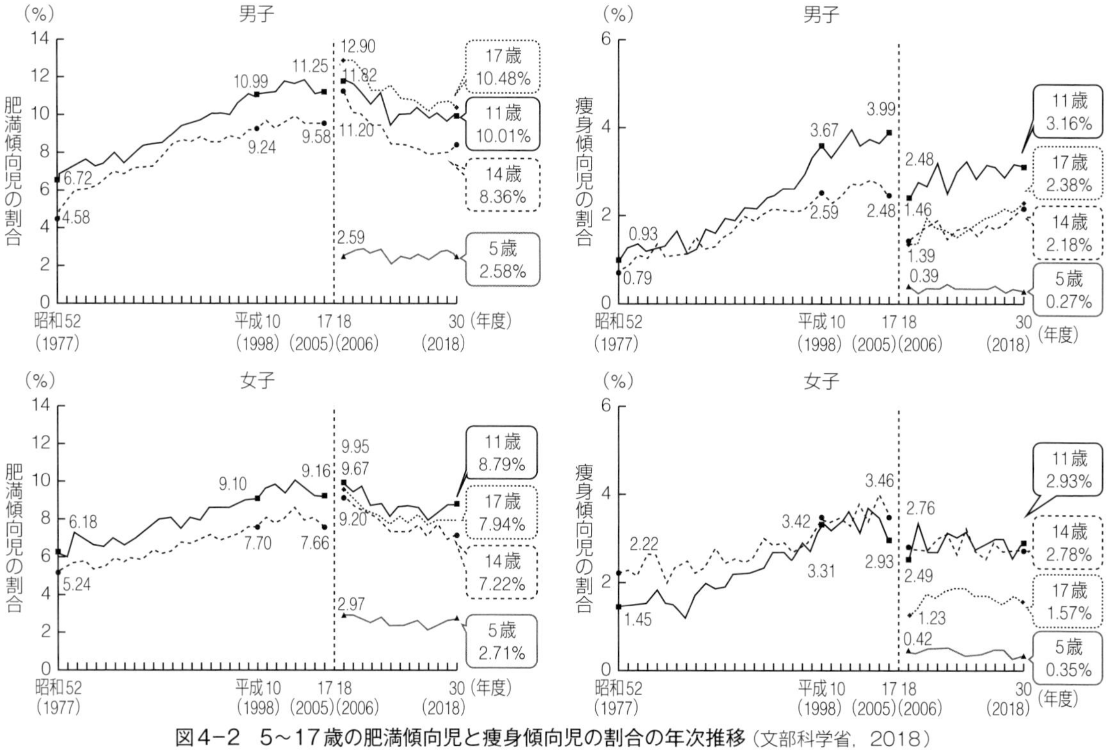

図 4−2　5〜17 歳の肥満傾向児と痩身傾向児の割合の年次推移（文部科学省，2018）

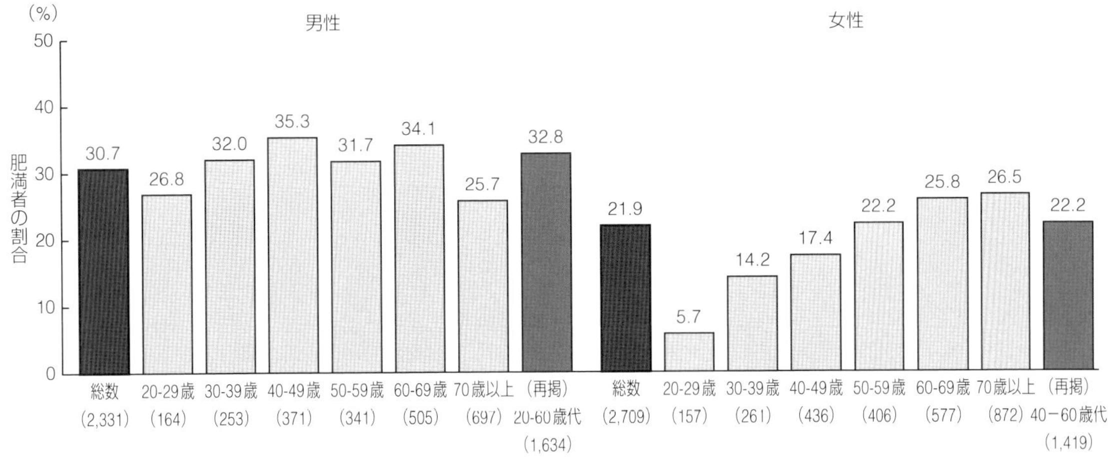

図4−3　20歳以上の肥満（BMI≧25ｋｇ/m^2）者の割合（性・年齢階級別）（厚生労働省，2018）

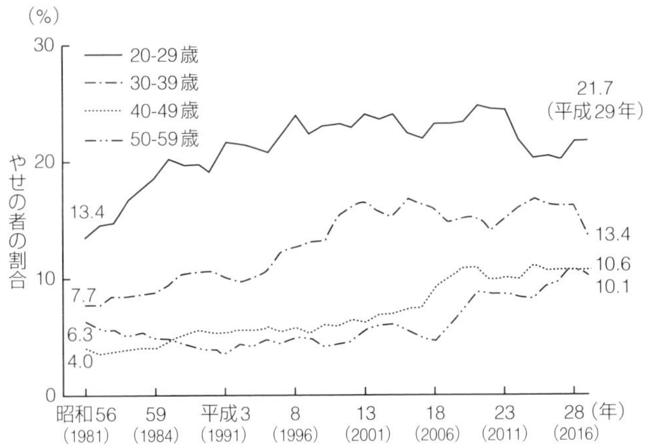

図4−4　20〜59歳の女性におけるやせ（BMI＜18.5ｋｇ/m^2）の者の割合の年次推移（厚生労働省，2018）

で見ると，男女とも顕著な増減はみられない（厚生労働省，2018）．ただし，20歳代女性のやせの割合は21.7％である．昭和56年度（1981年度）以降，20歳代女性のやせの割合は増加傾向であり，昭和56年度（1981年度）から平成29年度（2017年度）にかけて，13.4％から21.7％と倍増している．30歳代女性でも7.7％から13.4％と倍増している（厚生労働省，2018）（図4−4）．

5．若年成人女性のやせと低出生体重児

最近の日本における女性の平均初婚年齢は，29.4歳，第1子出産時の平均年齢は，30.7歳，第2子および第3子である出産時の平均年齢は，各々32.6歳と33.6歳である（内閣府，2018a）．厚生労働省は，「妊娠期の至適体重増加チャート」において，やせの女性が妊娠したときのリスクとして，低出生体重児（出生時体重が2,500ｇ未満）の分娩，子宮内胎児発育遅延，切迫早産や早産，貧血リスクを，

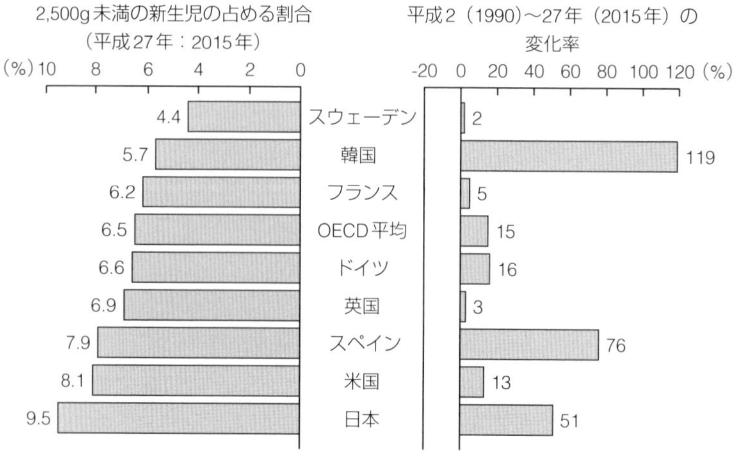

図4−5　低出生体重児の割合と過去25年の変化（内閣府，2018b）

一方，肥満に属する者では，糖尿病や巨大児分娩，帝王切開分娩，妊娠高血圧症候群（妊娠中毒症）のリスクをあげている（厚生労働省，2006）．

日本の研究を含むシステマティックレビューでは，やせの妊婦が低出生体重児を産むリスクは，普通体重の妊婦の 1.64 倍であった（Han et al., 2011）．低出生体重は，成人期の高血圧，脳卒中，心疾患や脳血管疾患などの生活習慣病になるリスクが高いことから（Barker, 2006；Norman, 2008），次世代に及ぼす影響に留意すべきである．

日本の新生児出生時の平均体重は 1970 年代半ばにピークを迎えた後（昭和 50 年（1975 年）：男 3.24 kg，女 3.15 kg），減少傾向に転じ，平成 28 年（2016 年）には男 3.05 kg，女 2.96 kg となっている（厚生労働省政策統括官，2018）．また，全出生に占める出生時体重が 2,500 g 未満の低出生体重児の割合は，昭和 50 年（1975 年）の男 4.7 %，女 5.5 % から平成 28 年（2016 年）の男 8.3 %，女 10.6 % まで倍増している．日本の低出生体重児の割合は，OECD（経済協力開発機構：Organisation for Economic Cooperation and Development）加盟国の中でも顕著に高い（内閣府，2018b）（**図 4−5**）．

6．女性アスリートの三主徴（Female Athlete Triad：FAT）とは

アメリカスポーツ医学会は，1993 年に女性アスリートの三主徴を，「摂食障害」「運動性無月経」「骨粗鬆症」とした．その後，適切な energy availability（利用可能エネルギー）が確保されれば正常な月経と骨の健康が維持されることから，2007 年に「摂食障害の有無に関わらない low energy availability（利用可能エネルギー不足）」「機能性視床下部性無月経」「骨粗鬆症」の 3 つに改められた（Nattiv et al., 2007）．

1）利用可能エネルギー不足

low energy availability（利用可能エネルギー不足）とは，運動によるエネルギー消費量に対して，食事などによるエネルギー摂取量が不足した状態を指す．利用可能エネルギー（energy availability）は，以下のように算出する．

利用可能エネルギー（energy availability）
=（1日の総エネルギー摂取量－運動によるエネルギー消費量）÷除脂肪量

ただし，第1章および第3章で詳細を解説した通り，エネルギー摂取量や除脂肪量を正確に算出するのは容易ではないため，現時点ではこの基準の利用は難しい．国際オリンピック委員会では，女性アスリートのみならず，男性アスリートについても当てはまる概念として，相対的エネルギー不足により生じる，健康への悪影響を指摘している（図4−6）．

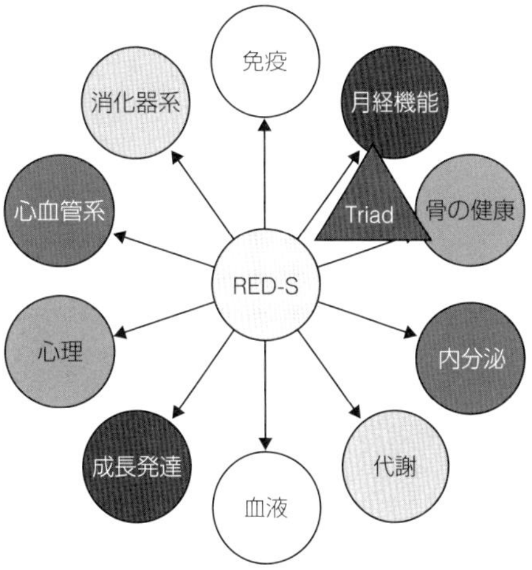

図4−6　相対的エネルギー不足により生じる健康への影響（Mountjoy et al., 2014）
RED-S：スポーツにおける相対的エネルギー不足，
Triad：女性アスリートの三主徴

2）機能性視床下部性無月経

機能性視床下部性無月経とは，これまでにあった月経が3カ月以上ない状態である続発性無月経のうち，過度の運動や栄養不良などが原因であるものを指す．卵巣から分泌されるいわゆる女性ホルモンであるエストロゲンは，骨代謝にも関与している．無月経が続いてエストロゲンが低い状態になると，骨量の低下が進み疲労骨折の危険性も高まる．日本の女性トップアスリートを対象とした能瀬らの調査（2014）によると，無月経の発症率は7.8％であった．競技別の発症率では，体操，新体操，フィギュアスケートの順に多かった．疲労骨折の発症率は11.7％であり，陸上長距離，新体操の順に多かった．また，10歳代では，無月経ではないアスリートと比較し無月経のアスリートでは，有意に疲労骨折の発症率が高いことが報告されている．

3）骨粗鬆症

骨は吸収（骨からカルシウムなどが溶け出す）と形成（骨へのカルシウムなどの沈着）を常に繰り返しているが，小・中学生の時期には，骨形成が骨吸収を上回り骨量は増加し，20歳頃までに最大骨量を迎える（図4−7）．そのため，成長期の身体活動とともに，栄養状態に留意することが重要である．その後40歳代半ばまでは，ほぼ一定を維持するが，閉経後（50歳前後）から低下していく．エストロゲンは，骨吸収を緩やかにし，骨からカルシウムが溶けだすのを抑制する．そのため閉経期を迎え女性ホルモンの分泌が低下すると，急激に骨密度が減少し，その後，徐々に減少していく．

骨粗鬆症とは，低骨量と骨組織の微細構造の異常を特徴とし，骨の脆弱性が増大し，骨折の危険性が増大する疾患であると定義される．日本では，骨粗鬆症の

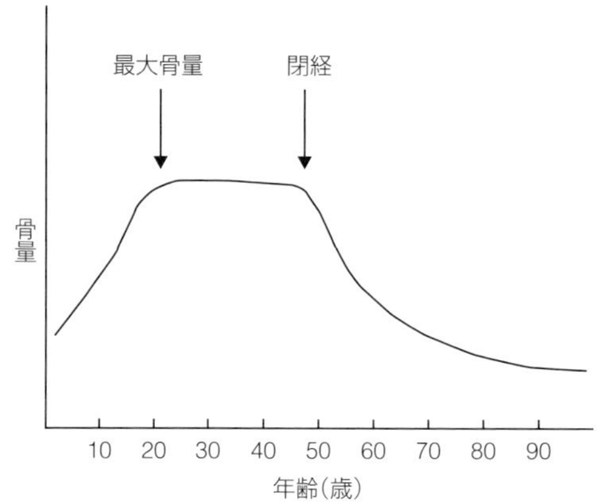

図4−7　骨量の経年変化（骨粗鬆症の予防と治療のガイドライン作成委員会，2015）

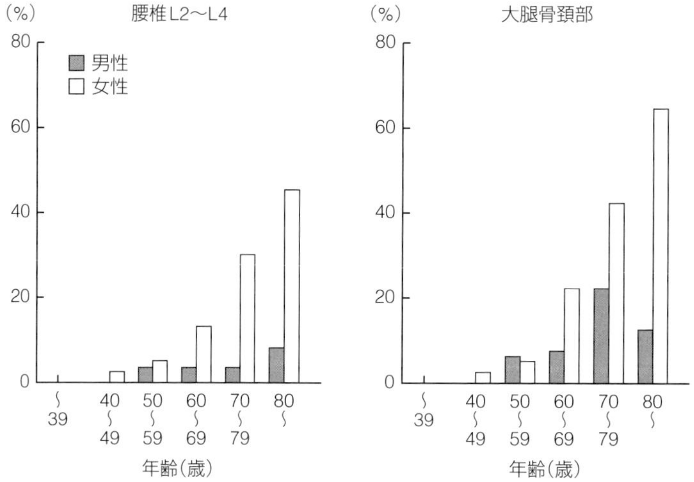

図4−8　骨粗鬆症の年代別有病率（骨粗鬆症の予防と治療のガイドライン作成委員会，2015）

患者数は，1,000万人を超えるといわれており，その約80％が女性である（骨粗鬆症の予防と治療のガイドライン作成委員会，2015）（**図4−8**）．骨粗鬆症により腰や背中の痛みが生じたり，曲がったり，また，転倒などにより大腿骨などを骨折し，寝たきりになることもある．骨粗鬆症による骨折は，高齢者のQOLを著しく低下させる．骨粗鬆症の予防のためにも，発育期の骨量を増加させることは重要である．女子競技選手だけでなく，一般の女子でも，生涯にわたる健康から，月経状態などに十分に注意することが重要である．

ちなみに，過度でなければ，運動は骨密度の増大に貢献するが，日本人のアーティスティックスイミング（旧名称，シンクロナイズドスイミング）選手の場合，骨密度は，暦年齢，骨年齢，初経からの年齢，身体組成，筋力，活動内容，歩数および栄養摂取量とは関係がみられず，骨年齢（全体の76.8％を説明）と練習以外（陸上）での身体活動量（17.8％を説明）が関与していた（田中ら，2006）．このように，水中では重力がかからないため，骨密度が増加しにくい．特に水中の競技選手は，陸上での荷重負荷を増やすように意識する必要があることを示唆す

第5章 体力，生活習慣，健康状態の変遷を学ぶ

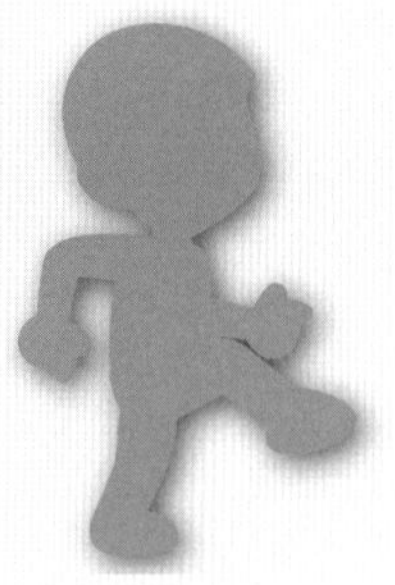

1．統計資料からわかる体力，生活習慣，健康の状態

体力・運動能力調査は，国民の体力・運動能力の現状を明らかにするとともに，体育・スポーツの指導と行政上の基礎資料を得るために，昭和39年（1964年）より毎年実施されている．子どもおよび青年の調査の対象は，全国47都道府県の公立小・中学校および高等学校全学年（6～18歳）の男女であり，毎年，5～7月に調査が実施され，年齢ごとに1,000人規模で標本抽出が行われている．また，小学5年生と中学2年生については，全国体力・運動能力，運動習慣等調査として体力と生活習慣（運動・スポーツへの参加状況，スクリーンタイム，睡眠時間，登校手段および朝食摂取状況など）について，平成20年（2008年）から悉皆調査が行われている．健康状態に関する学校保健統計調査についての詳細は，第4章に記した通りである．一方，成人や高齢者については，厚生労働省が健康増進法に基づき，毎年の国民健康・栄養調査で成人の歩数と運動習慣者の割合を調査している．生活習慣の状況は，自記式調査による生活習慣票を用い，20歳以上が対象となっている．

1）子どもの一週間の総運動時間

「全国体力・運動能力，運動習慣等調査」では，一週間の総運動時間に関して，以下のような質問項目が含まれている．「ふだんの一週間について聞きます．学校の保健体育の授業以外で，運動（体を動かす遊びを含む）やスポーツを合計で1日およそどのくらいの時間していますか．それぞれの曜日の欄に記入してください」．以前は，単に「運動やスポーツを…」という質問であった．しかし，平成26年度（2014年度）の調査から“（体を動かす遊びを含む）”が追加された．また，曜日毎に実施状況をたずねるようになった．図5-1に示した通り，質問内容に「遊び」が追加されると，一週間の総運動時間の所要時間は長くなった（スポーツ庁，2018a）．このように，実施年度により質問が同一ではないため，生活習慣の推移を見る上で注意を要する．また，スクリーンタイムについては，平日のみの調査年度と，平日と学校のない日の両方が調査されている年度があり，調べたい生活習慣は何であるのか，質問内容を注意深く読み込んで，使用する必要がある．

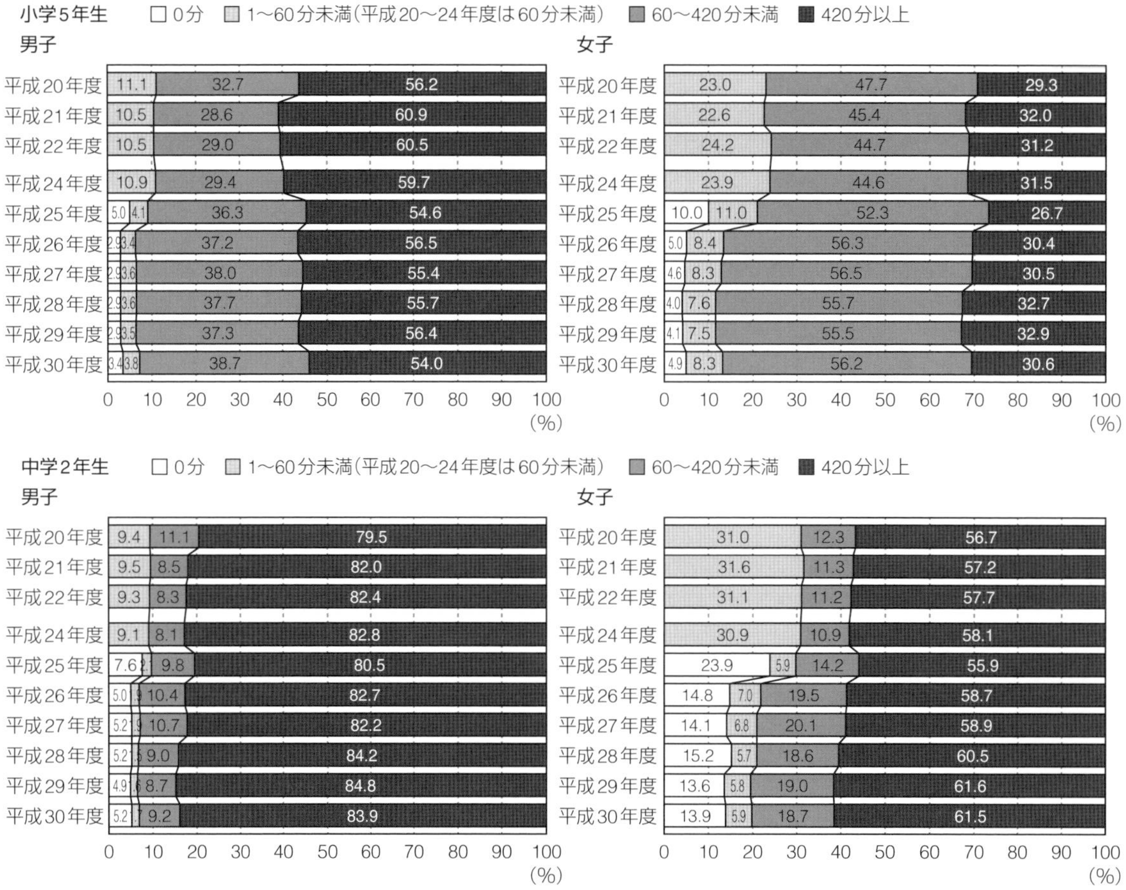

図5−1　小学5年生と中学2年生の一週間の総運動時間の推移（スポーツ庁，2018aより改変）

平成30年度（2018年度）の結果を見ると，一週間の総運動時間は，分布の幅が広く，中学生における二極化が顕著である（**図5−2**）．特に，ほとんど運動しない中学生女子が多い．小学生・中学生とも右裾の長い分布となっており，中学生においては，男女とも週当たり840分（＝2時間/日）から1,260分（＝3時間/日）弱あたりの頻度が最も多くなっている．曜日毎の運動時間は，週末の方が長くなっており，平日は2時間/日より少なめとなる者が多い．この調査結果が中高強度活動時間をどの程度反映しているか検討するために，小学4年生を対象に，全国体力・運動能力，運動習慣等調査と同じ質問により評価した平日と休日の運動時間と，歩・走行による中高強度活動時間を評価する加速度計との関係が検討された．その結果，男子では休日の質問紙で評価した運動時間が，女子では平日・休日ともに，加速度計で評価した中高強度活動時間より有意に長かった（笹山ら，2019）．このように，質問紙調査の場合，説明を聞く時間や休憩時間など，非活動的な時間を運動時間に含める子どもが多いと推測され，その結果，こうした裾の広い分布になっていると考えられる．この点は，質問紙調査の限界を示すものでもある．

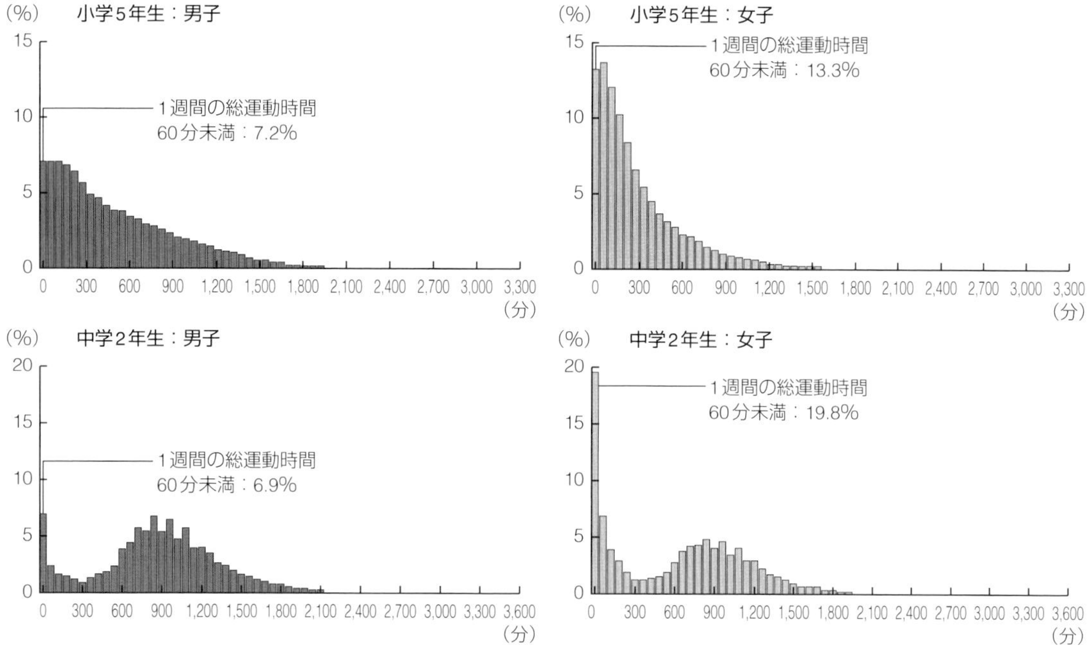

図5–2　小学生と中学生の一週間の総運動時間の分布（スポーツ庁，2018aより改変）

平成30年度（2018年度）調査結果の体育の授業を除く一週間の総運動時間は，60分未満の割合が小学５年生男子7.2％，女子13.3％であった．一方，中学２年生では，各々男子6.9％，女子19.8％であった（**図5–2**）．そのうち，一週間の総運動時間が０分の者は，小学５年生に比較して，中学２年生で男女ともに割合が多かった．

「運動（体を動かす遊びを含む）やスポーツをすることは好きですか」という問いに，やや嫌い，または嫌いと回答した女子生徒は21.3％であり，男子生徒の11.4％より多い．そして，やや嫌い，または嫌いと回答した生徒は，男女ともに，放課後や休日に運動やスポーツを行う機会が極めて少ないことが報告されている（スポーツ庁，2018a）．

2）体力との関係

（1）一週間の総運動時間と体力

一週間の総運動時間を体力合計点と比較してみると，一週間で420分以上運動している小学５年生および中学２年生のグループは，一週間で420分未満のグループより体力合計点の平均値が高かった（**図5–3**）．また，体型が肥満傾向（肥満度20％以上）・痩身傾向（肥満度−20％以下）の小学５年生と中学２年生は，普通（肥満度−19.9％～19.9％）の小学５年生と中学２年生と比べて，体力の総合評価のA・Bの割合が低く，D・Eの割合が高い．また，一週間の総運動時間が60分未満（０分を含む）の割合も高い．このように，総運動時間が長く肥満や痩身傾向でない方が，体力の総合評価がよいという結果であった（スポーツ庁，

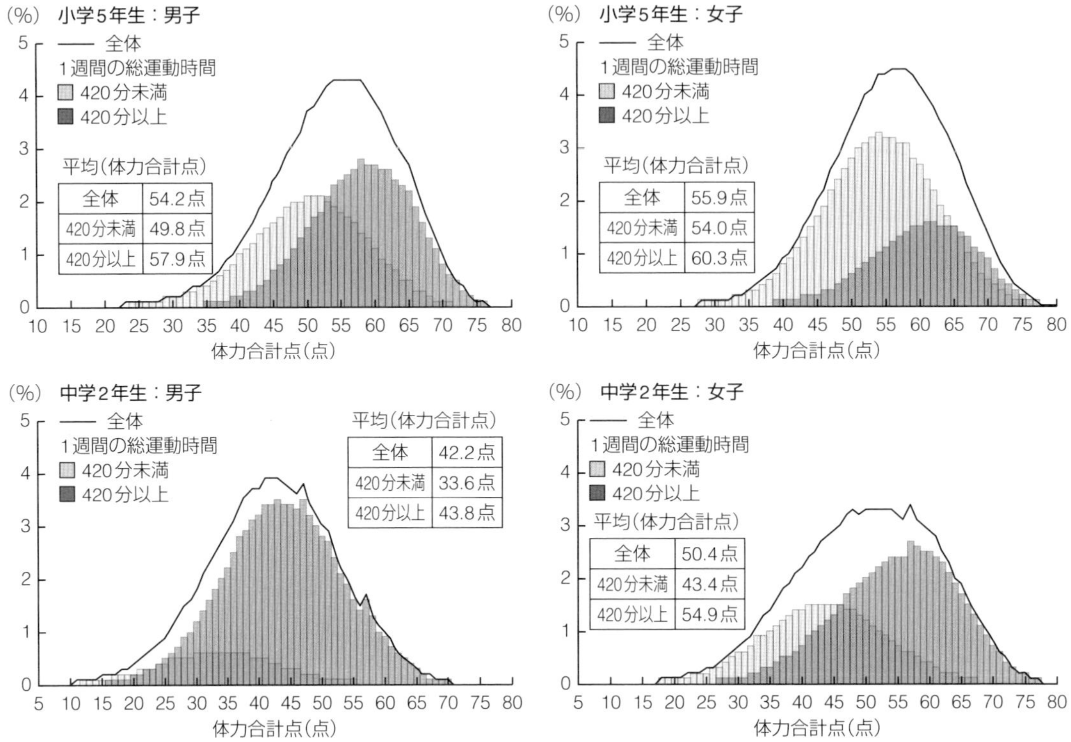

図5−3　小学5年生と中学2年生における一週間の総運動時間と体力合計点との関連（スポーツ庁，2018a）

2018a）．

文部科学省の「体力・運動能力調査」によると，昭和60年（1985年）頃をピークに子どもの体力は長期的な低下傾向にある（文部科学省，2015）．その一方，運動時間がかなり長い子どもも見られる．スポーツ庁が，部活動に関して中学校へ質問した結果，学校の決まりとしての部活動の休養日設定を設けていない中学校が22.4％，土日の休養日設定を設けていない中学校が25.9％であった（スポーツ庁，2016a）．日本の中高校生において，運動部活動などのスポーツ活動の時間が長いほど，その時に肩，腰，膝などに痛みをもつ傾向および1年後に新たな痛みを発症する傾向が，ともに強くなっていることが報告されている（Kamada et al., 2016）．このように，子どもから青年期に運動のし過ぎによるスポーツ障害が発生している問題もあるため（Pengel, 2014），運動をほとんどしない子どもと長時間実施している子どもの両面に着目する必要がある．

（2）スクリーンタイムと体力

平成30年度調査結果のテレビ，DVD，ゲーム機，スマートフォン，パソコン等による映像の視聴時間と体力合計点を比較してみると，小学5年生，中学2年生ともに，男女とも視聴時間が3時間以上のグループの体力合計点は全国の平均値より低い（スポーツ庁，2018a）．

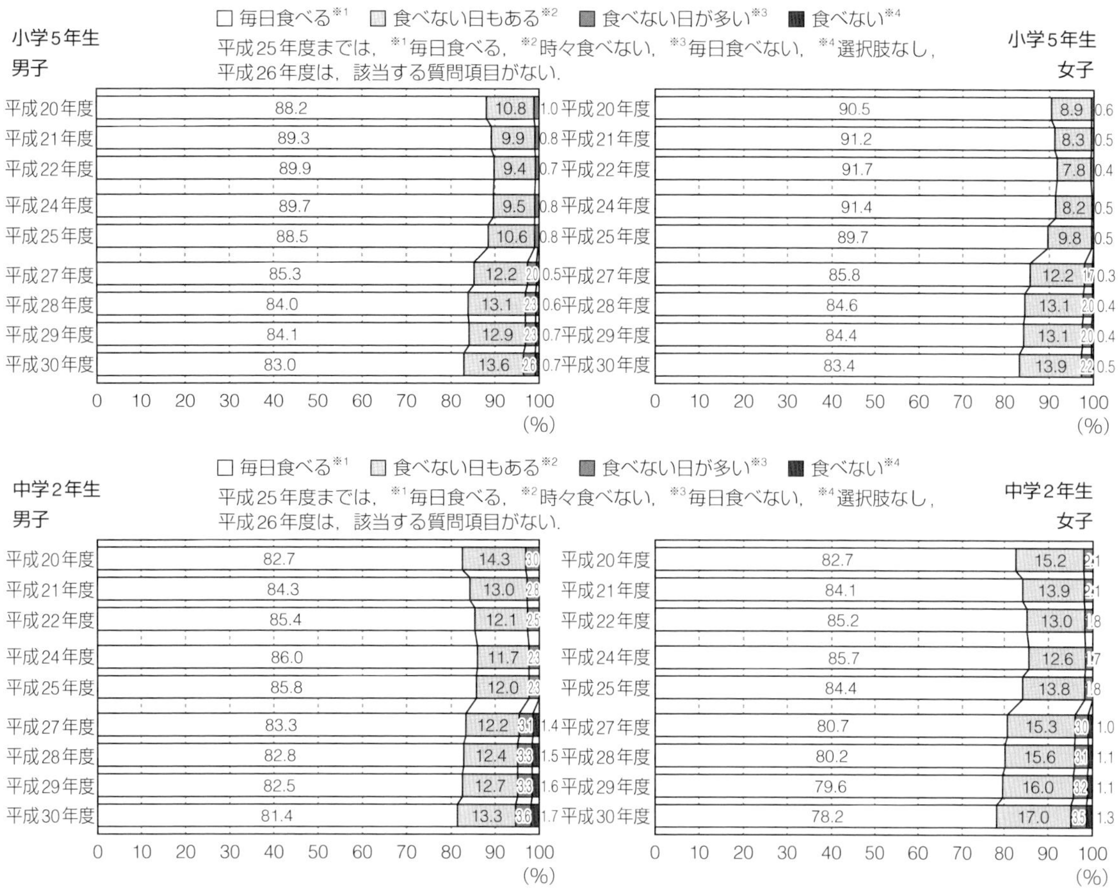

図5−4　小学５年生と中学２年生の朝食の摂取状況の経年変化（スポーツ庁，2018aより改変）

3）子どもの生活習慣

平成30年度（2018年度）のスポーツ庁の調査結果について食事の摂取状況と1日の睡眠時間の経年変化を見ると，朝食に関しては「毎日食べる」と回答した小学5年生と中学2年生の割合は，男女とも平成20年度（2008年度）の調査開始以降，減少している（**図5−4**）．夕食に関しては，いずれの年代もあまり変化はみられないが，「食べない日もある，食べない日が多い，食べない」と回答している小学5年生が男女ともに約3％見られる．中学2年生では，男子で約3％，女子で約6％見られる（スポーツ庁，2018a）．

睡眠時間に関しては8時間以上の小学5年生の割合が，高くなっている（**図5−5**）．中学2年生では，6時間未満の割合が，低くなっている（スポーツ庁，2018a）．なお，平成28年度（2016年度）までと平成29年度（2017年度）以降は，睡眠時間が3択から6択へ変更されている．

活動的な移動手段については，平成30年度（2018年度）調査では，徒歩と自転車で通学している割合が，各々，小学5年生の男子で92.4％と3.2％，女子で93.5％と2.1％，中学2年生の男子で69.2％と27.1％，女子で70.8％と25.1％

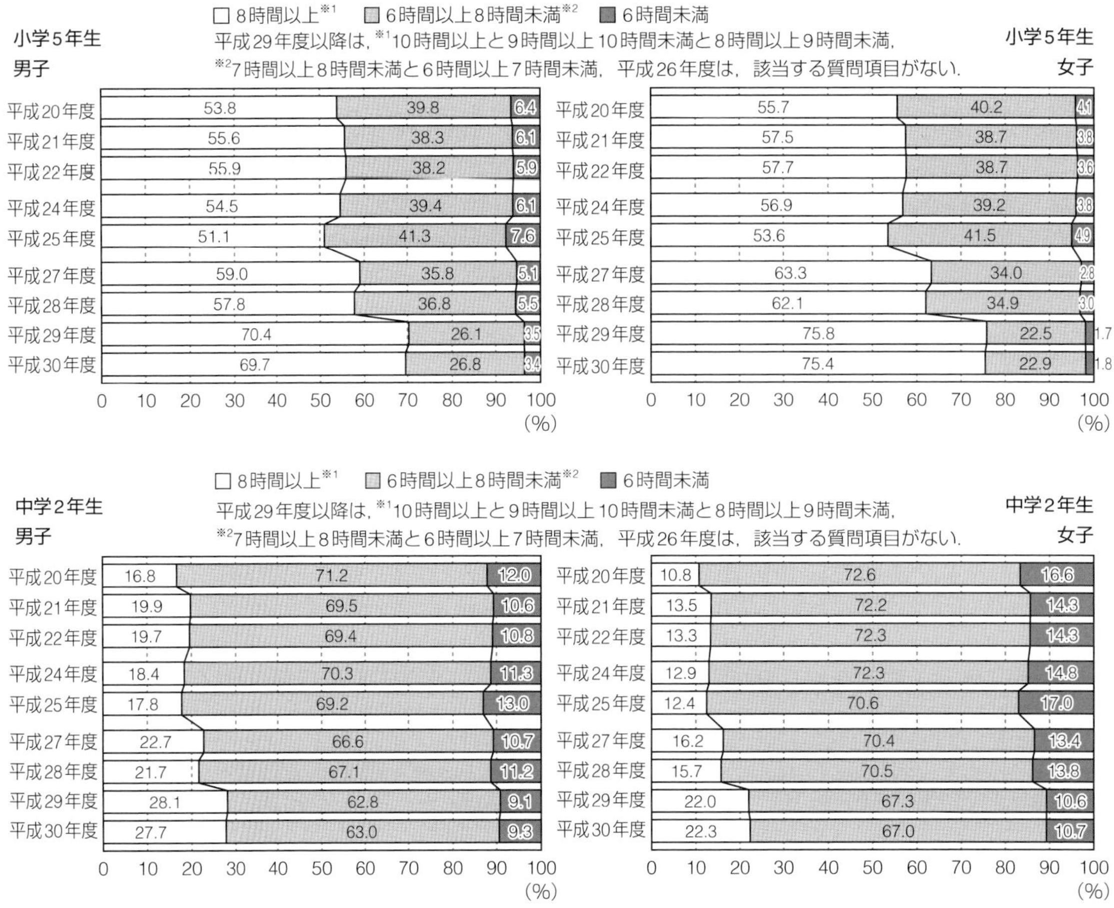

図5-5　小学生と中学生の１日の睡眠時間の経年変化（スポーツ庁，2018aより改変）

であり（スポーツ庁，2018a），調査が開始された平成28年度（2016年度）以降，3年間で割合に変化はみられず，性差もみられなかった（スポーツ庁，2016a，2018b）．

幼児については，笹川スポーツ財団の調査結果があり，他の年代に比較して活動的な移動手段での登園の割合はかなり低く（23％），スクールバスや自家用車などが大半を占めた（笹川スポーツ財団，2019）．なお，子ども・青少年の日常において，「活動的な移動」は，登園・登校以外にも，習い事，学習塾，買い物，余暇時間など，複数の場面が想定される．これらを包括的に評価していくことが必要であろう．

4）子どもの健康状態

子どもの健康状態に関しては，文部科学省により学校保健統計調査が実施されている（文部科学省，2018）．児童等の発育状態として，栄養状態，脊柱・胸郭・四肢の疾病・異常の有無，視力，聴力，眼の疾病・異常の有無，耳鼻咽頭疾患・

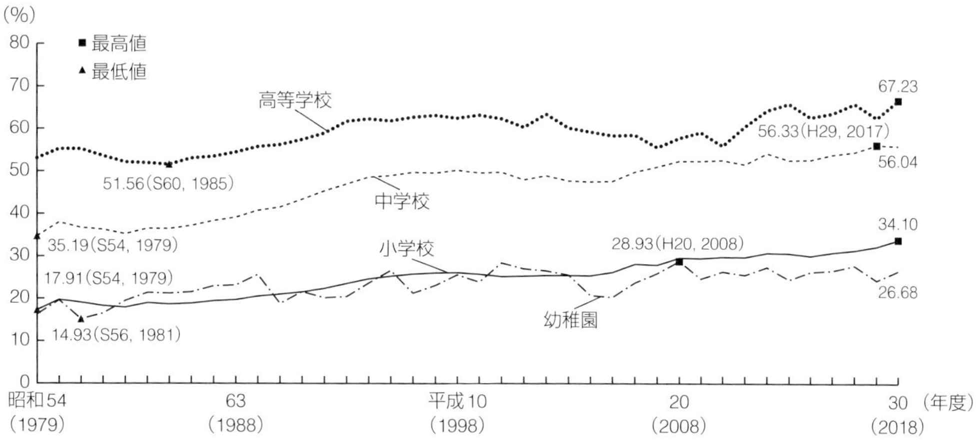

図5−6　幼児から高校生の「裸眼視力1.0未満の者」の割合の推移（文部科学省，2018）

皮膚疾患の有無，歯・口腔の疾病・異常の有無，結核の有無，結核に関する検診の結果，心臓の疾病・異常の有無，尿およびその他の疾病・異常の有無が調査されている．なかでも，脊柱・胸郭・四肢の状態は，「脊柱・胸郭・四肢のいずれかが，学業を行うのに支障があるような疾病・異常と判定された者」として，平成28年度（2016年度）学校保健統計から新たな調査事項となった．

平成30年度（2018年度）学校保健統計調査における，主な疾病・異常の被患率を見てみよう（文部科学省, 2018）．健康状態のうち, 幼稚園及び小学校では「むし歯（う歯）」の者の割合が最も高く（幼稚園：30〜40％，小学校：40〜50％），次いで「裸眼視力1.0未満の者」（幼稚園：20〜30％，小学校：30〜40％）の順となっている．中学校，高等学校においては，「裸眼視力1.0未満の者」の割合が最も高く（中学校：50〜60％, 高等学校：60〜70％）, 次いで「むし歯（う歯）」（中学校：30〜40％，高等学校：40〜50％）の順となっている．

「むし歯（う歯）」の割合が各年代で同程度であったのに対し，「裸眼視力1.0未満の者」の割合は，加齢に伴い増加がみられた．「むし歯（う歯）」の割合は，幼稚園は昭和45年度（1970年度），小学校，中学校及び高等学校では昭和50年代半ばにピークを迎え，その後は減少傾向にある．全ての学校段階で減少しており，中学校および高等学校においては過去最低である．一方，「裸眼視力1.0未満の者」の割合は，幼稚園26.68％，小学校34.10％，中学校56.04％，高等学校67.23％となっており，小学校及び高等学校では過去最高である．また，中学校でも過去最高となった平成29年度（2017年度）と同様の高い割合となっている．「裸眼視力0.3未満の者」の割合は，幼稚園では0.86％，小学校9.28％，中学校25.54％，高等学校39.34％となっており，小学校および高等学校では過去最高となった．ここ30〜40年ほどの間に，「裸眼視力1.0未満の者」の割合は各年代で1.3〜1.9倍増加している（図5−6）．また，脊柱・胸郭・四肢の状態は，導入後の平成27〜30年度（2015〜2018年度）の3年間，いずれも中学生の割合が最も高い．身体活動が不足している子どもと，運動のし過ぎによる子どものスポーツ障害の両面に気をつけたい．

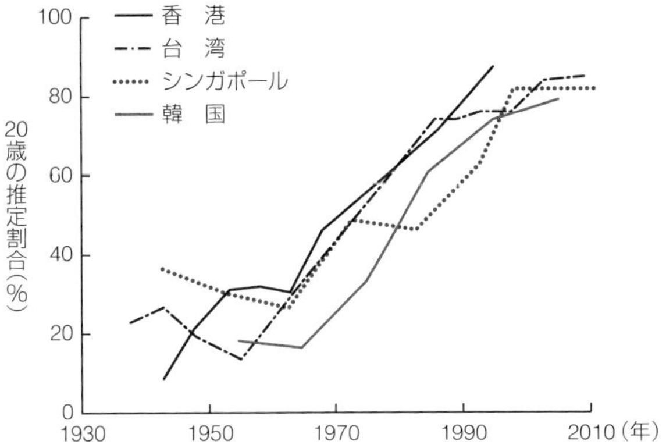

図5-7　20歳の東アジア諸国における近視の推移（Dolgin, 2005）

5）近視の増加とその原因

（1）世界の子どもの近視

子どもの近視は日本だけにとどまらず，世界中で増えている．2015年の科学誌「Nature」（ネイチャー）に，注目すべき記事が記載されている（Dolgin, 2015）．香港，台湾，シンガポール，韓国といった東アジアの国々で近視が急激に増加し，1950年代からの約60年間で，20歳の近視の割合が約4倍の約80％に達したという（**図5-7**）．中国では，19歳の男性の近視の割合は96.5％に達しており，米国やヨーロッパでも，近視が半世紀前の2倍に増加している．メガネ，コンタクトレンズ，手術は近視を矯正するのに役立つものの，重症の場合，網膜剥離，白内障，緑内障，さらには失明のリスクを高める．

（2）近視と環境要因の関係

1969年，アラスカの北端にあるイヌイットの人々において，孤立したコミュニティで育った成人のうち，近視であったのは131人中2人だけであった．しかし，彼らの子ども達や孫の半数以上が近視になった．そのため，このような世代間の違いを引き起こしたのは環境要因によるものだろうか．環境要因に着目して検討した20世紀の研究によると，1993年，10歳代の男女870名のうち，聖典を研究してその日を過ごす，Yeshivasとして知られている学校に通ったイスラエルの10歳代の少年193名は，他の子ども達より近視の割合が高かった．原因として，持続的な近接作業が眼球の成長を変える可能性があるのではないかと考えられる．

一方で，2000年初期になると，一週間に読む本の数や読む時間あるいはコンピュータの使用時間など，特定の行動との関係を検討したところ，これらは近視の主な原因とはいえない結果が報告され始めた．2007年，カリフォルニアの500人以上の健康な視力の8歳と9歳を追跡調査した結果，5年後，5人に1人の子どもが近視を発症した．近視のリスクと強く関連した唯一の環境要因は，屋外で過ごした時間であったことが報告されている．2008年，オーストラリアでも，3年間シドニーの小中学校で4,000人以上の子どもを対象に検討した横断研究の結果，屋外で過ごした時間が短い子ども達で近視を発症するリスクが高かったことが報告されている．例えば，屋外で過ごした時間の長い子ども達はより多くの身体活動をしていたため，これが有益な効果をもたらしていたのではないかと考えられるが，屋内スポーツに従事している時間とはそのような関係がみられなかった．子ども達がスポーツをしていたか，ピクニックに行ったか，海岸で読書をしたのかにかかわらず，屋外で過ごす時間が近視と関係していた．屋外でより多くの時間を過ごした子ども達は，読書やスクリーンタイムが短いわけではなかった．このように，目の近くでの細かい作業の悪影響はあるかもしれないが，最も重要と考えられるのは，明るい光へ目を露出させることだった．

子どもの眼を近視から保護するために，少なくとも1万ルクス（lx）の光の下で1日あたり約3時間を費やす必要があると推定されている．これは明るい夏の日に，サングラスをかけて木陰の下にいるレベルである（曇りの日は1万ルクス未満になり，明るいオフィスや教室は通常500ルクス未満である）．米国，ヨーロッパ，東アジアを含む世界の多くの地域では，子ども達はわずか1時間か2時間しか外出しない．2009年には，屋外時間を増やすことが，中国の子ども達の視力を保護するのに役立つかどうかが検討された．広州の6つのランダムに選ばれた小学校で，6歳と7歳を対象に，1日の終わりに40分の屋外クラスを追加した．対照群の他の6つの小学校ではスケジュールに変更はなかった．屋外群では，900人以上の子ども達のうち，30％は9歳から10歳までに近視を発症したが，対照校では40％が近視になった．台湾南部の学校では，さらに強い効果が報告されている．教員は，毎日の80分間の休み時間に，子ども達を屋外で過ごさせるように依頼された．1年後，調査校の子どもの8％で近視があったが，近隣の学校では18％であった．

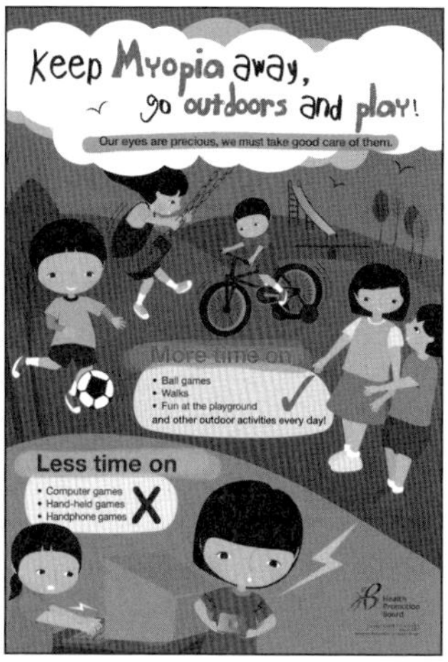
Keep Myopia away,
go outdoors and play!
Our eyes are precious, we must take good care of them.
More time on
• Ball games
• Walks
• Fun at the playground
and other outdoor activities every day!
Less time on
• Computer games
• Hand-held games
• Handphone games
Health Promotion Board
図5–8　近視予防のため，屋外での身体活動を子どもたちに推奨するシンガポールのポスター
（Dolgin, 2005）

また，シンガポールでは，近視を防ぐために屋外時間の重要性について両親に教えるための9カ月のプログラムが実施された（図5–8）．対象者に歩数計が提供され，家族のために週末の野外活動が企画され，さらには協力のための賞金が提供された．しかし，キャンペーン期間の終わりまでに，屋外で過ごした時間は，キャンペーンがない対照群と統計的に変わらなかった．そのため，学校で，屋外での時間を増やすことを義務づけなければならないと考察がなされている．しかし，実際の問題として，多くの学校には屋外での時間を追加する柔軟性がない．そこで，より自然な光を取り入れるために，ガラスで作られた教室で子ども達を教えるという取り組みが始まっている．しかし，居住地域によっては，日照時間が少なすぎる，太陽光が強すぎる，または寒すぎるといった状況により，子ども達は現在より屋外の光を得ることができない事情もある．

2．なぜ，子どもの体力を高める必要があるのか？

日本学術会議の提言「子どもを元気にする運動・スポーツの適正実施のための基本指針」（2011）では，「子どもにおける運動指針の普及啓発のために必要な考え方」として，「成人の場合は，主に生活習慣病等の疾病や傷害の予防を目的（A）として体力要素（B）や実施内容（C）を設定するのは理にかなっている．しかし，子どもを対象にする場合は，彼らが成長の途上にあり，しかも彼らが将来成人になることを考慮すれば，成人にはないさまざまな課題が想定される．つまり，何のために身体活動・運動を行わせるか，何のために体力が必要であるのかいうAの視点を充分吟味する必要がある．」と記している．

1）成人および高齢者における体力の意義

成人では，厚生労働省（2013）が「健康づくりのための身体活動基準2013」において，システマティックレビューを実施した．採択された44論文について，全身持久力と生活習慣病等及び生活機能低下（ロコモティブシンドローム：運動器の障害により要介護になるリスクの高い状態，および認知症等）のリスク低減との関係をメタ解析等で分析した．その結果，日本人の性・年代別の平均以上の全身持久力を有する群は，最も全身持久力が乏しい群よりも生活習慣病等のリスクが約40％低かったことを報告している．誤差の大きい質問紙による身体活動量より循環器系の状態を直接測定する全身持久力の方が，概して生活習慣病のリスクとの相関が強くなっている．なお，体力の指標のうち，生活習慣病等の発症リスクの低減に寄与する可能性について，十分な科学的根拠が示された指標は現時点で全身持久力のみであった．

さらに，高齢者については，「より長く自立した生活を送るためには，運動器の機能を維持する必要がある．高齢期には，骨粗鬆症に伴う易骨折性と変形性関節症等による関節の障害が合併しやすいことや，サルコペニア（加齢に伴う筋量や筋力の減少）によって寝たきり等に至るリスクが高まることが指摘されている」と述べられている．日本における平均寿命と健康寿命（日常生活に制限のない期間：介護を受けたり寝たきりになったりせず日常生活を送れる期間は，平成28年（2016年）は男性72.14歳，女性74.79歳）の差は，日常生活に制限のある「不健康な期間」を意味するが，平成28年（2016年）の差の平均は男性8.84年，女性12.35年であった（厚生労働省，2018）．

2）子どもにおける体力の意義

青少年において循環器能力や筋力が低いと，人生の後半における死亡率が有意に高くなることが報告されている（Ortega et al., 2012；Högström et al., 2016）．また，出生前後の発育・発達状態も，成人期の体力に関係しているようである．Ridgwayら（2009）は，1966年に北フィンランドの出生コホート研究において，出生時体重，出生後1年間の体重増加量を調査した．また，1歳時の乳児の運動発達として，支えられて歩き始めた月齢を調査した．成人期の調査は，31歳になった時，連絡が取れ，かつ同意が得られた4,304人を対象に，筋力（利き手の握力）と筋持久力（腰を支点として上体を反らしていられる時間）の測定に加え，有酸素性能力（ステップ台を4分間，23歩/分のテンポで昇降した直後の心拍数）を推定した．その結果，出生時体重は，31歳時の筋力および有酸素性能力と正の関連があり，これらの関連は成人期の体格とは無関係であった．一方，出生から1歳までの乳児の体重増加が大きいほど，31歳時の筋持久力や有酸素性能力が低くなっていた．ただし生後1年間の体重増加については，それが成人期の体格に影響し，その結果としてそれらの体力が低くなるようであった．早期の乳児運動発達は，成人におけるより優れた筋力，筋持久力，および有酸素性能力と関連していた．このように，出生時体重が大きくて，乳児期の体重増加が少なく，そして乳児期の運動発達が早いと，31歳での筋力，筋持久力，および有酸素性能力が高くなることが示唆されている．

出生時体重や乳児期の運動発達，青少年期の体力が，成人期の体力や死亡率に関係することから，子どもの頃から体力や基本的動作を高めることは生涯にわたって良い影響を及ぼす．また，体力はスポーツの競技力向上だけでなく，運動・スポーツや遊びを楽しむために必要である．一方で，生活習慣病の若年化に伴い，子どもの健康面から体力を高める必要性も指摘されている．子どもの体力は，循環器疾患のリスク，肥満，メンタルヘルスや認知機能と望ましい関係が見られることが，複数のシステマティックレビューにおいて報告されている（Ruiz et al., 2009；Smith et al., 2014；Thivel et al., 2016）．

さらに，学力に関しては，最近のシステマティックレビューで，子どもおよび青年において体力と関係がみられ，中でも横断的研究において，全身持久力や体力の総合得点と正の関係，縦断的研究においても体力の総合得点と関係がみられたことが報告されている（Santana et al., 2017）．なお，学力と筋力や柔軟性との関係は不明確である．

このように，若年期に体力が低くても日常生活で困ることは少ないが，全身持久力や体力の総合得点が高いと学業成績も高いという結果が得られ，子どものうちから体力をつけておくことは，以下のような点で意味がありそうである．

①大人になってからの生活習慣病の発症予防につながる

②メンタルヘルスや認知機能の改善，学力の向上などにも寄与する

③高齢になっても自力で生活したりスポーツを楽しんだりすることができる

3．基本的動作の発達

日本学術会議の提言「子どもの動きの健全な育成をめざして～基本的動作が危ない～」（2017）によると，「幼少期（1歳～9歳）に基本的な動きが十分に習得されなければ，安全かつ効果的に運動や日常活動を実施することができず，その結果，ケガや事故の危険性が高まることが懸念される．また，動きの習得が不十分なことに伴い，体力の向上に必要な運動強度や運動量の確保が困難となることで，長期的には壮年期・中年期での生活習慣病等に罹患や，高齢期における転倒・骨折による寝たきり状態を招来することにつながりかねない.」と記している．子どもの日常において見られる基本的な動きは，1985年頃と比較して未熟なレベルにあることからも，子どもの時期に基本的な動きを十分に習得しておくことが望まれている．

スキャモンの発育曲線によると，ヒトの器官や機能の発育発達のタイミングは異なる（図5−9）．最も早く発達するのは神経系であり，小学校入学時には成人の約90％にまで達する．乳児期の動作は，原始反射による．出生直後の新生児の両脇を支えて垂直にし，足の裏を床につけさせた状態で，身体を前方へ傾ける．すると，新生児は，歩くような脚の交互運動を行う．このような動きは，生後2～3カ月ほどで消失する．その後，「歩く」「走る」のような先天的な動作や，「投げる」などのような学習を通して後天的に獲得される動作を行うようになる．随

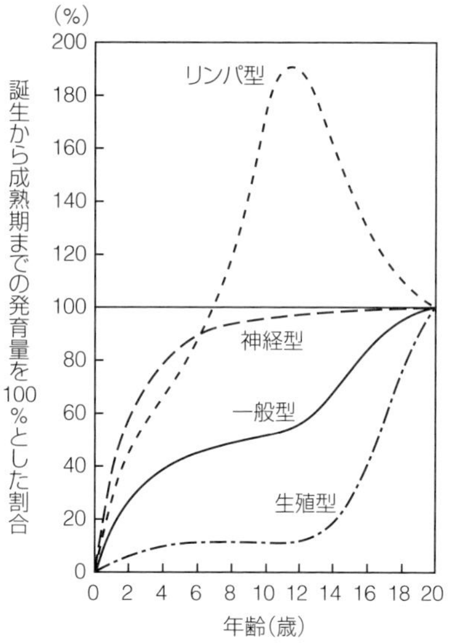

図5−9　スキャモンの発育曲線
(Scammon et al., 1930)

意的にさまざまな動作を経験する中で，各動作に対する神経の伝達経路が完成されていく．そのため，乳幼児期から児童期に獲得されるさまざまな動作発達は，その後においても重要といえる．

ヒトが出生後，独立歩行し階段昇降ができるまでの，およそ2歳までの動作発達を見てみよう．ベイリー乳幼児発達検査における，いくつかの運動項目を達成できる平均月齢と正常な範囲が示されている(**表5−1**)．このように各運動項目のバラツキの範囲は大きく，動作発達の早さにも個人差が見られることがわかる．なお，この検査は発達上の問題がある子どもを見つけるためのスクリーニング検査の1つであり，時には，みられない運動項目や順序が逆転する運動項目が見られる場合があるが，必ずしも発達上の問題や遅延を意味するものではない(Malina et al., 1991)．

歩行運動は10カ月頃(**表5−1**)からはじまるが，この時期の歩行動作のパターンは成人とはかなり異なる．歩行運動をはじめた頃は，足の裏全体を接地させ，両脚を左右に開き，つま先を外側に向けて支持面を大きくし，両腕を広く開いてバランスを取りやすくするなどの動きがよく見られる(Malina et al., 1991)．そして，歩行が洗練されるにつれて，支持面は狭くなる．独立歩行ができるようになると，さまざまな活動を行う機会が増え，跳ぶ，投げるといった基本的動作の発達が見られる．文部科学省(2011)は，7つの基本的動作の発達段階の特長を示している(**図5−10**)．このように，各基本的動作は，無駄な動きが減少して滑らかになっていく．

図5−11は，ミシガン州立大学が実施した8つの基本的な運動課題について，対象となった子どもの60%が行うことができるようになった年齢を示している(Malina et al., 2004)．図中の線上の数字は発達段階を示している．1は最も未熟な段階で，4または5は完成された段階を示している．基本的動作スキルは，より低年齢で急速に発達することがわかる．男子では投球や蹴る動作の発達が早く，女子ではホップとスキップの発達が早い．性差が明確なのは投球である．その他4つの課題の2および3段階での性差はほとんどみられない．一方で，40%の子どもは，各年齢までに各特定の段階に達していないことを示すものでもある．

文部科学省が策定した幼児期運動指針(2012)では，幼児の発達は必ずしも一様ではないため，一人ひとりの発達の実情をとらえることに留意する必要があるものの，目安として幼児期における一般的な運動の発達の特性と経験しておきたい遊び(動き)の例が3つの年齢区分で示されている．

1)幼少期の基本的動作の発達が及ぼす影響

動作の発達と体力との関係を検討したメタアナリシスによると，3〜21歳の19件の論文を用いて検討した結果，両者の間には中程度から比較的強い関係がみられ，動作の発達が優れていると体力も高かった．その関係性は，加齢に伴って強

表5−1　ベイリー乳幼児発達検査における，いくつかの運動項目を達成できる平均月齢
（マリーナRMほか，1995）

項　目	一定の比率（%）の子どもが達成できる月齢		
	5	50	95
頭を垂直に立てる	0.3	0.8	3.0
頭を立てている	0.7	1.6	4.0
横向きから仰向きに変わる	0.7	1.8	5.0
助けられて座る	1.0	2.3	5.0
頭を動かさないでいる	1.0	2.5	5.0
積木を手掌でつかむ	2.0	3.7	7.0
少しの助けで座る	2.0	3.8	6.0
仰向きから横向きに変わる	2.0	4.4	7.0
積木を不完全にだが親指も用いてつかむ	4.0	4.9	8.0
少しの間１人で座る	4.0	5.3	8.0
何かにつかまり，身体を引き上げ座ろうとする	4.0	5.3	8.0
仰向けから腹這いになる	4.0	6.4	10.0
積木を親指も用いて完全につかむ	5.0	6.9	9.0
上手に１人で座る	5.0	6.9	10.0
錠剤を不完全ながらつまむ	6.0	7.4	10.0
何かにつかまり，身体を引き上げ立とうとする	5.0	8.1	12.0
支持なしに座位になる	6.0	8.3	11.0
家具につかまり立つ	6.0	8.6	12.0
ステップをする	6.0	8.8	12.0
錠剤を上手につまむ	7.0	8.9	12.0
助けられて歩く	7.0	9.6	12.0
座り込む	7.0	9.6	14.0
１人で立つ	9.0	11.0	16.0
１人で歩く	9.0	11.7	17.0
助けられて階段を昇る	12.0	16.1	23.0
助けられて階段を下る	13.0	16.4	23.0
１人で両足を同じ段に置きながら階段を昇る	18.0	25.1	30＋
１人で両足を同じ段に置きながら階段を降りる	19.0	25.8	30＋

くなる（**図5−12**）（Utesch et al., 2019）．

さらに，3〜18歳の22カ国の59の研究を用いたシステマティックレビューでは，体型（健康的である），性別（男性）および社会経済的状況（より高い）は，一部の運動能力についてのみ，一貫して関連していた．そして，身体活動量は，スキルに関する総合評価（粗大運動，基本的運動能力，協調運動）や協調運動と正の相関関係がみられたが，操作運動（投球など）または移動運動（跳躍など）との関係は，不明確であった（Barnett et al., 2016）．

幼少期の基本的な運動能力は，その後の身体活動量に影響するのであろうか？

基本的な運動能力とその後の身体活動量との関係について，オーストラリアでの報告がある．平均年齢10.1歳（7.9〜11.9歳）の928名について，ボールをコントロールする能力（ボールを蹴る，ボールを捕る，オーバーハンドで投げる）と，身体を移動させる技能（片足跳び，横走り，垂直跳び，スプリント走，静的バランス能力）を観察者により評価した．6〜7年後，そのうち244名を対象に，20mシャトルランにより有酸素性能力を評価した（Barnett et al., 2008）．その結

「走る動作」の動作発達段階の特徴	動作パターン
パターン1　両腕のスウィングがみられない	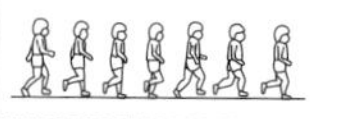
パターン2　前方で腕をかくような動きや，左右の腕のバランスがとれていないスウィングである	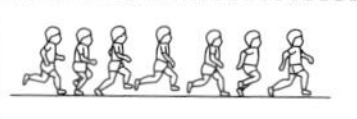
パターン3　十分な足の蹴り上げがある	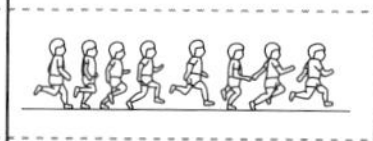
パターン4　大きな振動での両腕のスウィング動作がある	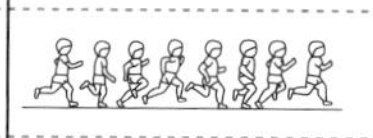
パターン5　膝が十分に伸展し，水平方向にキックされる	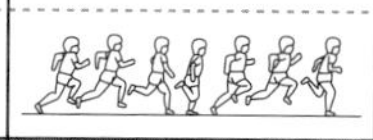

「跳ぶ動作」の動作発達段階の特徴	動作パターン
パターン1　両腕がほとんど動かないか，跳躍方向と反対の後方にふる	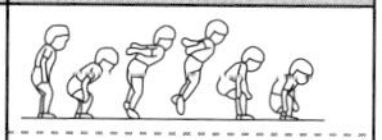
パターン2　両腕を側方へ引き上げ，肩を緊張させてすくめる	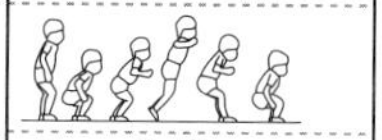
パターン3　肘が屈曲する程度に，両腕をわずかに前方へ振り出す	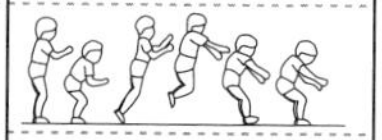
パターン4　肘をほぼ伸展しながら，両腕を前方に振り出す	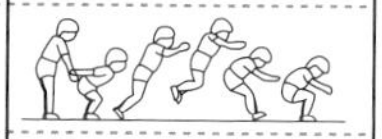
パターン5　バックスウィングから両腕を前上方へ大きく振り出す	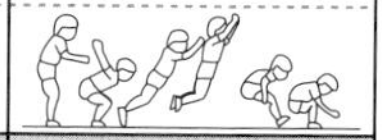

「投げる動作」の動作発達段階の特徴	動作パターン
パターン1　上体は投射方向へ正体したままで，支持面の変化や体重の移動はみられない	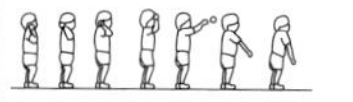
パターン2　両足は動かず，支持面の変化はないが，反対側へひねる動作によって投げる	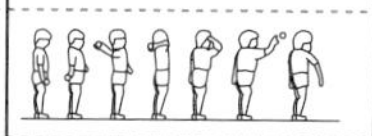
パターン3　投射する腕と同じ側の足の前方へのステップの導入によって，支持面が変化する	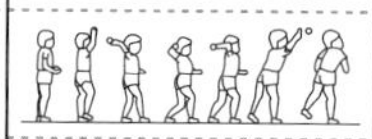
パターン4　投射する腕と逆側の足のステップがともなう	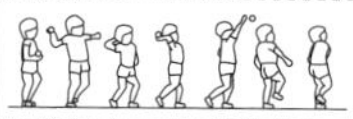
パターン5　パターン4の動作様式に加え，ワインドアップ動作がみられる	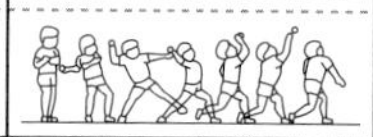

「捕る動作」の動作発達段階の特徴	動作パターン
パターン1　ボールに反応した腕の動作がみられない	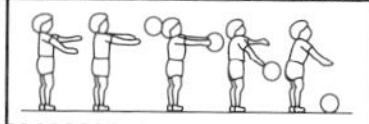
パターン2　両腕と上体を使って，ボールを抱え込む	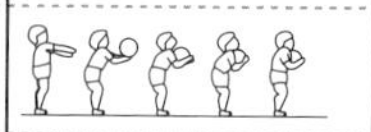
パターン3　両腕と上体を使って，ボールを挟み込む	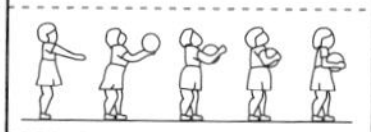
パターン4　両手の手のひらのみを使って，小指をそろえるようにしてボールを下手で捕球する	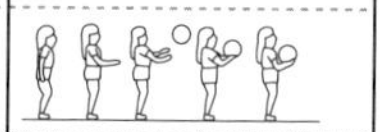
パターン5　両手の手のひらのみを使って，親指をそろえるように上向きの構えからボールを捕球する	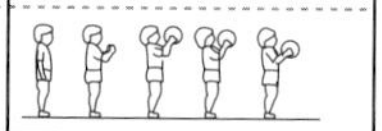

「つく動作」の動作発達段階の特徴	動作パターン
パターン1　最初のバウンドでボールをたたきつけるように打ち，連続してボールに触れることができない	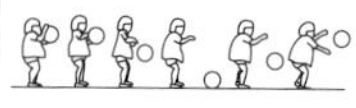
パターン2　落下して弾むボールに手を触れるが，連続してボールに力を与えることができない	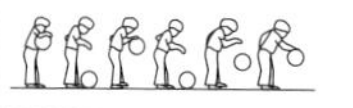
パターン3　手と指をまっすぐに伸ばして，ボールをたたく	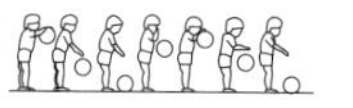
パターン4　手と両腕で力をコントロールして，ボールを押し出すようにしてつく	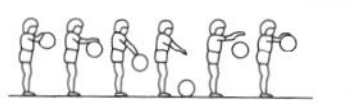
パターン5　ボールのバウンドを手のひらで吸収し，指先でボールをコントロールしながらつく	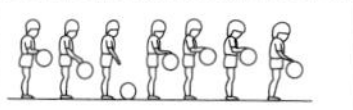

「転がる動作」の動作発達段階の特徴	動作パターン
パターン1　頭越えができず，左右軸での回転が現れない	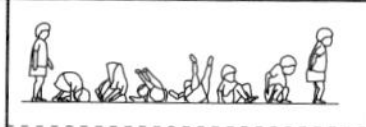
パターン2　左右軸での頭越えの後に，背中を伸ばした仰向けの状態で回転が中断される	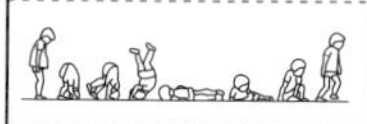
パターン3　左右軸での頭越えの後に，背中での回転で状態の長体軸によるひねりを使って回転する	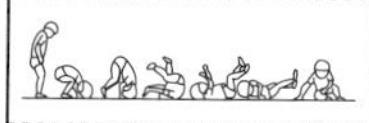
パターン4　動作中終始，左右軸のみでスムーズに回転し，両手で体幹を支持して腰を離床する	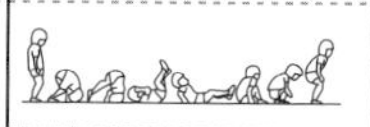
パターン5　左右軸のみの「U」を描くようなスムーズな回転で，両腕を滞空させたまま腰を離床する	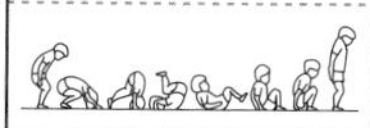

「平均台を移動する動作」の動作発達段階の特徴	動作パターン
パターン1　足先を側方または前方に向けたフォローステップによって歩く	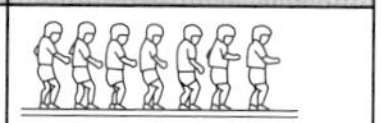
パターン2　左右交互のステップ動作によって歩くが，腕のスウィングが脚の動作と同調していない	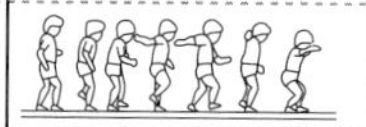
パターン3　左右交互のステップ動作によって走るが，腕のスウィングが脚の動作と同調していない	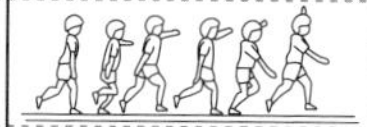
パターン4　腕のスウィングを脚の動作と同調させながら，バランスよく歩く	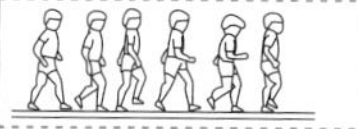
パターン5　腕のスウィングを脚の動作と同調させながら，バランスよく走る	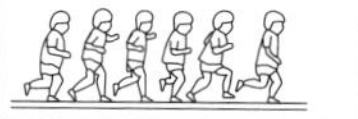

図5−10　基本的な動作発達段階の特徴（文部科学省，2011より改変）

果，ボールをコントロールする能力が高かった子どもは，性別の影響を補正しても思春期の全身持久力が優れていた．さらに，同じ調査データを用いて，6〜7年後の身体活動量を，質問紙法を用いて276名を対象に調査し，ボールをコントロールする能力との関係が検討された（Barnett et al., 2009）．その結果，ボールをコントロールする能力は，中高強度活動や組織化された活動との間に正の関係がみられた．ボールをコントロールする能力が優れていた子ども達は，16〜17歳になった時，高強度の活動へ参加する可能性が10〜20％高かった．これら２報の研究は，小児期における基本的な運動能力が発達している方が，長期的に見ても体力および身体活動量を促進する可能性を示唆している．

このように，乳幼児期から基本的な動きの発達過程を理解し，遊びの中で，さまざまな動作を経験できる場の提供が周囲の大人には求められる．基本的動作の優劣が，その後の体力や身体活動量にもつながる可能性がある．なお，健康的な体型でない子ども，社会経済的状況が低い子どもについては，動作の発達が劣る可能性があることから，特に配慮すべきである．また，基本的な運動能力が優れている子どもは，成長してからも運動・スポーツに参加するのに対し，劣っている子どもでは参加しない傾向になるのかもしれない．生涯にわたり，行動の選択肢を広げ，健康を維持・増進するためにも，基本的運動能力を高めておくことは望ましいと考えられる．

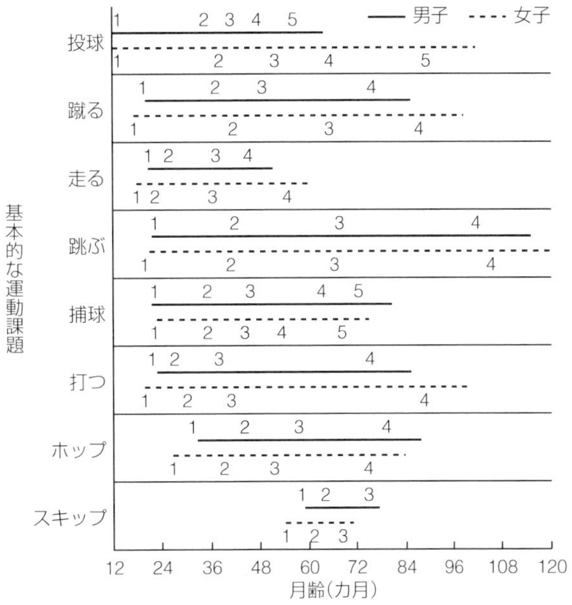

1段階：未成熟レベル，2，3および場合によって4段階：中間レベル，4あるいは5段階：成熟レベル

図5−11　加齢に伴う基本的な運動課題の達成度
（Malina et al., 2004より改変）

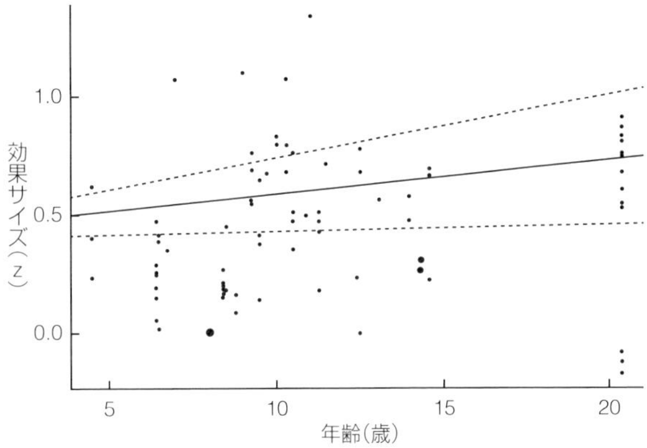

図5−12　体力と動作の発達の関係と年齢の効果
（Utesch et al., 2019）

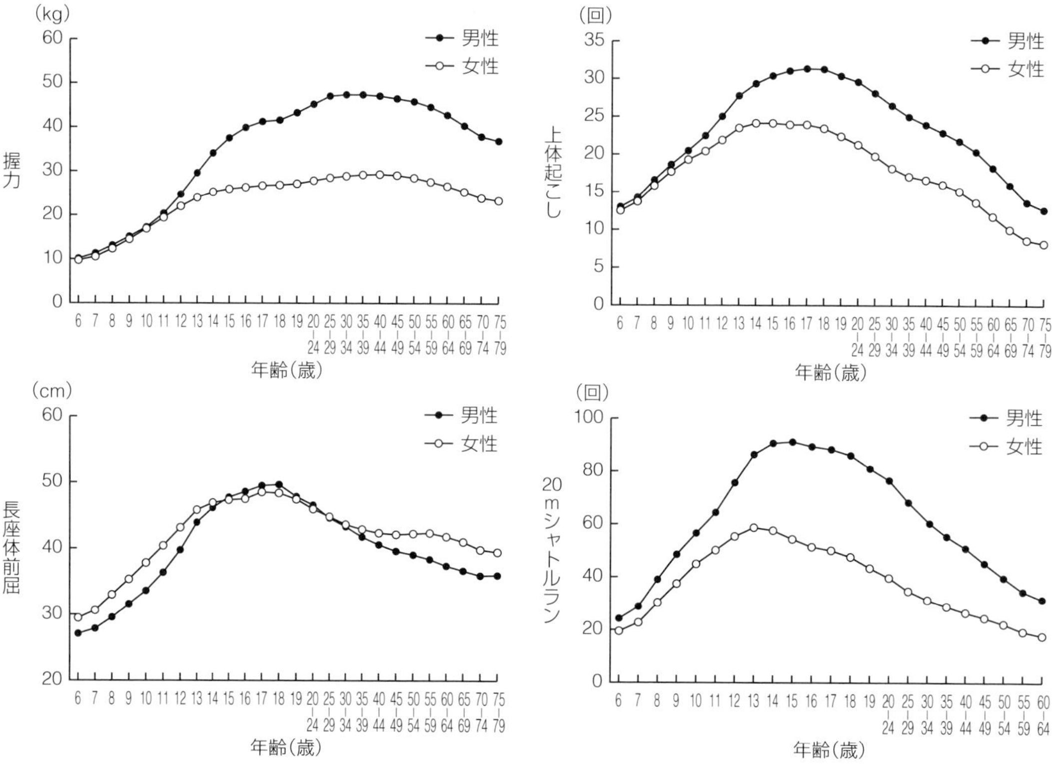

図5-13　平成29年度体力・運動能力調査による健康関連体力の加齢変化（スポーツ庁，2018cより改変）

4．経年変化からわかる体力・運動能力

1）体力・運動能力の現状

日本人の体力・運動能力は，前述したスポーツ庁の調査により，6歳から高齢者まで毎年報告されている．平成29年度（2017年度）体力・運動調査結果の概要及び報告書（スポーツ庁，2018c）に示された，健康関連体力要素（筋力：握力，筋持久力：上体起こし，柔軟性：長座体前屈，および有酸素性能力：20 m シャトルラン，12〜19歳は20 m シャトルランまたは持久走を，20〜64歳は20 m シャトルランまたは急歩を選択して実施した結果）の加齢変化を**図5-13**に示した．長座体前屈を除く全ての項目において，男子は女子に比較していずれの年齢でも高かった．また，握力を除く全ての項目において，男女ともに高校3年生頃ピークに達し，その後，加齢に伴い低下傾向を示した．また，首都大学東京体力標準値研究会（2007）により報告されている有酸素性能力の評価指標である最大酸素摂取量の加齢変化を，絶対値と相対値で示した（**図5-14**）．男子は女子に比較していずれの年齢でも高かった．男女ともに高校3年生頃ピークに達し，その後，加齢に伴い低下傾向を示した．

運動を継続していても，加齢に伴い，最大酸素摂取量は低下するのであろうか？高齢陸上競技選手を対象に，平均年齢50.5 ± 8.5歳の時から，最大酸素摂取量

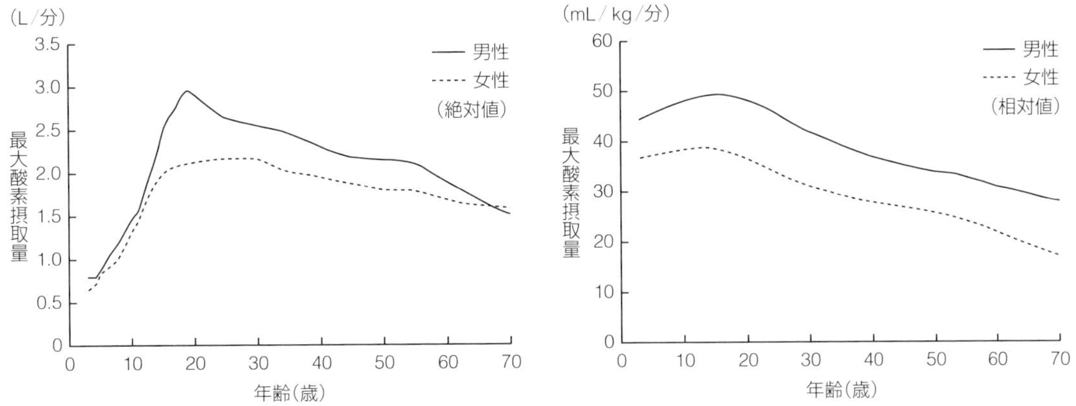

図5−14　絶対値と相対値で示した最大酸素摂取量の加齢変化（首都大学東京体力標準値研究会，2007より改変）

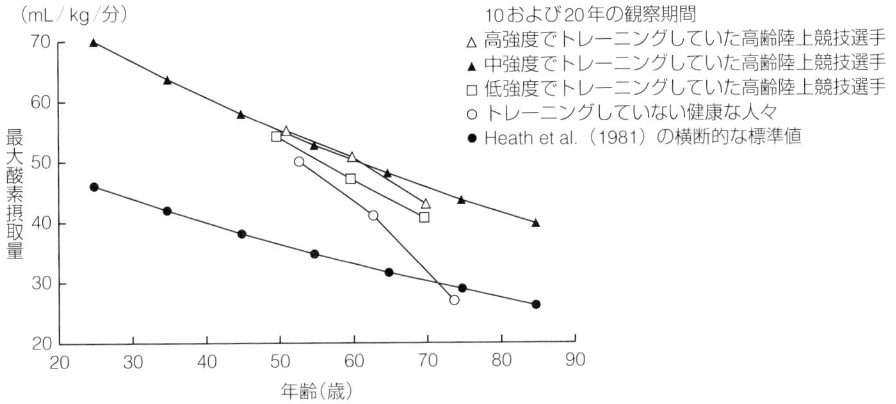

図5−15　鍛錬度の異なるアスリートの加齢に伴う最大酸素摂取量の推移（Pollock et al., 1997）

を10年後と20年後に測定した結果，エリート競技者のままの群では，8および15％の減少，継続的な中高強度の持久力トレーニングを継続している群では，13および14％の減少，トレーニングを大幅に減少した群では，18および34％の減少がみられた（Pollock et al., 1997）（**図5−15**）．このように，運動継続していても，20年以上にわたって継続的に激しい持久力運動をしているにもかかわらず，高齢陸上競技選手の最大酸素摂取量は，一般人と同様に加齢に伴い低下する．また，高齢陸上競技選手の除脂肪量は加齢に伴い減少したが，筋力トレーニングをはじめた人は維持する傾向があった．さらに，筋力トレーニングを行った人は，しなかった人よりも腕の骨ミネラル密度が高かった．このように，加齢に伴う体力の低下は，運動によって避けることはできないものの，低下の程度を緩やかにすることができる．

表5−2　体力・運動能力の経年変化（スポーツ庁，2018a）

小学5年生男子	握力		反復横とび		50m走		ボール投げ	
	kg	%	回	%	秒	%	m	%
昭和60年	18.35	−	39.46	−	9.05	−	29.94	−
平成22年	16.91	37.4	41.47	66.1	9.38	42.0	25.23	30.6
平成26年	16.55	33.9	41.61	66.7	9.38	42.8	22.89	20.5
平成27年	16.45	32.9	41.60	66.6	9.37	43.1	22.51	19.2
平成28年	16.47	33.0	41.97	68.6	9.38	43.2	22.41	19.1
平成29年	16.51	33.4	41.95	68.3	9.37	43.8	22.52	19.9
平成30年	**16.54**	**33.7**	**42.10**	**69.1**	**9.37**	**43.9**	**22.14**	**18.9**

小学5年生女子	握力		反復横とび		50m走		ボール投げ	
	kg	%	回	%	秒	%	m	%
昭和60年	16.93	−	37.94	−	9.34	−	17.60	−
平成22年	16.37	46.2	39.18	62.8	9.65	40.3	14.55	25.9
平成26年	16.09	43.0	39.37	63.9	9.63	41.4	13.89	21.2
平成27年	16.05	42.6	39.56	65.0	9.62	42.5	13.76	20.5
平成28年	16.13	43.4	40.06	67.9	9.61	43.1	13.87	21.1
平成29年	16.12	43.3	40.06	67.8	9.60	43.4	13.93	21.5
平成30年	**16.14**	**43.5**	**40.32**	**69.5**	**9.60**	**43.5**	**13.76**	**20.5**

中学2年生男子	握力		持久走		50m走		ボール投げ	
	kg	%	秒	%	秒	%	m	%
昭和60年	31.16	−	366.40	−	7.90	−	22.10	−
平成22年	29.70	40.0	397.36	35.2	8.05	51.1	21.18	46.9
平成26年	29.00	38.6	393.74	38.8	8.03	52.3	20.81	44.3
平成27年	28.91	38.2	393.42	39.2	8.01	53.7	20.61	42.8
平成28年	28.90	38.1	392.59	39.8	8.03	54.1	20.54	42.3
平成29年	28.88	38.0	392.30	40.2	8.00	54.7	20.51	42.1
平成30年	**28.83**	**37.8**	**392.72**	**39.0**	**7.99**	**55.2**	**20.49**	**42.0**

中学2年生女子	握力		持久走		50m走		ボール投げ	
	kg	%	秒	%	秒	%	m	%
昭和60年	25.56	−	267.11	−	8.57	−	15.36	−
平成22年	23.86	38.0	295.67	27.8	8.90	38.9	13.20	31.8
平成26年	23.68	36.7	291.18	31.7	8.87	41.4	12.81	28.4
平成27年	23.65	36.6	290.60	32.3	8.84	43.0	12.77	28.2
平成28年	23.72	37.1	289.34	33.5	8.83	43.5	12.78	28.3
平成29年	23.78	37.6	288.06	34.5	8.81	45.0	12.88	29.1
平成30年	**23.83**	**38.0**	**287.53**	**34.8**	**8.78**	**46.1**	**12.90**	**29.3**

2）体力・運動能力の経年変化

（1）全国体力・運動能力，運動習慣等調査

平成30年度（2018年度）全国体力・運動能力，運動習慣等調査結果（スポーツ庁，2018a）によると，昭和60年度（1985年度）の調査結果と比較できる各テスト項目について，昭和60年度（1985年度）の平均値以上の児童生徒の割合を検討したところ，小学5年生の反復横とびおよび中学2年生男子の50m走を除き，児童生徒の半数以上が昭和60年度（1985年度）の平均値を下回っていた（**表5−2**）．ボール投げについては特に低く，平成22年度（2010年度）以降においても，小学5年生，中学2年生のいずれも低下傾向を示したことを報告している．

平成20年度（2008年度）の調査開始以降における推移で比較してみると，小学5年生の男子は横ばい，中学2年生の男子は若干の向上傾向，女子はいずれも向上傾向．体力合計点は，中学2年生男子および小学5年生と中学2年生の女子は平成20年度（2008年度）の本調査開始以降で最高値を示した（**図5−16**）．小学5年生において，平成20年度（2008年度）の調査開始以降最高値を示したのは，男女の上体起こし，長座体前屈，反復横とび，女子の20mシャトルラン，50m走，立ち幅とびであった（スポーツ庁，2018a）．

中学2年生では，平成20年度（2008年度）の調査開始以降最高値を示したのは，男子では長座体前屈，反復横とび，50m走，立ち幅とびであった．女子では握力とハンドボール投げを除くすべての種目であった（**図5−17**）．投動作は，児童期でも練習効果が報告されていることから，子ども達が日常的にボールを投げることができる環境を整えることが重要であろう（高本ら，2004）．

(2) 幼児の運動能力の推移

一方，幼児の運動能力の経年変化については，Sugiharaら（2006）が報告している（図5−18）．昭和43年（1968年）から昭和61年（1986年）までは向上する種目，停滞する種目，低下する種目があり，種目ごとのばらつきが大きかった．昭和61年（1986年）と平成9年（1997年）の比較では，男女とも全6種目とも大幅な低下がみられ，平成9年（1997年）と平成14年（2002年）では大きな変化はなく低下状態が継続していた．別の研究でも，昭和60年（1985年）と比較して平成25年（2013年）の保育園児の基礎運動能力は低下していることが報告されている（宮口ら，2016）．20m走は，3歳児では変わらなかったが，4歳児以降に4〜5％の低下，立ち幅跳びは全年齢を通して5〜6％の低下，そしてボール投げは，特に男子の低下（7.0〜17.8％）が女子（4.1〜9.8％）に比べ大きかった（宮口ら，2016）．

(3) 中高年齢者の体力の推移

体力測定値が最も高かった昭和60年度（1985年度）における小学5年生あるいは中学2年生は，現在40歳代になった．スポーツ庁（2018c）によると，新体力テスト施行後の20年間の合計点の年次推移は，男子は30歳代後半〜40歳代前半で低下傾向，女子は30歳代前半〜40歳代後半で低下傾向を示した（図5−19）．第3章で記したように，アメリカスポーツ医学会では，体力の要素を健康関連体力要素とスキル関連体力要素に区分している．健康関連体力要素として，呼吸循環器系持久力，身体組成，筋力，筋持久力および柔軟性の5項目をあげている．新体力テスト施行後の20年間における健康関連体力要素の年次推移を見ると，呼吸循環器系持久力の指標である20mシャトルランは，男子において向上傾向がみられた．急歩においては，20歳代から40歳代まではほとんど変化がみられない．筋持久力の指標である上体起こしは向上傾向，一方，筋力の指標である握力や柔軟性の指標である長座体前屈では低下傾向を示している．このように，項目によって差異はあるものの，最近10年の児童・生徒の体力は上昇傾向にはあるとはいえ，楽観視はできない．一方，高齢者では，新体力テストの合計点，6分間歩行，握力および上体起こしは，いずれも向上傾向を示している．

スポーツ庁（2016b）の体力・運動能力調査による，平成27年度（2015年度）の運動・スポーツ実施状況が「週1日以上の者」の年齢別割合を見ると，男子は，中学2年生でピークとなり（96.1％），高校以降下がり続け40歳代後半で最低値となり（45.9％），50歳代後半以降再び上昇する（図5−20）．一方，女子については，男子よりも早い小学5年生でピークを迎えるが83.6％にとどまり，中学期を80％程度で推移した後，高校期で大幅に下落し，18歳で33.7％の最低値となる．20歳代後半からは上昇に転じ，50歳代以降では男子を上回っている（図5−20）．男女とも，ライフステージにより，勉強，仕事，家事，子育て，介護など，様々な理由が生じ運動・スポーツに参加しにくい時期があるのが伺える．

次に，平成27年度（2015年度）と昭和60年度（1985年度）との比較では，男女とも高校卒業から40歳代前半くらいまでは下回っており，特に女子の10歳代後半から30歳代までは10〜20ポイント程度下落してしまっている．一方で，40

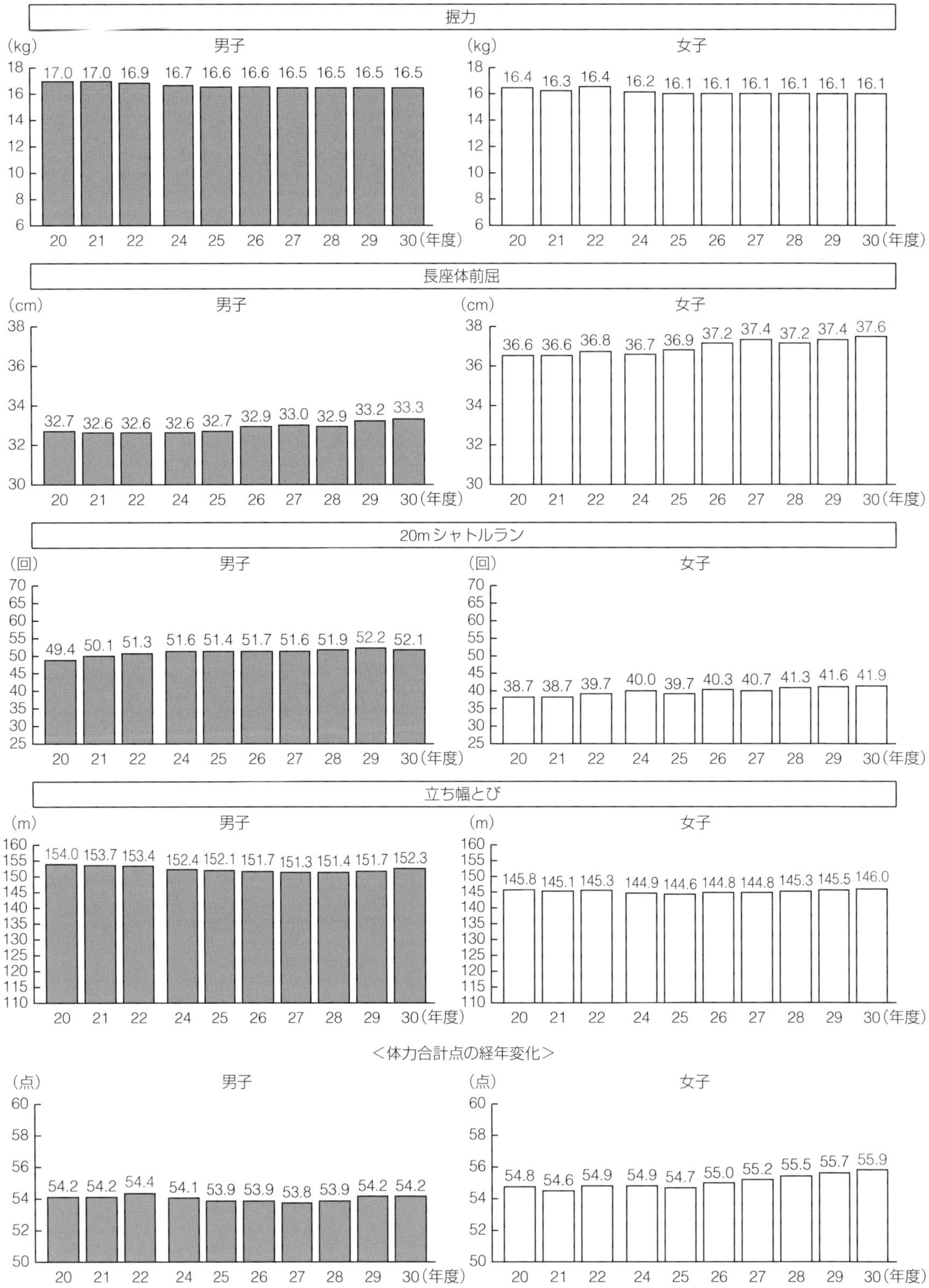

図5−16　小学5年生の各体力種目の経年変化（スポーツ庁，2018a）

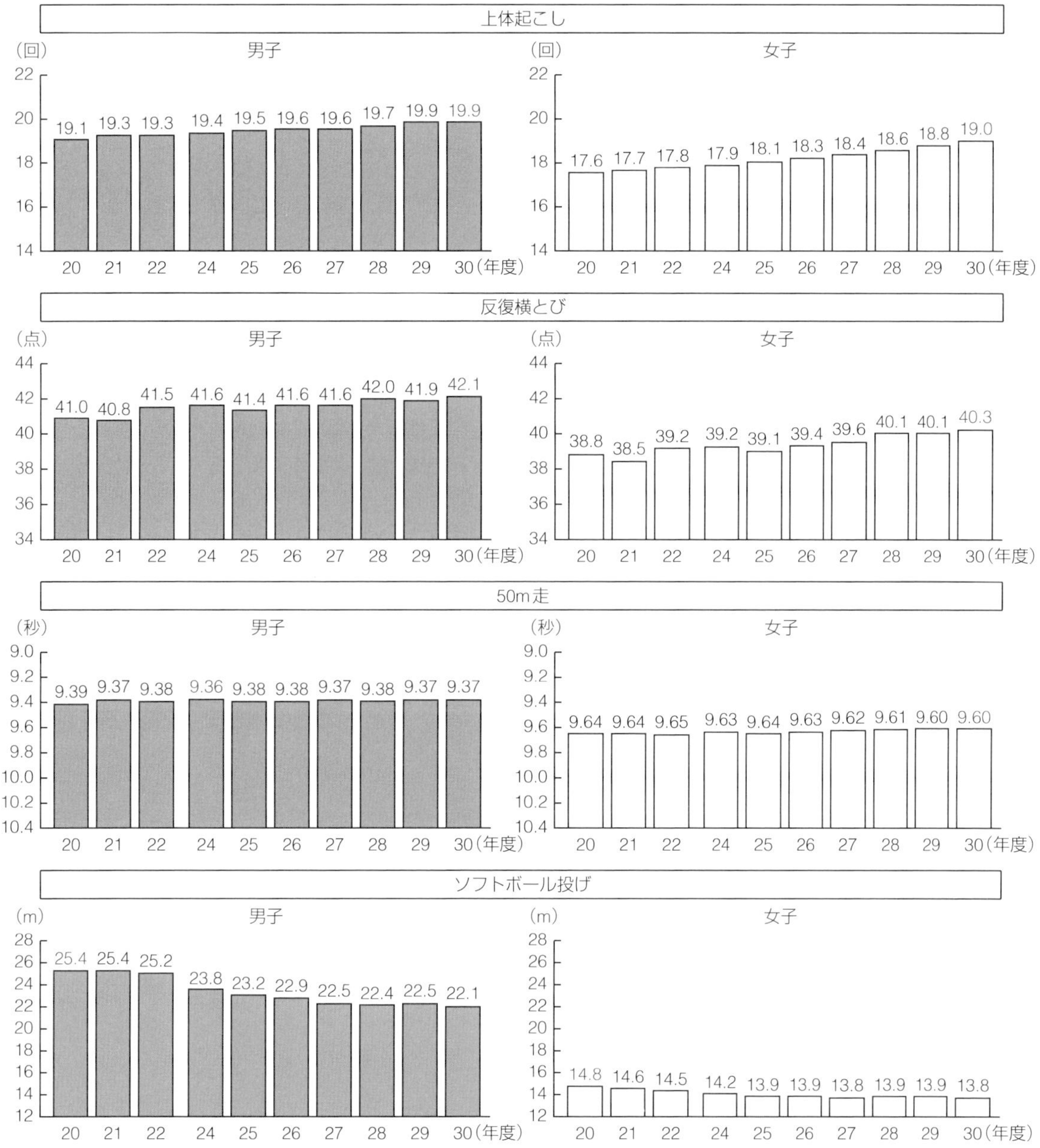
上体起こし
(回)
男子
19.1 19.3 19.3 19.4 19.5 19.6 19.6 19.7 19.9 19.9
(回)
女子
17.6 17.7 17.8 17.9 18.1 18.3 18.4 18.6 18.8 19.0
20 21 22 24 25 26 27 28 29 30(年度)
反復横とび
(点)
男子
41.0 40.8 41.5 41.6 41.4 41.6 41.6 42.0 41.9 42.1
(点)
女子
38.8 38.5 39.2 39.2 39.1 39.4 39.6 40.1 40.1 40.3
50m走
(秒)
男子
9.39 9.37 9.38 9.36 9.38 9.38 9.37 9.38 9.37 9.37
(秒)
女子
9.64 9.64 9.65 9.63 9.64 9.63 9.62 9.61 9.60 9.60
ソフトボール投げ
(m)
男子
25.4 25.4 25.2 23.8 23.2 22.9 22.5 22.4 22.5 22.1
(m)
女子
14.8 14.6 14.5 14.2 13.9 13.9 13.8 13.9 13.9 13.8

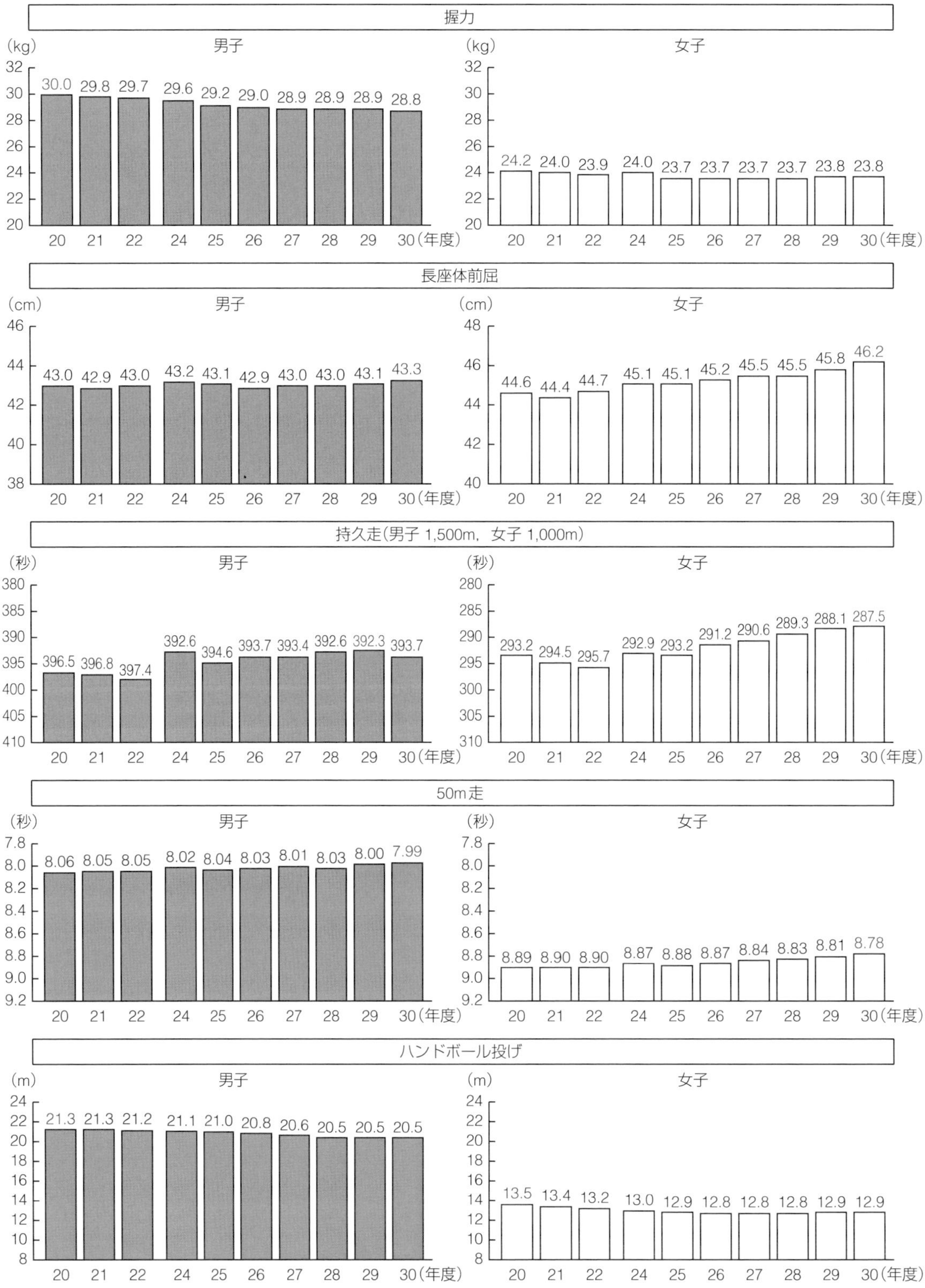

図5-17　中学2年生の各体力種目の経年変化（スポーツ庁，2018a）

上体起こし

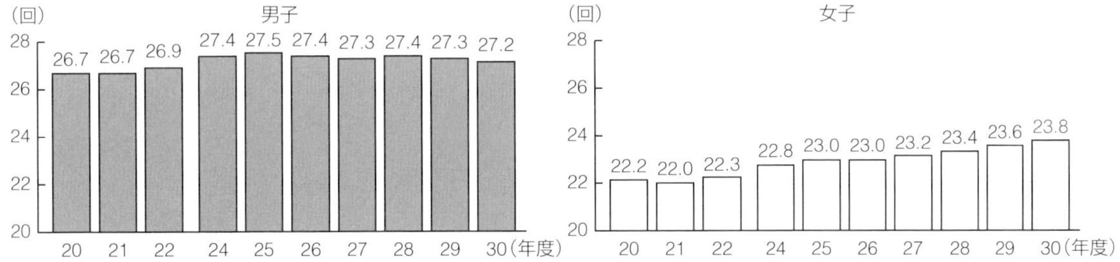

反復横とび

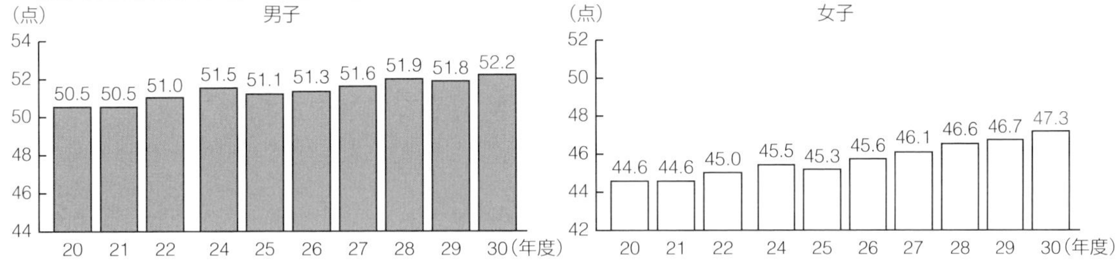

20mシャトルラン

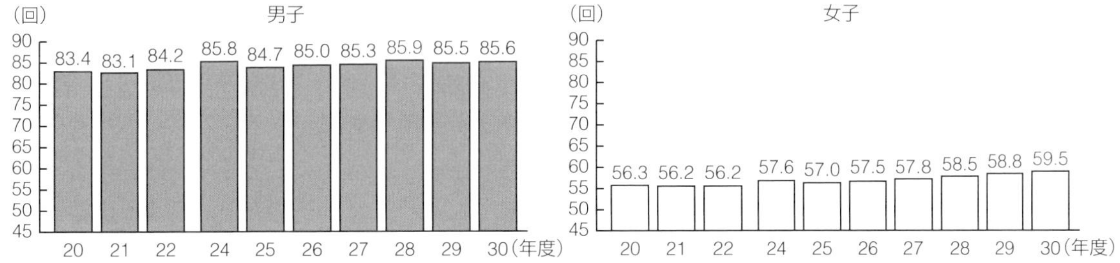

立ち幅とび

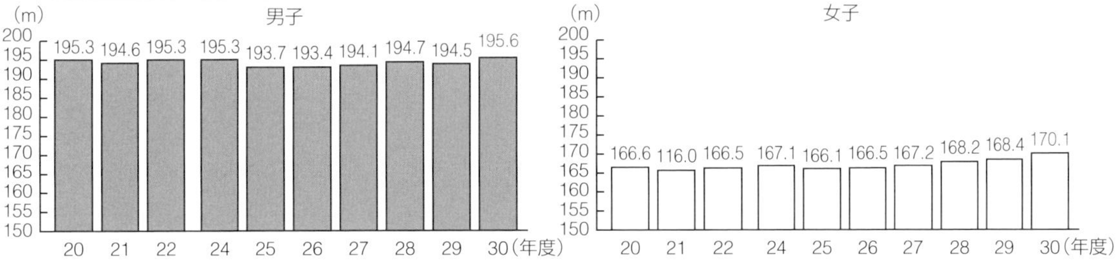

＜体力合計点の経年変化＞

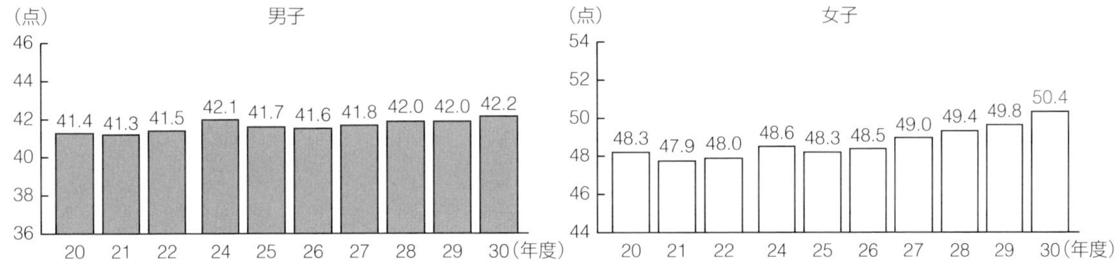

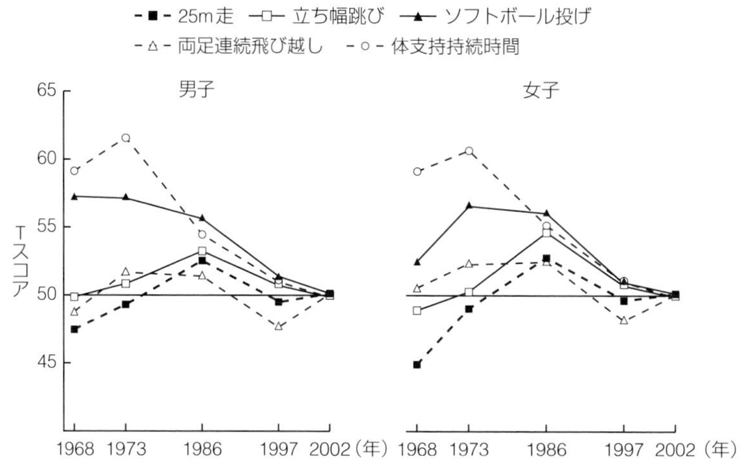

図5−18　1968年から2002年にかけての幼児の運動能力の年次推移（Sugihara et al., 2006）

歳代後半以降は昭和60年度（1985年度）の数値を上回っており，年齢が高くなるにつれてその差は大きくなっている（**図5−20**）（スポーツ庁，2016b）．この結果から，子どもの頃に体力水準の高かった現在の40歳代以上の年代は，以前の同世代より運動習慣が高くなっており，体力も高い傾向が見られる．その点では，子どもの頃に運動・スポーツに参加することの重要性が改めて示唆される．

3）部活動の変化や新しい取り組み

スポーツ庁（2018d）は，「運動部活動の在り方に関する総合的なガイドライン」において，「生徒の運動・スポーツに関するニーズは，競技力の向上以外にも，友達と楽しめる，適度な頻度で行える等多様である中で，現在の運動部活動が，女子や障害のある生徒等も含めて生徒の潜在的なスポーツニーズに必ずしも応えられていないことを踏まえ，生徒の多様なニーズに応じた活動を行うことができる運動部を設置すること」とした．例えば，より多くの生徒の運動機会の創出が図られるよう，季節ごとに異なるスポーツを行う活動，競技志向でなくレクリエーション志向で行う活動，体力つくりを目的とした活動等，生徒が楽しく体を動かす習慣の形成に向けた動機付けとなるものが挙げられている（スポーツ庁，2018d）．スポーツ庁のwebでは，「ゆる部活」の事例を紹介している．東京都世田谷区の中学校の「体力向上部」では，平日の4日間，始業前の午前7時過ぎに集合し，45分間馬跳び，校庭を走ったり，ハードルを使って足上げなど，それぞれのペースで身体を動かす．別の事例として，東京都練馬区の中学校の「レクリエーション部」では，週に2日，放課後約1時間，生徒たちのやりたい球技を行う．

一方，成人を対象として，スポーツ庁は，歩くことをもっと楽しく，楽しいことをもっと健康的なものにする官民連携プロジェクトとして，「FUN＋WALK PROJECT」を展開している．

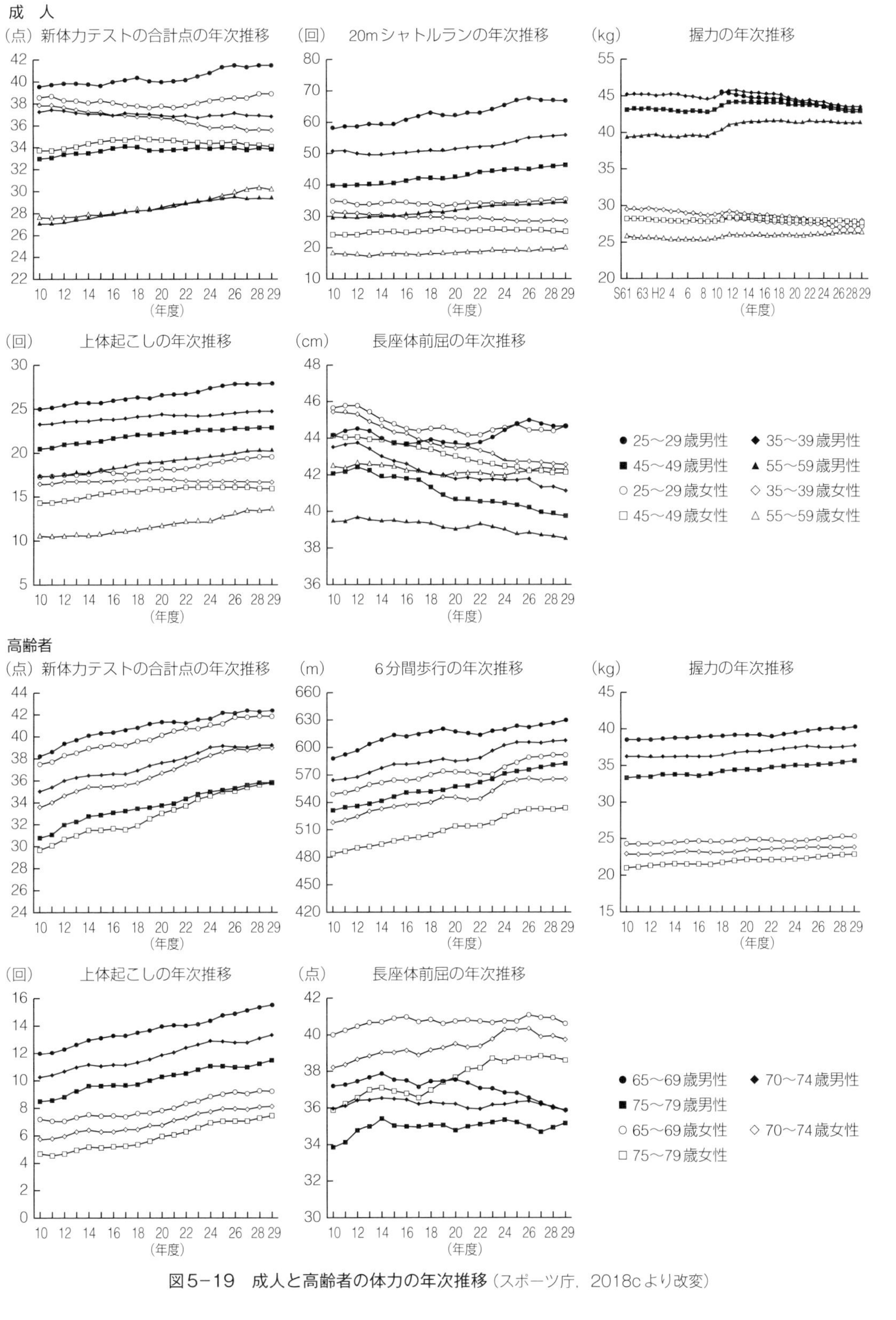

図５−19　成人と高齢者の体力の年次推移（スポーツ庁，2018cより改変）

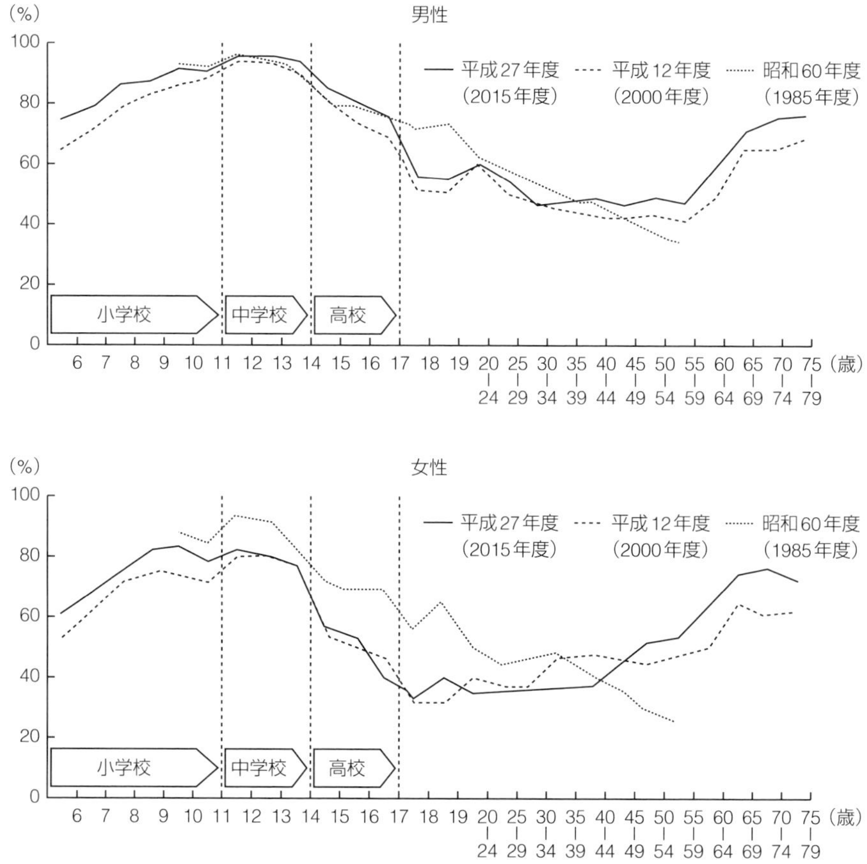

図5−20　運動・スポーツ実施状況が「週1日以上の者」の年齢別割合の過去比較
（スポーツ庁，2016bより改変）

5．体力トレーニングは，いつ頃から始めると良いのか

発育発達に沿った体力トレーニングのモデルを，宮下（1980）や浅見（1985）が示している（**図5−21**，**図5−22**）．トレーニングが最適な時期は，年間の発達量が最大となる時期とされ，いずれのモデルでも，動作，呼吸循環器系持久力，筋力の順にピークが発現するとしている．

ただし，大澤（2015）は，以下の点から，最適な時期の再検討が不可避であると指摘している．

①身長発育のピークが男女で2歳程度も違っているにもかかわらず，これらのモデルでは，性差が考慮されていない

②これらのモデルが提案された30年前の子どもより，現在の子ども達は男女ともにずっと早く成熟している

日本人の子どもの早い成熟に関しては，身長の学齢期総発育量と6歳身長の年次変化について，明治期以降の検討がなされている（大澤，2014）．それによると，日本人の学齢期総発育量は，明治期は増加をみたが，戦後直ぐに極大になりそれ

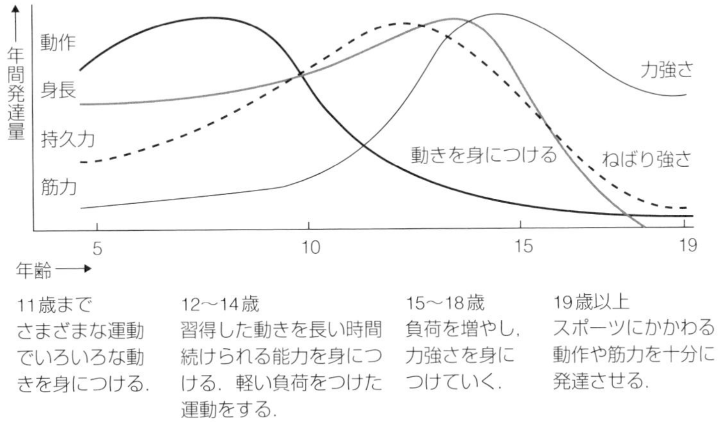

図5−21 宮下による体力つくりのモデル（宮下，1980）

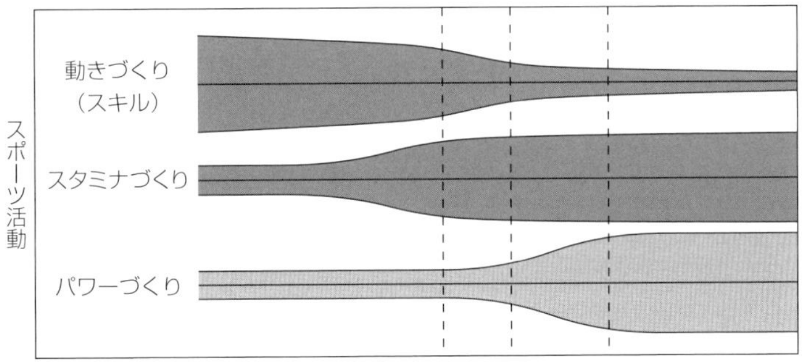

図5−22 浅見による体力つくりのモデル（浅見，1985）

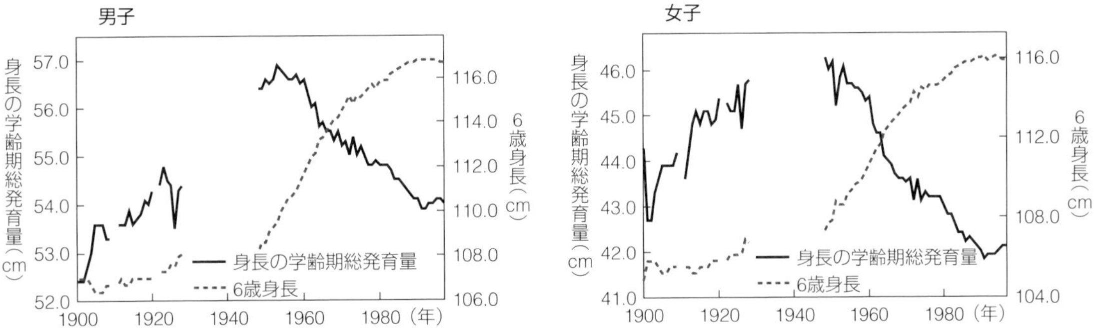

図5−23 身長の学齢期総発育量と6歳身長の年次変化（左：男子，右：女子）（大澤，2014）

以降は長期的な減少を続けた．この現象は男女とも共通に見られる．近年はほぼ横ばいになっている．一方，戦後60年間，6歳身長は男女ともに増加しつづけ，男女ともに約10 cm増加している（**図5−23**）．つまり，戦後も乳幼児期の身長発育が続いているのに対し，学齢期の発育量は戦後からむしろ少なくなっているというのである．

そこで，大澤（2015）は，文部科学省の「新体力テスト」の直近10年分（平成

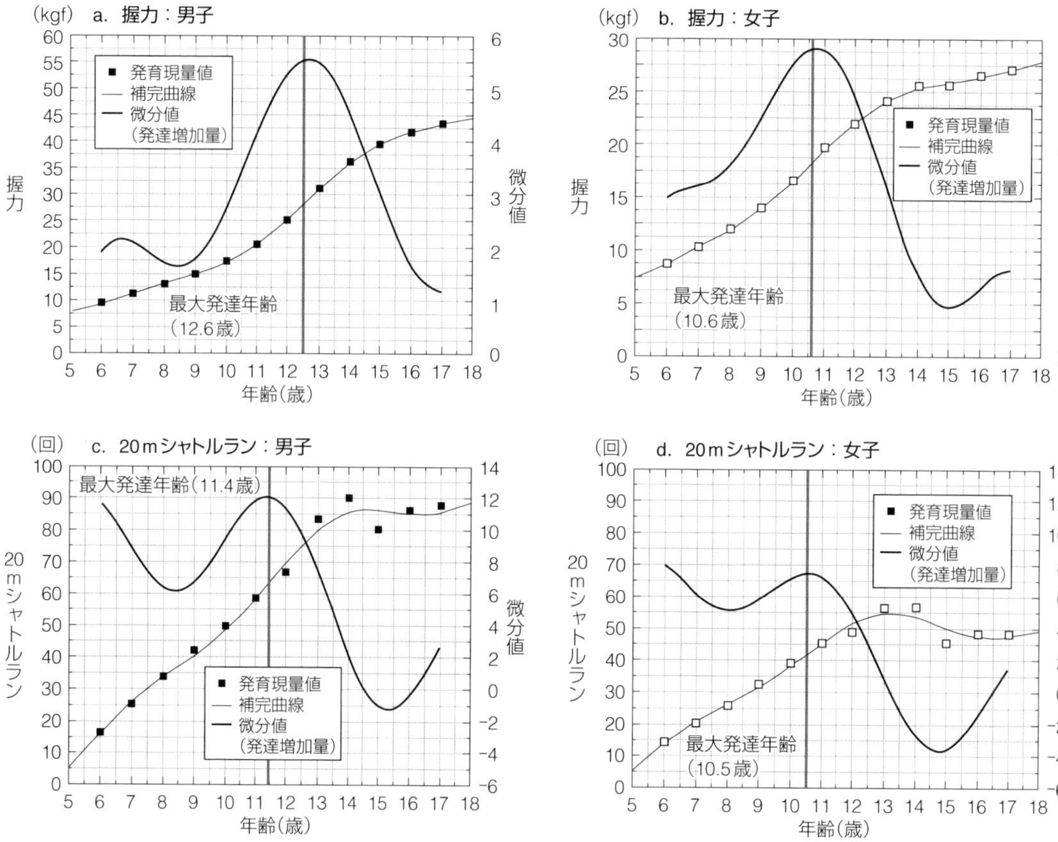

図5−24　筋力と全身持久力の発育曲線，年間発達増加量曲線と最大発達年齢（大澤，2015）

11〜21年：1999〜2009年まで）のデータを用いて，従来の体力つくりのモデルの再検討を行った．その結果，最大発達年齢をトレーニングの最適時期と仮定すると，宮下のモデルで示された「子どもの体力つくりの最適時期」は，現代の子どもの発育発達の時期を考慮すると全体にタイミングが遅いため，トレーニングの最適時期を逃してしまう．現在（平成20年代）の子どもの身長最大発育年齢は男子で11歳，女子で9歳であるのに，13歳を仮定している宮下モデルは修正が必要であると指摘している．また，体力トレーニングの最適時期には大きな性差が存在する．したがって，男女で異なるモデルの提案が不可欠である．例えば筋力の最適トレーニング時期は，男子の場合は，x＝12.6（歳）を挟んだ10.6〜14.9歳の範囲であり，女子の場合はx＝10.6（歳）を挟んだ7.65〜13.55歳の範囲であって，特に女子では従来の最適時期（13歳）より早期となる（**図5−24**）．また，持久力のトレーニングは男子では従来のモデルよりは1年ほど前の10歳から行うべきであろうが，女子の場合はさらに早く9歳からでもよいようであるとしている．

体力は，スキャモンの発育曲線（**図5−9**）の一般系にあたるが，あくまで概念図である．また，子どもの発育状況は，時代により変化していることから，これまでの親あるいはそれより前の知見が，そのまま現在の子ども達には適用できないかもしれない．しかし，その発育発達の順序は今も昔もほぼ変わらない．幼児期から多くの遊び・運動の体験をすることにより，神経系に働きかけてさまざまな動作を習得し，神経－筋の協調活動を高め，細かい動作や反応の速さを高める動作を心がけることが重要である．

6．体力と運動・スポーツの効果

1）筋骨格系に対する運動・スポーツの効果

（1）子ども

"The UK Strength and Conditioning Association on youth resistance training" が示した，子ども・青少年の筋力トレーニングに関する国際的コンセンサスを見てみよう（Lloyd et al., 2014）．筋力トレーニングは，成長中の子どもの骨格に有害であるのではないかと懸念されてきた．しかし，筋力トレーニングが子どもの骨端軟骨（成長板）を傷つけることや成人期の最終身長を減少させることを示す科学的証拠は明らかになっていない．小児期および青年期は骨ミネラル密度を増加させるために重要な発達期であり，中高強度の荷重負荷の身体活動を実施しないと，長期にわたる骨の健康へ影響する．実際，WHO の子どもを対象とした身体活動量のガイドラインをはじめ，筋肉や骨の強化を含むさまざまな身体活動への参加が推奨されている．遺伝や栄養状態を含む多数の要因が骨格の健康に影響を与えるが，多関節を用いる運動や，中強度から高強度のレジスタンス運動を含むスポーツやフィットネスプログラムへの定期的な参加は，小児期および青年期の骨ミネラル増加を最適化するのに役立つ．

筋力の発達は，筋，神経および生体力学的な要因の組み合わせによって影響を受ける．小児期の筋力の増加に関与する要因は，例えば，運動単位の補充，神経の発火頻度，同期化および神経髄鞘形成の改善といった，中枢神経系の成熟が関連しているようである．

青少年において，筋力トレーニングのプログラムへの定期的な参加は，筋骨格の健康，身体組成および心血管危険因子に短期間の好影響を引き出すことが報告されている．しかし，トレーニング期間（8～12 週間）を経過後，初期値に戻っていこうとする．そのため，筋力トレーニングは，長期にわたる多様な定期プログラムに取り組むべきである．

過体重や肥満の青少年は，そうではない青少年と比較して，スポーツやその他の身体活動で，ケガの可能性が 2 倍以上高まる．これは通常，姿勢の安定性を維持する能力の低下によるものである．太り過ぎや肥満の青少年の治療は難しいが，筋力トレーニングを含むトレーニングプログラムへの参加は，筋力を向上させ，運動協調性を高め，身体が活動的であるという自信を得る機会を提供する．

成長や成熟だけではなく，それ以上の筋力の適応を誘導するためには，トレーニング刺激の量と強度が十分でなければならない．例えば，フリーウェイト，弾性抵抗バンド，マシンウェイトを使った基本的な筋力トレーニングによって，5

～6歳という低年齢の子どもでも筋力が著しく改善されており，適切に設計された筋力トレーニングプログラムはすべての年齢の子どもにとって有益である．

なお，絶対値での筋力の増加の程度は，子ども（効果サイズ＝0.81）と比較して思春期（効果サイズ＝1.91）のほうが大きいが，相対的な筋力の増加は，子どもと思春期で類似している．また，複数のメタアナリシスの結果から，筋力トレーニングは運動技能の向上（跳躍，走行，投球）に効果的であり，子どもは，思春期より運動能力の向上に大きな効果を示した．このことは，より高いレベルの神経可塑性を持っている子どもの時期に，段階的な介入を実施することの重要性を示している．これらの知見は，学齢期の子どもに，運動能力の向上のために筋力トレーニングの有効性を示しているといえる．

筋力トレーニングは，強度，速度，パワー，およびその他の関連特性などの質の向上を通じて，運動能力の改善をもたらすことができる．筋力トレーニングによる思春期前の筋力および関連特性の増加のメカニズムは，主に神経系の順応に依存する．一方，思春期後期および特に青年期以降の若者の間では，筋力トレーニングの効果は除脂肪量や筋肉の断面積（特に男性）に表れやすい．しかし，子どものための筋力トレーニングは，筋肉の機能や制御の強化に関連する目標に基づいて行うべきであり，筋肉の大きさを大幅に増やすこととは違う．最大筋力の増加は，量，強度，頻度を含むいくつかの要因によって異なる．しかし，一般的にトレーニングしていなかった子どもが，入門的な筋力トレーニング（8～20週間）に参加すると，通常30～40％の筋力の増加が見られる．筋力トレーニングは，思春期前の子ども達の間では，絶対および相対的強度の増加の両方に対して，わずかな性差が見られる．最も効果的なプログラムは，8週間以上継続で複数のセットが含まれること，そして一般に強度の向上効果は，一週間あたりのトレーニングセッションの頻度とともに増加する．短期間のトレーニングプログラムでは，トレーニングはかなり急速になる．トレーニングによって誘発される筋力の向上を維持するには，青年期は一年中筋力トレーニングを行うことが推奨される．青少年に対する筋力トレーニングプログラムは，トレーニングの適応を強化し，退屈にならないようにし，過剰使用によるケガのリスクを減らすために，運動の選択，強度，量，頻度，および反復速度の漸進的かつ系統的な変動を伴うトレーニングモデルとするべきである．

アメリカスポーツ医学会（2017）では，筋力トレーニングを週3日以上，自重を負荷としたものや正しい姿勢で中程度の疲労の8～15回繰り返せる程度で，一日60分以上の中高強度活動の一部として行うこととしている．また，運動の様式としては，筋力向上に寄与する身体活動は，非組織化（例：遊具を用いた遊び，木登り，綱引き），あるいは組織化（例：筋力トレーニング，抵抗バンドでの作業）の両方があるとしている．

（2）高齢者

一方，高齢者にとって筋力トレーニングの効果をまとめたレビューでは，以下の点が示されている（Hurley et al., 2000）．①骨格筋の強度，質量，パワーおよび質の実質的な増加をもたらすため，サルコペニアに対する有効な介入である．

表5-3　子どもと青少年のトレーニングによる最高酸素摂取量の相対的変化（Malina et al., 2004より改変）

年齢（歳）	研究数	先行研究におけるピーク酸素摂取量の相対的変化の研究数				
		≦0%	＋1%～＋5%	＋6%～＋10%	＋11%～＋15%	＞15%
≦10	13	4	8			1
10－13	12	1	2	3	2	4
14＋	3			1		2

②耐久性能を向上させることができる．③血圧が高い人で血圧を正常化する．④インスリン抵抗性を低下させる．⑤総脂肪と腹腔内脂肪の両方を減少させる．⑥高齢男性の安静時代謝率を高める．⑦加齢に伴う骨密度の喪失を予防する．⑧転倒の危険因子を減らす．⑨膝に変形性関節症がある人々の痛みを軽減し，機能を改善することがある．しかし，筋力トレーニングは，通常の変動を超えて最大酸素摂取量を増加させたり，リポタンパクや脂質プロファイルを改善したり，高齢者の柔軟性を改善したりすることはない．

また，中高年齢者にとっては，筋力トレーニングやストレッチングによって腰痛や膝痛が改善する可能性が高まることが，システマティックレビューによって報告されている（Hagen et al., 2012）．

2）呼吸循環機能に対する運動の効果

（1）子ども

持久力トレーニングにより，成人の呼吸循環機能は向上する．これに対し，特に思春期前の子どもでは，成人よりトレーニングの効果は低いとする報告が多い．Malinaら（2004）は，子どもと青少年の持久力トレーニングによる体重あたりの最高酸素摂取量の相対的変化を示した（**表5-3**）．なお，各研究によって，持久力トレーニングの強度と期間，対象者数は異なっている．10歳以下の子どもでは，体重あたりの最高酸素摂取量の変化は，1件を除き5％以下であり，いくつかの研究ではマイナスの変化がみられた．子どもの持久力トレーニングの効果は，最高酸素摂取量を0～10％向上させる範囲内であることが多く，その平均値は5.8％であった．また，Rowland（2004）は，トレーニング期間が15週，28週，72週と比較的長いと10％以上の向上がみられたことを報告している．

日本人については，吉澤が，長年にわたり幼児を対象に，系統的な研究を行っている（吉澤，2002）．4歳から6歳の女子を対象に，18カ月間のトレーニングの効果を検討した．トレーニング群は，一週間に6日，915 mの持久走を行った．6カ月毎に4回にわたり最大酸素摂取量を測定した結果，18カ月後，トレーニング群の最大酸素摂取量は対照群より有意に高かった（50.4 mL/kg/分 vs, 45.9 mL/kg/分）．トレーニング開始後，12カ月目で絶対値には既に有意な差がみられたものの（0.926 L/分 vs, 0.810 L/分），その差は大きくはなかった（Yoshizawa et al,. 1997）．このように，幼児でも，持久力トレーニングの効果はあるものの，その効果はわずかである．

持久力トレーニングには，連続的トレーニング（例：長時間走）や断続的トレーニング（例：インターバルトレーニング走）など複数の方法が用いられる．例えば，5〜18 歳の子どもを対象に，高強度のインターバルトレーニングの健康関連指標に及ぼす影響をみた 13 の研究を用いたシステマティックレビューによると，心血管疾患バイオマーカー（グルコース，コレステロール，インスリンなど）を改善することが報告されている（Eddolls et al., 2017）．インターバルトレーニングがランニングベースのセッションでは，ほぼ最大の強度で，週に 2〜3 回，最少介入期間は 7 週間で，対象者の健康に最大の改善がみられた．なお，最適なトレーニング期間と休息の間隔に関しては，今後の検討が必要であるとされている．

アメリカスポーツ医学会（2017）では，毎日，中強度（心拍数と呼吸のはっきりとわかる増加）から高強度（心拍数と呼吸の顕著な増加）活動を実施する，かつ高強度活動を週に 3 日含むこととしている．また，一日 60 分以上の中高強度活動の一部として実施する．運動の様式として楽しく，発達にとって適切なものとし，ジョギング，早歩き，水泳，ダンス，自転車，サッカー，バスケットボール，テニスのようなスポーツを推奨している．

（2）高齢者

高齢者にとっては，持久力トレーニングを行っても効果はないのだろうか？ Bichay ら（2016）は，高齢者 80 名を対象に，前向き無作為化比較介入試験を実施した．トレーニング群（66.0 ± 2.3 歳）には，傾斜 0 ％のトレッドミルで，60〜70 ％最高心拍数で一週間に 3 回実施した．主運動は，最初の 3 週間は 20 分，次の 2 週間は 30 分，次の 2 週間は 40 分，その後は最後まで 50 分実施し，48 週間にわたって歩行させた．最初の 12 週間は指導者あり，残りの 36 週間は指導者無しだった．対照群（66.1 ± 2.2 歳）は，週 2 回 45 分間歩くことを奨励され，健康のための標準的な指導を受けた．初期値の最大酸素摂取量は，両群に有意な差はみられなかった．初期値と比較して，トレーニング群の最大酸素摂取量は，12，30 および 48 週目で各々有意に高かった．対照群と比較して，介入群の最大酸素摂取量は，有意な改善が 12，30 および 48 週目で各々みられた（**図 5–25**）．指導者ありの介入は，無しの介入よりも最大酸素摂取量の大幅な改善を示した．このように，中等度の運動，具体的には週に 3 日の歩行は，有酸素性能力を向上させる点で，健康な高齢者に強く推奨されることを示唆した．このように，高齢者になっても運動の効果はみられ，かつ，指導者による指導を受けるとより高い効果がみられた．

3）成人と高齢者の全身持久力の基準と成人の運動量の基準

日本人の成人と高齢者の場合，各年代でいったいどの程度の最大酸素摂取量を保持していることが望ましいのであろうか？「健康づくりのための身体活動基準 2013」では，「体力の基準の設定の考え方として，生活習慣病等及び生活機能低下のリスクの低減効果を高めるためには，身体活動量を増やすだけでなく，適切な運動習慣を確立させるなどして体力を向上させるような取り組みが必要である」，と述べている（厚生労働省，2013）．体力の指標のうち，生活習慣病等の発症リスク低減への寄与について，十分な科学的根拠が示された指標は現時点で全身持久力のみであるため，全身持久力が体力の基準として示されている（**表5-4**）．表に示す強度での運動を約3分以上継続できた場合，基準を満たすと評価できる（厚生労働省，2013）．

「健康づくりのための身体活動基準2013」において，18〜64歳の運動量の基準（スポーツや体力づくり運動で体を動かす量の考え方）は，「強度が3メッツ以上の運動を4メッツ・時/週行う．具体的には，息が弾み汗をかく程度の運動を毎週60分行う．」ことが示されている．メッツ・時/週とは，身体活動の強度「メッツ」に実施時間（時）をかけたものである．

また，成人と高齢者において，「運動習慣をもつようにする．具体的には，30分以上の運動を週2日以上行う．」と示されている．運動習慣をもつことで生活習慣病及び生活機能低下等のリスクの低減効果が高まるのみならず，呼吸循環器系持久力や筋力といった体力の維持・向上に有用であること，高齢期においてはロコモティブシンドロームや軽度認知障害（mild cognitive impairment：MCI）の改善が期待できるとの科学的根拠を踏まえたものである（厚生労働省，2013）．

4）幼児の運動指導と運動能力

日本では，就学前施設内で，運動指導を実施する施設もあるが，杉原（2008）が，幼稚園における運動指導の頻度と運動能力の関係をみた結果，最も運動能力が高かったのはまったく運動指導をしていない園であった．また，運動指導頻度の高い園ほど運動能力が低かったことが報告されている（**図5-26**）．そのため，幼児期の運動発達には大人からの一斉指導によるスポーツや体力づくり型の運動では

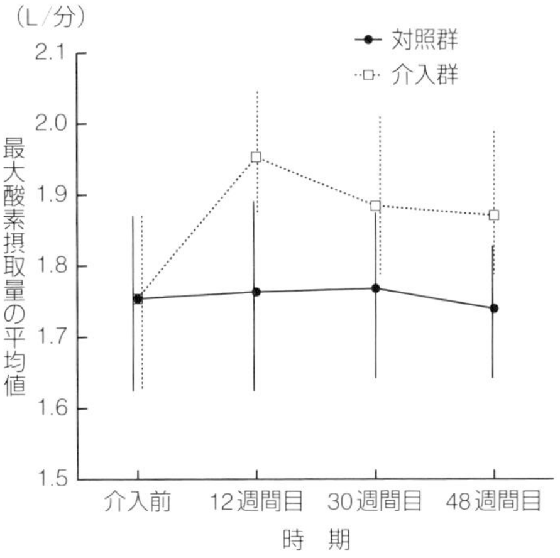

図5-25　持久力トレーニングの介入時期と最大酸素摂取量の推移（Bichay et al., 2016）

表5-4　性・年代別の全身持久力の基準（厚生労働省，2013）

	18－39歳	40－59歳	60－69歳
男　性	11.0メッツ（39mL/kg/分）	10.0メッツ（35mL/kg/分）	9.0メッツ（32mL/kg/分）
女　性	9.5メッツ（33mL/kg/分）	8.5メッツ（30mL/kg/分）	7.5メッツ（26mL/kg/分）

表中の（　）内は最大酸素摂取量を示す．
表に示す強度での運動を約3分以上継続できた場合，基準を満たすと評価できる．

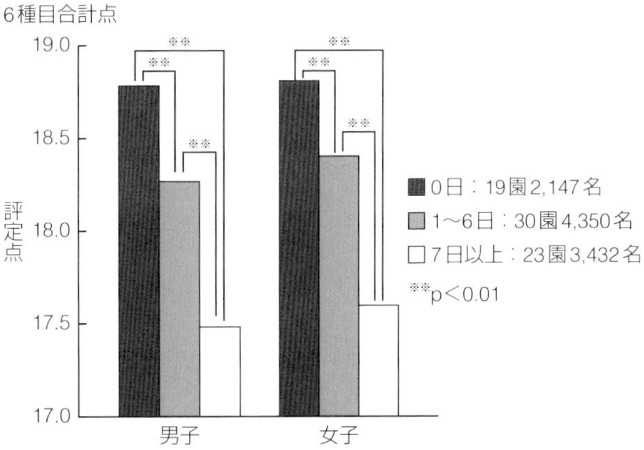

図5-26　幼稚園における運動指導の頻度と幼児運動能力の関係
（杉原，2008）

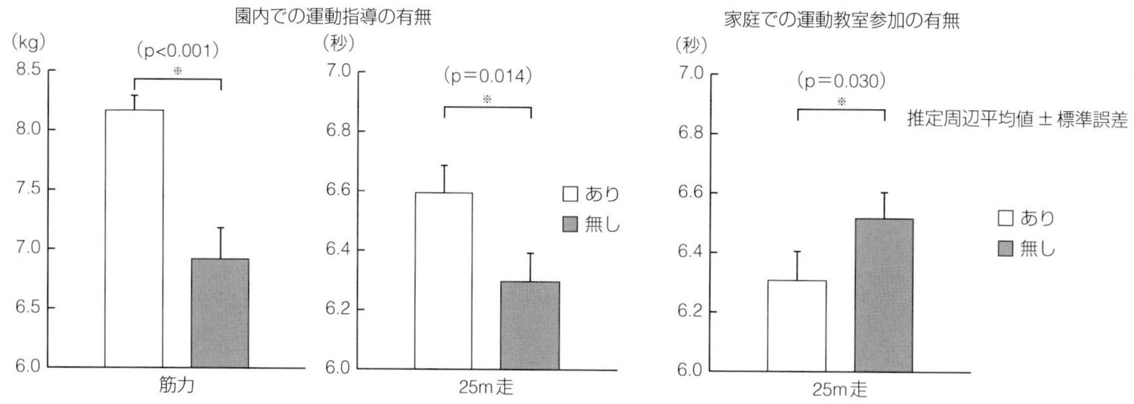

図5−27　就学前施設および家庭での運動指導への参加と体力との関係 (田中ほか，2014より作図)
性，年齢，身長，体重を調整した.

なく，子どもの興味・関心に基づいた自発的な遊びのかたちでの運動が重要であると指摘している．別の研究では，就学前施設および家庭での運動指導への参加（例えば，テニススクールへ通うなど）と体力・運動能力との関係を検討している（田中ら,2014）．園内で運動指導を受講している幼児は,握力は優れていたが,走力は劣っていた．一方，家庭で運動習慣のある幼児は，走力が優れていた（**図5−27**）．このように，日本における幼児期の運動指導と体力・運動能力との関係は，今後のさらなる研究が必要である.

5）認知機能に対する運動の効果

子ども達には，遊びや運動・スポーツも思いっきり楽しんでほしいと思う一方で，認知機能への影響はどうなのだろう？ と心配する人も多いのではないだろうか．あるいは，もし身体を動かすことが，認知機能にもよいなら，今よりもっと身体を動かす時間をもとうと思う人が増えるのではないだろうか.

Hillman ら（2014）は，7〜9 歳を対象に様々な年齢に適した身体活動を行うことで有酸素性能力向上を目的に，少なくとも 70 分間，子ども達が間欠的に参加する中高強度活動を実施する 2 時間の放課後プログラムを，週に 5 日，9 カ月間実施した．なお，動作スキルの改善も同時に提供された．さらに，休憩時間に健康な間食と教育的な要素が提供された．その結果，介入群は対照群に比較して，最大酸素摂取量に加え，注意抑制（不要な情報を無視することや不要な動作・行動を行わず注意を維持する機能）および認知的柔軟性（課題（目的）の変化に柔軟に対応する機能）の改善に効果がみられた．また，Marques ら（2018）は脳の前頭前野がその中心的役割を担っている実行機能とかかわりのある学力が，18 歳以下の学齢期を対象としたシステマティックレビューにおいて，有酸素性能力の有益な効果が示されたことを報告している．その一方で，現時点で，身体活動量については主観的で正確性が不十分な方法が主に用いられているといった問題もあり，一致した見解が得られておらず，今後のこの分野の研究に注目したい.

エッセンシャル・ポイント

♠日本人の体力，生活習慣，健康状態を知るためには，スポーツ庁による「体力・運動能力調査」，「全国体力・運動能力，運動習慣等調査」，厚生労働省による「国民健康・栄養調査」，文部科学省による「学校保健統計調査」などが利用できる．生活習慣の状況は，調査年度により質問内容が異なっている場合があるため，注意が必要である．総運動時間が 60 分未満の男女小中学生は，6.9～19.8％存在する．約 95％の男女小中学生が徒歩・自転車で登校している．一方，幼児の登園状況は，約 30％が徒歩である．健康の状態は，幼稚園および小学校では「むし歯（う歯）」の者の割合が最も高く，次いで「裸眼視力 1.0 未満の者」の順となっている．中学校，高等学校においては，「裸眼視力 1.0 未満の者」の割合が最も高く，次いで「むし歯（う歯）」の順となっている．子どもの近視予防のため，屋外での身体活動を推奨している国もある．

♠子どもの体力はスポーツの競技力向上や，運動・スポーツを楽しむために必要とされる一方で，循環器疾患のリスク，肥満，メンタルヘルスや認知機能，骨の健康への好影響が見られる．また，学力とも関係がある．さらに，子どもの頃の体力や動作発達は，成人期の体力や死亡率と関係しているため，子どもの頃から体力・運動能力を高めることが重要である．また，基本的動作の発達には個人差が見られる．基本的動作は体力とも正の関係が見られる．小学生での基本的動作は，青年期の体力とも正の関係が見られる．

♠平成 20～30 年度（2008～2018 年度）の 10 年間の推移で体力を比較してみると，小学 5 年生の男子は横ばい，中学 2 年生の男子は若干の向上傾向，女子はいずれも向上傾向であった．しかし，1980 年代と比較すると低い．成人の体力の総合得点は，20 年間の推移で見ると，男子は 30 歳代後半～40 歳代前半は低下傾向，女子は 30 歳代前半～40 歳代後半で低下傾向を示した．一方，高齢者では，向上傾向を示している．

♠子どもの暦年齢と生物学的年齢には，個人差が見られることから，第 3 章で解説した発育曲線などを用いて注意深く観察することが重要である．家庭や学校では，子ども達がさまざまな動作を体験できるように，身体を動かす場を提供することや，指導者は，子ども一人ひとりに指導ポイントを分けるなどの配慮が必要である．

♠幼児期から多くの遊び・運動の体験をすることにより，神経系に働きかけ，さまざまな動作を習得し，神経－筋の協調活動を高め，細かい動作や反応の速さを高める動作を心がける．

♠子どもにおいても，運動が筋骨格系や呼吸循環系の体力を向上させる．これらの向上が発育によるものなのか，トレーニングによるものなのかを区別することは難しいが，活発な運動を日常的に行うことによって，筋骨格系や呼吸循環機能の発達を促進し，疾病予防にもつながる．

♠筋骨格系に対する運動の効果は，思春期前でも見られる．バランスのとれた体力トレーニングプログラムの一環としての筋力トレーニングは，適切にプログラムが実施されている場合，子どもや青少年に健康上の利益を提供するため，指導者の役割が大きい．一方，呼吸循環機能に対する運動の効果は思春期前では低い．また中高年齢者では，たとえ運動していても，長期的には体力は低下する．しかし，高齢者であっても，運動をすれば，運動前よりも体力は向上する．

♠成人と高齢者では，全身持久力の基準と運動量の基準が国により示されているが，子どもについてはなされていない．

♠子どもの学力と有酸素性能力は，正の関係が見られるが，身体活動量は評価法の問題があり一致した見解は得られていない．

Column⑤ 晩熟と新体力テスト結果の解釈

文部科学省·スポーツ庁の新体力テストの得点表および総合評価を利用する際の留意点として，幼児あるいは学齢期の得点表および総合評価は，いずれも暦年齢での評価となる．そのため，個人の早生あるいは晩熟を考慮することはできない．そのため，発育評価（第3章参照）により，子どもの成熟度を判断し，同学年だけでなく，前後の学年の得点表も参考にするとよい．また，いずれも，総合評価が作成された時点での幼児の運動能力あるいは学齢期の体力・運動能力調査結果に基づき作成されたものである．従って，過去との比較には有効であるものの，評価値が必ずしも頑強ではない点に留意すべきである．

また，1~3月の「早生まれ」の子どもは，体格や体力などで劣ることが知られている．このような，ある年齢区分において暦年齢に起因するさまざまな差は，相対的年齢効果と呼ばれる．実際，日本のプロ野球やJリーグ選手では，4~6月生まれが全体の34.7%と32.8%，一方，1~3月の「早生まれ」の選手は各々14.6%と14.2%であった，との報告もある（Nakata, 2017）．日本陸上競技連盟では，このような発育発達の個人差に注目し，平成30年（2018年）「競技者育成指針」を公表し，各年代で，以下の点を提言している．

＜6~12歳の小学生の時期＞

発育発達の個人差の影響が最も大きい時期であるため，他者との比較のみに偏ることなく，自己の記録に挑戦する「楽しさ」を通して運動有能感や自己効力感を養うことにより，その後の陸上競技の継続へとつなげる．

＜12~15歳の中学生の時期＞

引き続き，発育発達の個人差は大きく，男女差も大きくなる時期であることから，それらが競技パフォーマンスに及ぼす影響を十分に理解し，バーンアウトやドロップアウトを起こさせないように注意する．

＜15~18歳の高校生の時期＞

依然として発育発達の個人差が認められる時期であることから，競技パフォーマンスにこだわり過ぎないように配慮するとともに，競技力のピーク年齢を想定した長期的展望に立った育成計画を立案する．

体力測定値が最も高かった昭和60年度（1985年度）の子ども達が40歳代になった今，新体力テスト施行後の20年間で，合計点が低下傾向にある（スポーツ庁，2018a）．子どもの場合は，学校での計測値が用いられるが，成人の場合は，体力などに関心が高い人達が測定に参加している可能性がある．今の子ども達が機械化が益々進む暮らしの中で，中年になった時，果たして，今の中年と同じ体力を保持しているだろうか．全ての子どもが，トップアスリートになることは不可能である．しかし，全ての子どもが，生涯を通じて，運動・スポーツ・遊びを楽しめる体力・運動能力そして基本的動作を焦らず，一人ひとりの発育発達のスピードに応じて獲得していくことは，人生そのものを豊かにしてくれるはずである．

第6章
身体活動量と座位行動の関連指標・変動要因とガイドラインを学ぶ

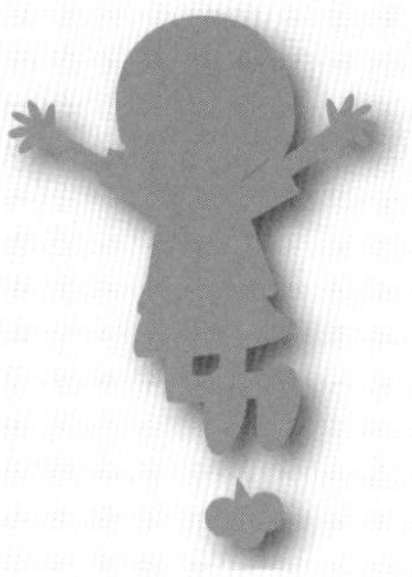

1．健康関連指標との関係

日常の身体活動量や座位行動が，子どもの肥満，体力，心理的/社会的側面，学業成績等の健康関連指標と，どの程度関係があるのか見てみよう．

1）身体活動量との関係

これまで，学齢期の身体活動量と様々な健康関連指標との関係について，**表６−１**に示したようなシステマティックレビューの結果が報告されている（Poitras et al., 2016）．5〜17 歳を対象とした 6,227 件の研究のうち，31 カ国の 162 の研究が用いられた．概して，総身体活動量は，身体的，心理的/社会的，および認知機能の健康指標と良好な関係があった．この関係性は，軽強度より高強度の身

表6−1　健康関連指標と中高強度および高強度活動との関係（Poitras et al., 2016より改変）

決定的な健康関連指標	研究数	エビデンスの質	結果の要約：身体活動強度について，少なくとも1つの健康指標について，好ましい関係/無関係/好ましくない関係を報告した研究の数※					
			中高強度活動			高強度活動		
			良　好	無関係	不　良	良　好	無関係	不　良
身体組成　肥満：	72	とても低い〜低い	29	16	1	16	6	1
体脂肪量：				4	3	2	2	2
心血管代謝系のバイオマーカー	54	とても低い〜中程度	25	25		4	9	
体力　有酸素性能力：	38	とても低い〜低い	16	2		13	1	
柔軟性：			1					
行動/向社会的行動	1	とても低い	1	1				
認知機能/学力　学力：	8	とても低い	1	2	2			1
認知機能：			1	1				
QOL/ウェルビーイング	5	とても低い〜低い	1	1				
ケガ	0							
重要な指標　骨の健康	20	とても低い〜中程度	9	9	1	8	5	1
動作発達	7	とても低い〜低い	1			1		
精神的苦痛	4	とても低い〜低い	1	3	1		1	
自尊心	1	とても低い		1				

※いくつかの研究は混合した関係を報告しているので，好ましい関係/無関係/好ましくない関係を報告した研究の数は，研究の総数ではない．

表6−2　実験的および観察研究，すべての研究デザインでの健康指標に対する研究結果の要約（Carson et al., 2017より改変）

健康指標	研究数	エビデンスの質	結果の要約[a]											
			実験的研究デザイン				観察研究				すべての研究			
			良　好	無関係	不　良	両方の結果	良　好	無関係	不　良	両方の結果	良　好	無関係	不　良	両方の結果
決定的な指標														
肥　満	57	とても低い〜低い	2	5	0	0	16	25	4	5	18	30	4	5
動作発達	23	とても低い〜低い	**10**	2	0	0	**8**	1	1	1	**18**	3	1	1
心理的健康	11	とても低い〜中程度	**2**	1	0	0	3	2	3	0	5	3	3	0
認知発達	13	とても低い〜高い	**10**	0	0	0	0	2	1	0	**10**	2	1	0
体　力	3	とても低い	0	0	0	0	**3**	0	0	0	**3**	0	0	0
重要な指標														
筋骨格系	7	とても低い〜低い	0	1	0	0	**5**	1	0	0	**5**	2	0	0
心臓代謝的健康	9	とても低い〜低い	**1**	0	0	0	1	4	1	2	**2**	4	1	2
ケガなど	4	とても低い	0	0	0	0	1	1	1	1	1	1	1	1

[a]良好：少なくとも1つの好ましい関係がみられたが，好ましくない関係はみられなかった．無関係：好ましくないあるいは好ましい関係がみられなかった．不良：少なくとも1つの不良な関係がみられたが，好ましい関係はみられなかった．両方の結果：好ましいあるいは好ましくない関係の両方，または，好ましい関係，好ましくない関係，あるいは無関係がすべてみられた．太字は，研究の60%以上が好ましい関係であったことを示す．

体活動において研究間の一致がみられ，また強固であった．それでも，軽強度の身体活動では，循環器系のバイオマーカーと良好な関係にあった．活動が断続的でも連続的でも，健康にとって有益であった．肥満は，身体活動量の低下の要因になる可能性が指摘されている（Metcalf et al., 2011）．肥満の子どもは，身体活動量が低くなるものの，その逆はみられなかった，つまり，肥満は身体活動量低下の原因であり，身体活動量の低下は肥満の原因ではなかったことを示す．また，身体活動量と学力との関係に関するシステマティックレビューでは，現時点では一致した見解は得られていない（Donnelly et al., 2016；Marques et al., 2018）．

0〜4歳の乳幼児を対象としたレビューでは，日本人を含む36カ国の96件の研究が用いられた（Carson et al., 2017）．身体活動量は一貫して，良好な動作発達，体力，筋骨格系の健康につながっていた（**表6−2**）．活動強度別に見ると，軽強度と中強度活動は，いずれの健康指標とも一貫した関連がみられなかったが，中高強度活動と総身体活動量は，一貫して複数の健康指標と良好な関係がみられた．また，身体活動促進の介入研究で見ると，一貫して動作発達，認知発達の改善，心理社会的および心臓血管・代謝からみた健康と関連していた．しかし，BMIについては，3つのクラスターランダム化比較試験（randomized controlled trials：RCT）と1つの非ランダム化介入研究を含む計4つの研究のメタ分析の結果，介入群と対照群のBMIに有意な差はみられなかった（加重平均差＝-0.04 kg／m^2，95％CI：$-0.12-0.03$）（**図6−1**）．

このように，子どもの身体活動の中でも，特に中高強度活動を高めることが，望ましい身体，心理，社会および認知機能にとって重要である．学齢期において学力は，正の関係が見られる体力とは異なり，今後のさらなる研究が待たれる．さらに，幼児では動作発達にも有益である．また，軽強度の身体活動を高めることも無視できない．前述した通り（第2章，**表2−2**），小学生の軽強度活動と座

著者(発行年)	介入群			対照群			平均値の差	重みづけ
	対象者数	平均値	標準偏差	対象者数	平均値	標準偏差		
Annesiら(2013)	690	−0.14	0.73	464	−0.04	0.73	−0.10	30.7%
Jonesら(2011)	52	−0.10	0.63	45	−0.01	0.63	−0.09	7.2%
Krombholz(2012)	211	0.11	0.24	217	0.14	0.24	−0.03	44.4%
Mo-Suwanら(1998)(男子)	82	−0.33	0.55	88	−0.44	0.55	0.11	14.2%
Mo-Suwanら(1998)(女子)	65	−0.67	1.04	57	−0.39	1.04	−0.28	3.6%
合　計	1,100			871			−0.04	100.0%

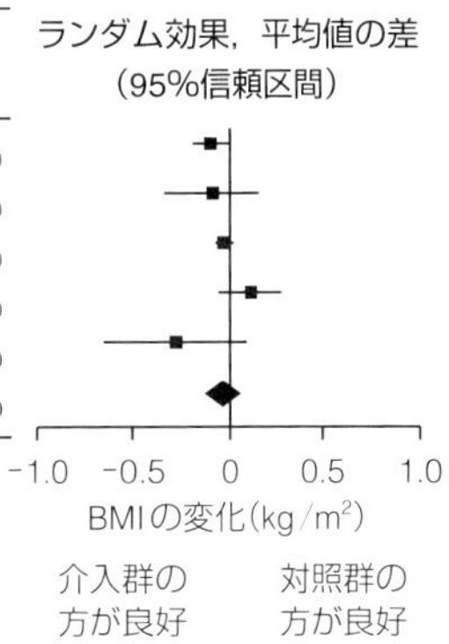

図6−1　BMIに対する身体活動量の介入効果に関するメタアナリシス（Carson et al., 2017より改変）

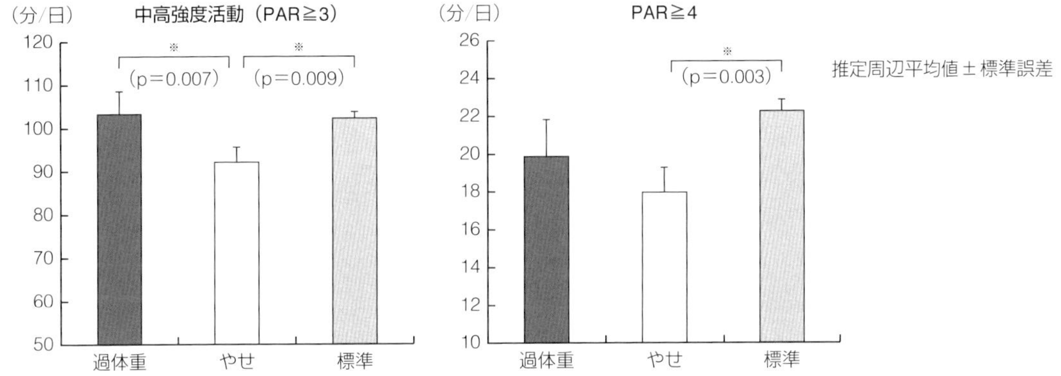

図6−2　日本人の幼児における体型と日常の身体活動量（Tanaka et al., 2013より作図）
PAR：physical activity ratio，性，年齢を調整した.

位時間は強い負の相関関係が見られることから，次に記す座位時間の抑制が重要となる．なお，子どもの肥満と身体活動量との関係はこれまで複数の検討が行われてきたが，やせとの関係はほとんど報告されていない．そこで日本人の幼児を対象とした研究を見ると，過体重の幼児は標準体重の幼児と比較して，中高強度活動（physical activity ratio：PAR≧3）や，やや高めの強度（PAR≧4）の身体活動量には差がみられなかったが，やせは有意に低かった（**図6−2**）（Tanaka et al., 2013）．そのため，肥満のみならずやせている子どもへの働きかけも，同時に必要である．

２）座位行動との関係

座位行動についても身体活動量と同様に，健康関連指標との関係について複数のレビューが報告されている．Carsonら（2016a）は，71カ国の235件の研究を用いて検討している．うち，35件は，座位時間の評価に客観的な方法を用いており，残りの200件は，主観的な方法（質問紙，活動記録，またはインタビュー）であった．読書や宿題の持続時間の長さは，高い学業成績と関連していた．また，全体的な座位行動時間と比較して，スクリーンタイム（特にテレビ視聴）が長いと，

表6-3　座位行動と健康関連指標との関係の概要（Carson et al., 2016aより改変）

健康関連指標	研究数	エビデンスの質	結果の要約
身体組成	162	とても低い〜低い	すべての研究デザインにおいて，スクリーンタイムとテレビ視聴の時間が長いまたは頻度が高いほど，好ましくない身体組成と有意に関連していた
メタボリックシンドローム/心臓血管疾患のリスクファクター	31	とても低い	すべての研究デザインにおいて，テレビ視聴の時間が長いまたは頻度が高いほど，心臓血管疾患のリスクファクターと有意に関連していた
向社会的行動	24	とても低い〜中程度	観察研究デザインにおいて，テレビの視聴およびビデオゲームの使用時間が長いと，好ましくない向社会的行動と有意に関連していた
学　力	16	とても低い	学校外で読書や宿題をしている時間が長いと高い学業成績と有意に関連していた（少数の縦断研究のみで検討されていた）
体　力	21	低い〜中程度	研究デザイン間において，スクリーンタイムが長いほど，体力の低下と有意に関連していた
自尊心	10	とても低い	スクリーンタイムやコンピュータの使用時間が長いと，自尊心の低さと関連していた（横断研究のみ）

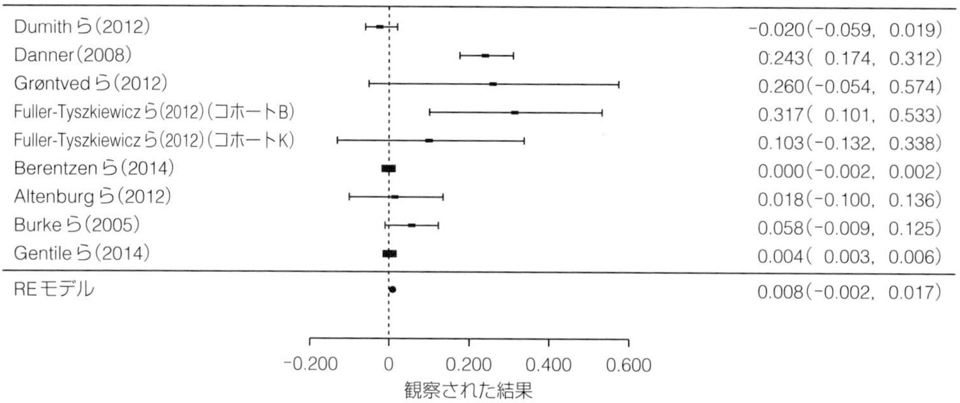

図6-3　初期値のBMI調整後の初期値のテレビ視聴と経過観察時のBMIの関係（van Ekris et al., 2016より改変）

好ましくない身体組成，心臓血管疾患のリスクファクター，向社会的行動，体力，自尊心といった健康指標と負の強い関係があった（表6-3）．

109件の研究を対象としたvan Ekrisら（2016）のシステマティックレビューによると，過体重・肥満，身長に対する体重，HDLコレステロール，および体力指標と総座位時間との間には，中程度から強い有意な関係がみられた．他の健康関連指標については，一貫性がないか，有意な関係がみられなかった．また，座位行動の種類（テレビ視聴，コンピュータ使用/ゲーム，スクリーンタイムおよび客観的な座位時間）によって，結果は異なっていた．9件の研究を用いたメタアナリシスでは，初期値における1日あたりのテレビ視聴時間またはコンピュータ使用が長くても，追跡調査時のBMIと有意な関係はみられなかった（図6-3）．

次に，加速度計のみを用いて客観的に評価した座位時間と肥満との関係を縦

表6−4　健康指標と中高強度活動を調整した座位行動との関係（Cliff et al., 2016より改変）

健康関連指標	座位行動と関係があった研究数/関係がみられなかった研究数（%）	関係性の要約
肥　満	2/29（　7%）	0
心臓血管系	2/16（ 13%）	0
体　力	2/　6（ 33%）	0
筋骨格系	1/　4（ 25%）	?
心理指標	1/　3（ 33%）	?
動作スキル	1/　1（100%）	?
認知機能	0/　1（　0%）	?

0：無関係，？：関係は不一致，もしくは不確定

表6−5　座位行動と健康関連指標との関係のChinapaw et al.（2011）とvan Ekris et al.（2016）の要約の比較（van Ekris et al., 2016）

	BMI/BMI Z得点	体脂肪の指標（ウエスト周径囲/ウエスト周径囲Z得点，体脂肪および皮下脂肪）	過体重/肥満	心肺持久力/最大酸素摂取量	骨　量	血　圧
Chinapawら（2011）	不十分	不十分	不十分	中程度	不十分	不十分
van Ekrisら（2016）	不十分	エビデンス無し	強い（特定の座位行動としてテレビ視聴を検討した，高い質の研究に基づく）	強い（特定の座位行動としてテレビ視聴を検討した，高い質の研究に基づく）	エビデンス無し	エビデンス無し

断的に検討した研究をレビューした結果を見てみよう．方法の質が高い研究は3報のみであり，うち2報は，座位行動と肥満との間には関係はみられず，1報は，初期値のBMIが中央値以上だった子どものみ，その後の座位行動時間が長かったことが報告されている（Tanaka et al., 2014）．つまり，太り気味だと座位時間が長く，座位時間の長さが肥満の原因だという結果は得られていない．別のレビューにおいて，加速度計のみを用いて客観的に評価した2〜18歳の座位時間について，中高強度活動を調整したうえで検討すると，いずれの健康関連指標とも関係がみられない，あるいは，関係が研究間で不一致/不確かなものがあった（Cliff et al., 2016）（**表6−4**）．

0〜4歳を対象とした座位行動に関する33カ国の96件の研究（LeBlanc et al., 2012）では，客観的に測定された座位行動と肥満や動作発達との間には，関係がみられない研究が多かった．スクリーンタイムと肥満，動作あるいは認知発達および心理的健康との間，座位（例：車の座席あるいはベビーカー）あるいは仰臥位で過ごす時間と肥満や動作発達の指標との間には，主に負の関係がみられたか，でなければ関係がみられなかった．読書/読み聞かせと認知発達の指標との関係は，正の関係がみられたものと関係がみられなかったものがあった．

このように，身体活動量に比較すると，座位行動と健康関連指標との関係は，エビデンスの構築段階にある．例えば，Chinapawら（2011）のシステマティックレビューをアップデートしたvan Ekrisら（2016）の報告では，5年前に不十分であったエビデンスが，徐々に明らかになってきている（**表6−5**）．しかし，まだ

主観的な座位行動や横断的研究が中心であることから，今後，客観的な座位時間との関係や縦断的研究により因果関係が明らかにされると思われる．

成人や高齢者（de Rezende et al., 2014a, 2014b；Biswas et al., 2015）でも，座位行動と死亡率および生活習慣病等との間に，有意な正の関係が見られることが報告されている．さらに，成人では，総身体活動量，中高強度活動および座位行動の所要時間とは独立して，座位行動を中断する頻度（座位から立位への姿勢変化）が多いと，健康関連指標が優れているという関係が報告されている（Young et al., 2016）．子どもにおいても，同様の研究が進められている．

2．身体活動量と座位行動の変動要因

身体活動の促進や座位行動の抑制のためには，その規定要因を知る必要がある．身体活動の関連因子は，個人内要因（例：性別，BMI，民族），心理社会的要因（例：セルフエフィカシー），環境要因（例：親の身体活動）などが検討されてきた（Uijtdewilligen et al., 2011；Wu et al., 2017）．日本の子ども達についても，加速度計や歩数計により身体活動量を客観的に評価し，変動要因が検討されている．

1）歩数による変動要因の検討

一日の歩数については，前述した通り（第 2 章参照），幼児期からいずれの年齢層でも，男子より女子の方が，また，平日より週末の方が，歩数は少なかったという報告が多い（足立ら，2007；笹山ら，2009；田中ら，2009a）．東京都教育委員会（2012）が実施した東京都の児童・生徒を対象とした調査では，小学生で約 11,000 歩／日，中学生で約 9,000 歩／日，高校生で約 8,000 歩／日であった（図 6−4）．歩数は，学年が上がるにつれて減少し，男子よりも女子で少なかった．このような歩数の性差は，欧米においても，同様の結果が報告されている（Tudor-Locke et al., 2008）．また，肥満児の歩数は少ないことが報告されている（荒木ら，2007；Mikami et al., 2003）．

さらに，子ども達が，どのような時間帯にどのくらい歩いているかを調べた報告がなされている．東京近郊の幼稚園に通う幼児では，9 時から 14 時の在園中

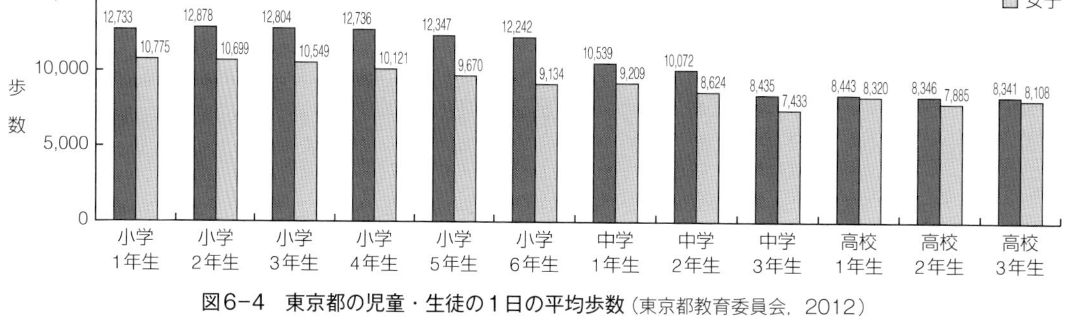

図6−4　東京都の児童・生徒の１日の平均歩数（東京都教育委員会，2012）

において，1日の歩数の半数近くを占めていた（田中ら，2009b）．このように，幼児期は，施設内における時間が，小学生以上と比較して短いにもかかわらず，在園中の歩数の占める割合が高かった．一方，東京都，北海道，長野県の中学生では，いずれの地域でも登校時，昼休み，放課後・帰宅時の時間帯に歩数が多かった（小林ら，2008）．また，中学1年生では，運動部に所属している生徒は，文化部や無所属の生徒よりも平日放課後（15～18時）の歩数が有意に高かったことが報告されている．このように，園内や校内および放課後それぞれの過ごし方により歩数は影響を受けることが考えられ，子どもが日常で行っている活動内容と歩数の関係を明らかにすることにより，身体活動が不足している子どもに対しての対策を講ずることができるものと考えられる．

2）加速度計による個人内要因の検討

（1）性差，平日と週末

加速度計を用いて評価した中高強度活動について見ると，幼児や小学生の日常生活全般の中高強度活動に要した時間は，男子の方が，女子より有意に高かったことが報告されている（田中ら，2009b；Tanaka et al., 2016）．このような性差がなぜ生じるのであろうか？ 活動内容を男女別に比較した研究を見てみよう．オーストラリアのニューサウスウェールズ州グレーター・ウェスタン・シドニー地区にある学校に通う4～12歳の子どもを対象に，中休みおよび昼休みの時間（10～45分）の高強度活動の内容について，観察法を用いて比較した研究によると，全対象者で最も高強度の身体活動に従事していたのは，ラグビー/タッチフットボールであった（Dudley et al., 2018）．より多くの男子がこのタイプの活動に参加しており，また，ゲーム中の高強度活動の割合も高かった（男子：44.6％ vs. 女子：39.6％）．男子は，サッカー，バスケットボールそしてハンドボールについても，参加者数や高強度活動の割合が女子より高かった．一方，幼児を対象としたレビューでも，男女で遊びの趣向が異なり，女子は，活動的ではなく，屋内で遊んだり絵をかいたりすることなどを好むことが報告されている（Hinkley et al., 2012）．このようなオーストラリアで実施されていた校内での遊びも，広大な敷地ならではの活動内容であり，日本の子どもの遊びの種類を検討した研究（國土，2003）から考えると（**表6–6**，**表6–7**），日本では難しいかもしれない．子どもの遊びの種類は年齢層や性別で異なることから，子どもの趣向や生活環境も考慮する必要がある．

日本の幼児では，週末は平日に比較し身体活動量が低下する（**図6–5**）という複数の結果が得られている（田中ら，2009a）．児童でも同様である（笹山ら，2019）．一方，オーストラリアの幼児では，週末の方が平日より高いといった相反する結果が示されている（Van Cauwenberghe et al., 2012）．厳密な検討はできないが，両国間で週末の過ごし方が違うことなどが考えられる．

このように，日本の子どもでは概して，男子が女子に比較して，平日が週末に比較して，身体活動量が高い．その要因については，加速度計などの客観的な評価と活動記録などの主観的な評価法の併用といったさらなる研究が必要である．

表6-6 年齢階級別遊びの順位の変動(國土, 2003)

順位	幼稚園	小学1・2年生	小学3・4年生	小学5・6年生	中学生
1	おにごっこ	おにごっこ	ドッジボール	ドッジボール	バスケット
2	かくれんぼ	ドッジボール	サッカー	サッカー	バレーボール
3	ドッジボール	縄跳び	おにごっこ	バスケット	サッカー
4	ままごと	サッカー	縄跳び	おにごっこ	おにごっこ
5	砂遊び	かくれんぼ	キックベース	野球	野球
6	縄跳び	鉄棒	バスケット	キックベース	テニス
7	サッカー	どろけい	どろけい	どろけい	バドミントン
8	ブランコ	ブランコ	野球	縄跳び	ドッジボール
9	鉄棒	一輪車	一輪車	長縄跳び	おしゃべり
10	自転車	キックベース	長縄跳び	バレーボール	キャッチボール
11	すべり台	こおりおに	鉄棒	一輪車	ゲーム(TV)
12	ブロック	野球	かくれんぼ	バドミントン	卓球
13	かけっこ	自転車	こおりおに	鉄棒	ゲーム
14	こおりおに	絵を書く(イラスト)	缶蹴り	かくれんぼ	トランプ
:	:	:	:	:	:
17	高おに	うんてい	バドミントン	ゲーム(TV)	かくれんぼ
:	:	:	:	:	:
20	ボール遊び	かけっこ	ハンドベース	マラソン	縄跳び
:	:	:	:	:	:
26	折り紙	ゲーム(TV)	バレーボール	絵を書く(イラスト)	ボール遊び

(2) 園内・校内と放課後

生活環境に差異のある平日の幼稚園と保育所内での幼児の中高強度活動には，有意な差はみられず，むしろ家庭で過ごす週末において，保育所児は，幼児園児に比較して中高強度活動の時間が有意に低かったことが報告されている(図6−6)(田中ら，2009b)．この結果からも，日本において，家庭での過ごし方は幼児の身体活動量にとって重要であるといえる．

さらに，日本人幼児の時間帯別の身体活動量を見ると，施設間での中高強度活動のばらつきは，保育所では比較的小さかったものの，幼稚園では大きな差がみられた(図6−7)．

日本における幼稚園あるいは保育所での外遊びと室内での自由遊びおよび運動指導時の中高強度活動の割合について，検討がなされている(田中ら，2019)．外遊びと運動指導には，およそ32〜39 %の中高強度活動(physical activity ratio：PAR ≧ 3)および12〜13 %のPAR ≧4の身体活動が含まれており，室内遊びと比較して高値を示した(図6−8)．外遊びと運動指導時には有意な差はみられなかった．また，運動指導時は，実施時間が長くなるほど，中高強度活動(PAR ≧ 3)(%)とPAR ≧4の身体活動(%)が有意に減少した．室内での自由遊びにも，およそ13 %の中高強度活動(PAR ≧ 3)が含まれていた．また，運

表6-7　出現頻度に男女差の見られる遊び（國土，2003）

	遊　び	男子 n	男子 %	女子 n	女子 %	全体 n	全体 %	性別出現比
男子＞女子	野球	1,707	33.2	92	2.0	1,799	18.3	16.60
	サッカー	5,509	107.2	528	11.2	6,037	61.3	9.57
	カードゲーム	97	1.9	12	0.3	109	1.1	6.33
	虫取り	119	2.3	23	0.5	142	1.4	4.60
	キャッチボール	374	7.3	85	1.8	459	4.7	4.06
	ハンドベース	167	3.3	43	0.9	210	2.1	3.67
	ソフトボール	141	2.7	39	0.8	180	1.8	3.38
	ゲーム(TV)	347	6.8	116	2.5	463	4.7	2.72
	ゲーム	218	4.2	73	1.6	291	3.0	2.63
	ボール当ておに	102	2.0	39	0.8	141	1.4	2.50
女子＞男子	ゴムとび	2	0.0	122	2.6	124	1.3	0.00
	ままごと	41	0.8	926	19.7	967	9.8	0.04
	花いちもんめ	6	0.1	111	2.4	117	1.2	0.04
	人形遊び	11	0.2	99	2.1	110	1.1	0.10
	絵を書く(イラスト)	72	1.4	508	10.8	580	5.9	0.13
	長縄跳び	146	2.8	937	19.9	1,083	11.0	0.14
	色つき鬼	42	0.8	276	5.9	318	3.2	0.14
	一輪車	161	3.1	1,025	21.8	1,186	12.0	0.14
	タイヤとび	23	0.4	103	2.2	126	1.3	0.18
	おしゃべり	55	1.1	269	5.7	324	3.3	0.19
	バドミントン	136	2.6	487	10.3	623	6.3	0.25
	鉄棒	324	6.3	1,133	24.1	1,457	14.8	0.26
	バレーボール	303	5.9	942	20.0	1,245	12.6	0.30

性別出現比＝男子の出現率/女子の出現率

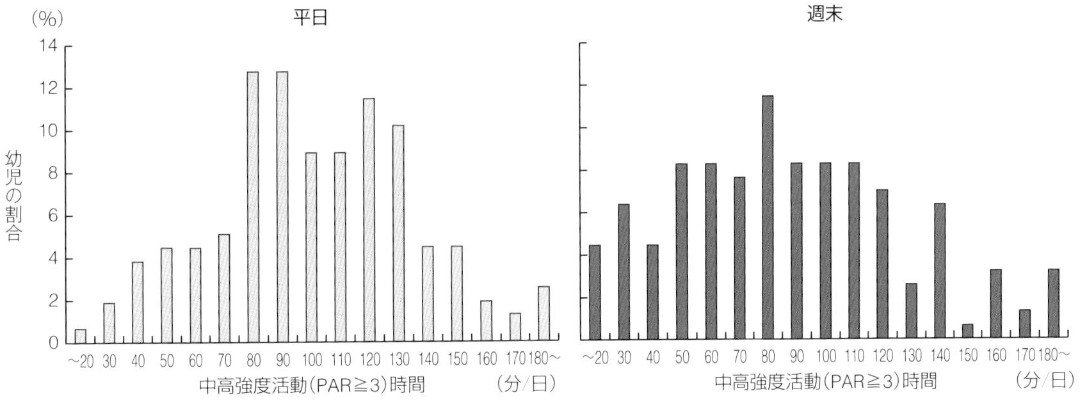

図6-5　日本の幼児における平日と週末の中高強度活動（PAR≧３）時間の度数分布（田中ほか，2009a）
PAR : physical activity ratio

動指導時の中高強度活動（PAR ≧ 3）と PAR ≧4 の身体活動の割合に，指導内容による有意な差はみられなかった．このように，運動指導者による指導環境が整わない場合でも，幼児の自由な発想で遊びが展開される外遊びの時間を確保することで，幼児を活動的にすることが可能である．また，気象条件などの問題により外遊びができない場合，室内遊びでも大型積み木など中高強度活動が可能である．

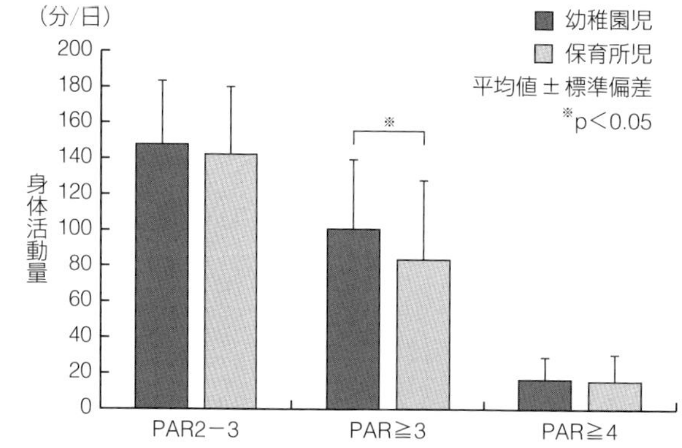

図6−6　幼稚園児と保育所児の週末における身体活動量（田中ほか，2009bより作図）
PAR：physical activity ratio

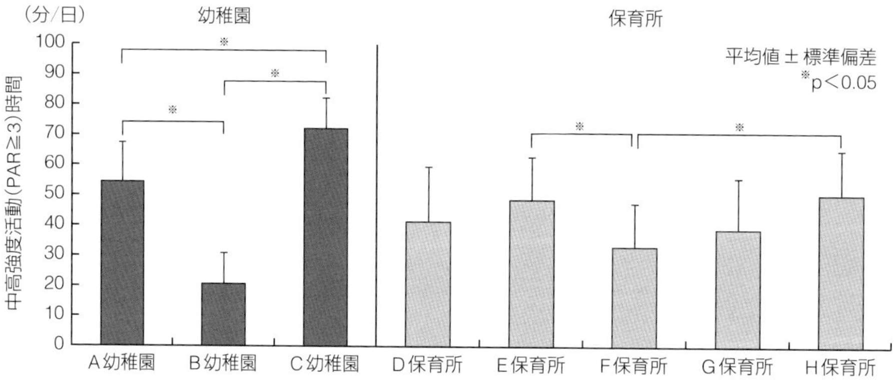

図6−7　幼稚園と保育所内の身体活動量（田中ほか，2009bより作図）
施設間における施設内（午前9時〜午後2時）の中高強度活動（PAR≧3）時間の比較
PAR：physical activity ratio

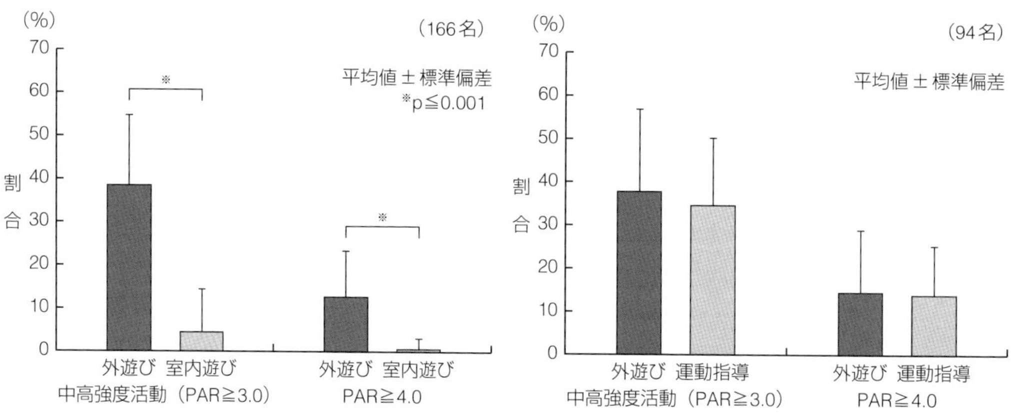

図6−8　幼児の就学前施設内における外遊び，室内遊びおよび運動指導時の身体活動量（田中ほか，2019）
PAR：physical activity ratio

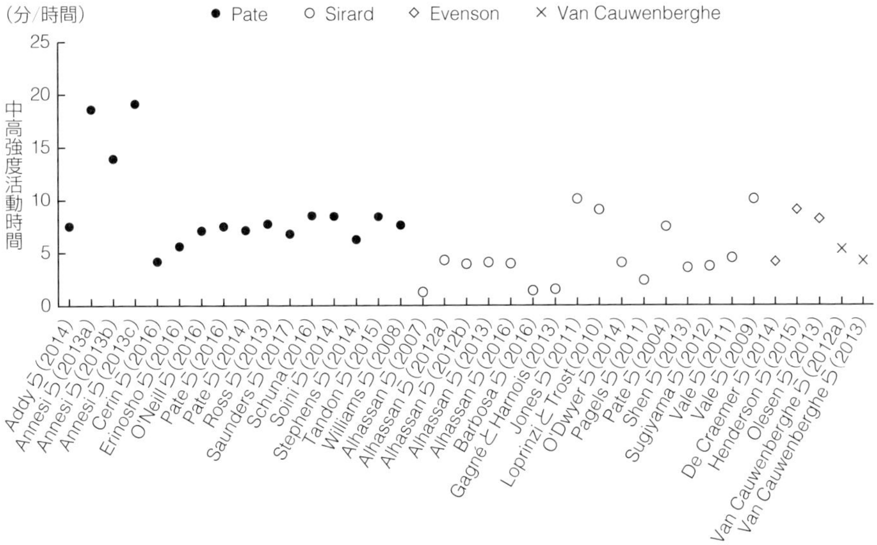

図6−9　ActiGraphを用いた異なるカットポイントによる中高強度活動時間（O'Brien et al., 2018）

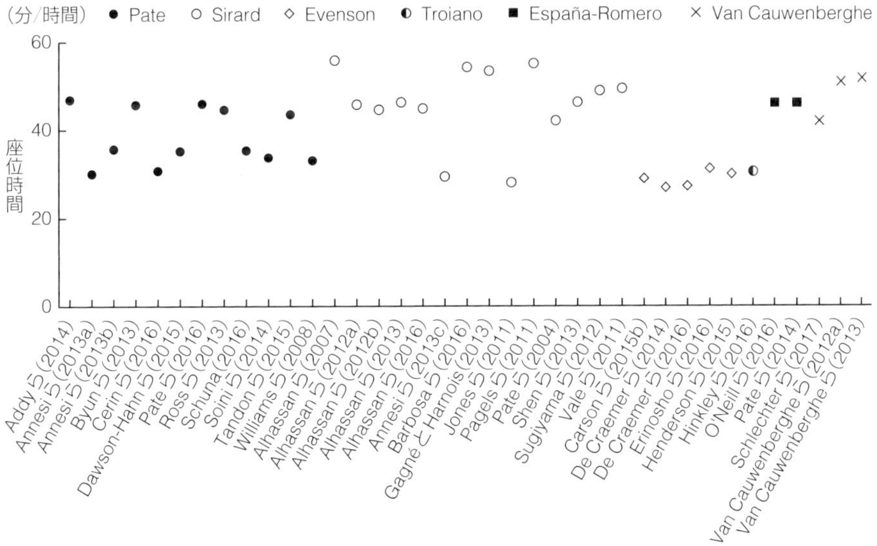

図6−10　ActiGraphを用いた異なるカットポイントによる座位時間（O'Brien et al., 2018）

諸外国の幼児の園内における身体活動量と座位行動の現状をまとめたレビューにおいて，11カ国からの55件の研究を見ると，中高強度活動は1.29～22.66分/時間，座位時間は12.38～55.77分/時間の範囲であった（O'Brien et al., 2018）（図6−9，図6−10）．用いている加速度計やアルゴリズムの違いも原因となって，このように研究間で中高強度活動時間にかなりの差が見られるものの，幼児期において，園内では座りがちな時間を過ごしていることが指摘されている．なお，用いた装置が異なるものの，田中ら（2009b）の報告から，日本人幼児の単位時

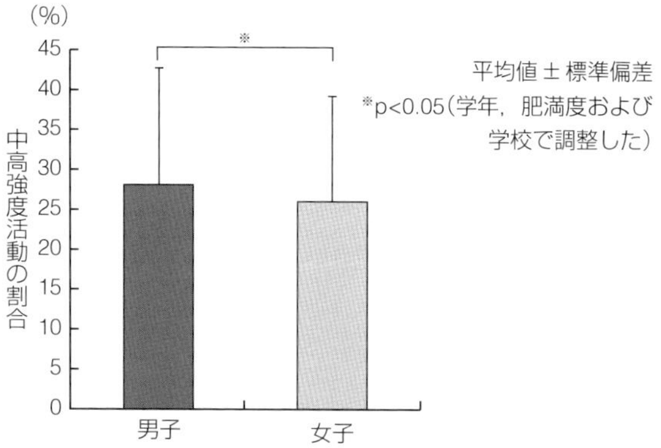

図6−11　小学生の体育授業時における中高強度活動の性差
(Tanaka et al., 2018より作図)

表6−8　小学生の体育授業時の身体活動量および座位行動の領域別の所要時間 (Tanaka et al., 2018a)

	領　域	推定周辺平均値±標準誤差				
		軽強度活動	中強度活動	中高強度活動	高強度活動	座位時間
歩・走行以外の活動(分)	器械運動	11.7±0.4[a]	3.8±0.2[a]	4.4±0.2[a]	0.5±0.1[a]	15.4±0.7[a]
	陸上運動	12.8±0.3[a]	2.1±0.1[b]	3.3±0.2[b]	1.2±0.1[b]	11.7±0.6[b]
	ボール運動	10.4±0.3[b]	1.8±0.1[b]	2.2±0.2[c]	0.4±0.1[a]	9.0±0.5[c]
歩・走行活動(分)	器械運動	8.1±0.5[a]	4.9±0.4[a]	5.5±0.5[a]	0.6±0.2[a]	
	陸上運動	9.8±0.3[b]	5.3±0.3[a]	7.4±0.4[b]	2.1±0.1[b]	
	ボール運動	12.3±0.3[c]	9.3±0.3[b]	11.2±0.4[c]	1.9±0.1[b]	
総計(分)	器械運動	19.8±0.5[a]	8.7±0.4[a]	9.9±0.5[a]	1.1±0.2[a]	
	陸上運動	22.6±0.4[b]	7.4±0.4[b]	10.7±0.4[a]	3.3±0.2[b]	
	ボール運動	22.6±0.4[b]	11.1±0.3[c]	13.4±0.4[b]	2.3±0.2[c]	

性別，学年，肥満度および学校で調整した.
異なるアルファベットは，3つの授業内容間で有意な差が見られたことを示す．$p<0.05$

間当たりの中高強度活動を算出すると，9〜10分/時間であった.

小学生では，体育授業時の中高強度活動および座位行動の所要時間が検討されている．日本の小学生では，45分の授業時間のうち，中高強度活動が27.3％，座位行動が24.3％を占めていた(Tanaka et al., 2018a)．授業中の中高強度活動は，男子が女子に比較して有意に長かったが，その差は約1分であった(**図6−11**)．前述した通り，概して女子の身体活動量は男子に比較して低い報告が多い中，日本の体育授業では，同等であることが明らかになった．これは日本の体育授業が男女を問わず身体を動かす機会を提供していることを示すものである．また，学年別に見ると低学年は，中学年あるいは高学年に比較して，中高強度活動の割合が最も高く，座位時間の割合が最も低かった．そして，領域別では，器械運動と陸上運動の授業が，ボール運動に比較して，有意に中高強度活動の割合が低かった(**表6−8**)．また，器械運動の授業は，陸上運動とボール運動に比較して，有意に座位時間の割合が高かった.

一方，諸外国の小学校の体育授業の身体活動量に関するシステマティックレビューにおいて，観察法によると中高強度活動は平均値で57.6(95％CI：47.3

－68.2）％，加速度計法では 32.6（95％CI：5.9－59.3）％であった（Hollis et al., 2016）．諸外国における体育授業時の身体活動量のガイドライン（米国疾病管理予防センターおよび英国体育協会の推奨値は 50％以上）と比べると加速度計法では低かったことが報告されている．また，中学校・高等学校の体育授業の身体活動量に関するシステマティックレビューにおいて，体育授業中の中高強度活動の平均値は 40.5（95％CI：34.8－46.2％）％であり，中学生では 48.6（95％CI：41.3－55.9）％，高校生では 35.9（95％CI：28.3－43.6）％であった．また，評価法別に見てみると加速度計法では 34.7（95％CI：25.1－44.4）％，観察法では 44.4（95％CI：38.3－50.5）％，心拍数法では 43.1（95％CI：24.3－61.9）％，歩数計法では 35.9（95％CI：31.0－40.8）％であった（Hollis et al., 2017）．このように，いずれの年代も米国疾病管理予防センターおよび英国体育協会の推奨値の 50％を下回っていた．また，評価法によって中高強度活動の割合は異なっていた．このように，国内外において体育授業時の身体活動量は必ずしも高くはない．これは，体育授業がその時間における身体活動量の増大のみを目的としていないことも要因の1つであると考えられる．体育授業のみならず，部活動やスポーツクラブ等での運動指導においても，活動時間の何割かは，説明を聞いたり休憩したりして活動的ではない時間があると考えられる．

Suzukiら（2018）は，日本の小学生を対象に，平日の身体活動量のパターンを加速度計を用いて検討している（図6−12）．中高強度活動は，始業前の8時頃，中休みの10時頃，昼休みの13時頃および下校時刻の16時頃に多かった．そして，昼休み（12.9±7.4分）と放課後（12.6±6.2分）に最も高い中高強度活動がみられた．中高強度活動の割合が多かったのは始業前，中休み，昼休みであったが，放課後は中高強度活動の割合が低かった．また，「休み時間は校庭に出る」と回答した小学生は，そうでない小学生に比較して，中高強度活動時間が有意に高く，座位時間が有意に低かった．Tanaka ら（2019）は，日本の小学生の校内での清掃時間に注目し，加速度計により評価した結果，男女ともに中高強度活動がみられた．清掃時間と中休みおよび昼休み中の中高強度活動の割合は，平日一日当たりの男子で 19.4％（15分/日），女子で 16.9％（10分/日）と低く（図6−13），始業前や放課後といった学校外での過ごし方の詳細な検討が必要である．

そこで，放課後の時間帯の座位行動に着目した 29件の研究のレビューを見ると，5～12歳の子ども達がアフタースクールケア（学童保育クラブ）に居る間の 41％，その他の場所にいる場合は 51％を座位行動で過ごしていた（Arundell et al., 2016）．また，13～18歳の青少年では 57％であった．内容は，テレビ視聴などのスクリーンによる座位行動と宿題や勉強などのスクリーンを用いない座位行動が含まれていた．

このように，加速度計を用いて評価すると，幼児では国内外ともに施設内の中高強度活動は短く，学齢期では体育授業時の目標とされる 50％には達していない．また，校内の休み時間などの授業以外の時間もその割合は低いため，始業前や学校外での過ごし方の方が重要であるのかもしれない．

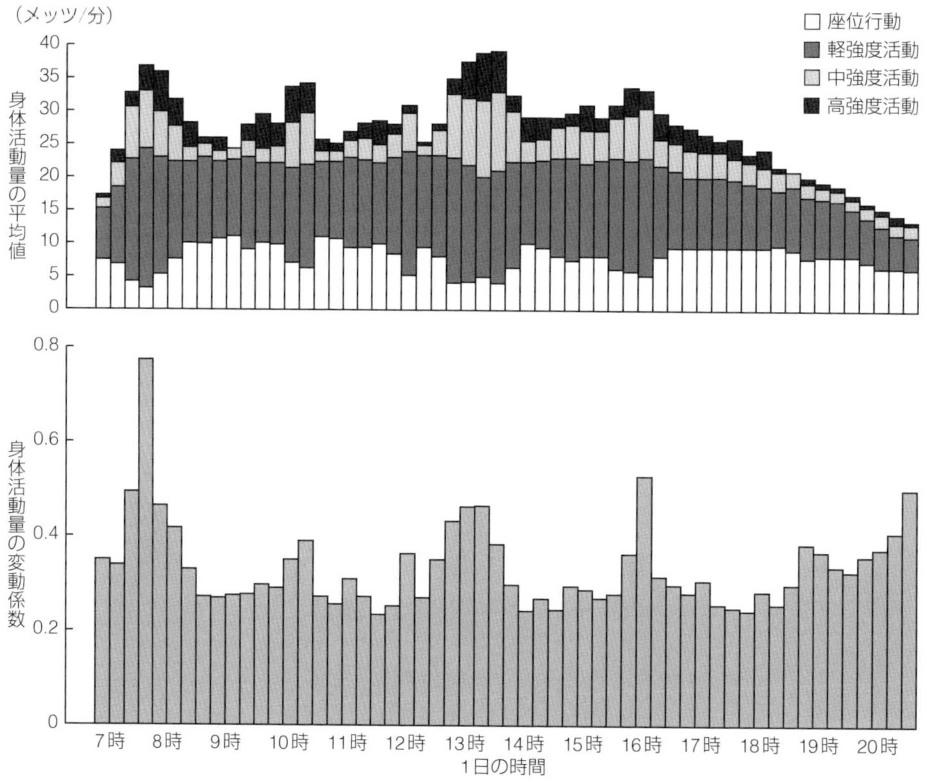

図6-12　身体活動量の平均値と身体活動量の変動係数（Suzuki et al., 2018）

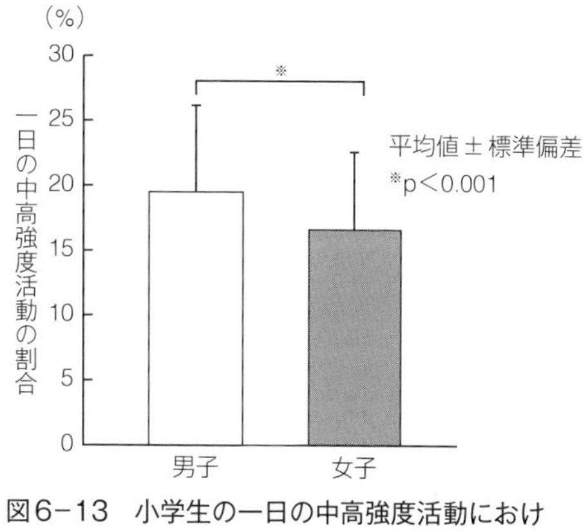

図6-13　小学生の一日の中高強度活動における，校内の清掃，中休みおよび昼休みの寄与
（Tanaka et al., 2019）
学年，学校および肥満度で調整した．

（3）活動的な移動手段

活動的な移動手段と座位行動との関連について，5～18歳を対象としたレビューでは，欧米諸国の総スクリーンタイムと活動的な移動（歩行およびサイクリング）の間には有意な関係はみられなかった（Hutchinson et al., 2015）．客観的に評価した座位行動は，活動的な移動と負の関係が1報でみられたが，公共輸送機関使用との関係を検討した1報では有意な関係がみられなかった．

（4）家庭の環境

家庭での環境については，日本人幼児（平均3.79歳）の30％が，幼児自身のビデオゲーム機を所持しており，ビデオゲームを毎日行う幼児は，毎日行わない幼児に比較して，就寝および起床時刻が有意に遅く，より夜型であった．また，ビデオゲームを18～21時に行っていた幼児は，より夜型であり，早い時刻にビデオゲームを行っていた幼児より，起床時間が遅かったことが報告されている（Krejci et al., 2011）．経済状況の異なるヨーロッパ6カ国の4～6歳の幼児では，コンピュータと活動的なゲーム使用は，テレビ視聴と比較してよりその頻度は少なく，気象状況と自宅での親のスク

表6-9　児童と父母の身体活動量と座位時間との関係（Tanaka et al., 2018b）

変数	母親(321名)			父親(123名)		
	係数	標準誤差	p値	係数	標準誤差	p値
座位時間(%)	0.056	0.043	0.200	0.116	0.056	0.175
中高強度活動(%)	0.168	0.043	<0.001	0.118	0.065	0.213
歩・走行での中高強度活動(%)	0.207	0.060	0.001	0.043	0.059	0.545
歩・走行以外での中高強度活動(%)	0.053	0.028	0.062	0.195	0.063	0.090

親の年齢，子どもの年齢，性別，BMI z得点および学校で調整した．

リーン視聴習慣が，幼児のスクリーン視聴時間に影響している最も重要な要因であった（De Decker et al., 2012）．8～14歳を対象としたレビューによると，子どもの寝室のメディア装置は，座位行動と明らかに関係していた．また，家庭の身体活動を行うための用具は，先行研究の半数で，座位行動と負の関係がみられた（Maitland et al., 2013）．このように，幼児期および学齢期において，特に家庭環境（特に親の役割）が重要であることがわかってきている．

日本の親子の身体活動量や座位行動，および，父母の子どもの身体活動量促進に関する支援との関係をみた報告によると，小学生の中高強度活動は，母親の中高強度活動と有意な正の相関がみられた（**表6-9**）（Tanaka et al., 2018b）．しかし，父親または母親の座位時間と父親の中高強度活動は，それぞれ小学生の座位時間または中高強度活動と有意な関係はみられなかった．週末に母親と過ごした時間が長い子どもの中高強度活動の割合は，時間が短い子どもよりも有意に低かった．母親がふだんスポーツイベントを観戦する小学生は，観戦しない小学生よりも中高強度活動の割合が有意に高かった．一方，子どもの中高強度活動と父親の支援との間に関係性はみられなかった．

英国と米国の同様の研究では，母親のみならず，父親とも中高強度活動や座位時間と関係がみられたことが報告されている（Fuemmeler et al., 2011; Jago et al., 2017）．このように，日本と諸外国では，子育てにおける父母の関与は異なり，日本独自のさらなる研究が必要といえる．

（5）自宅周辺の環境

子どもは，成人と比べて自ら行動を選択することが少ない．北米，ヨーロッパおよびオセアニアにおいて実施された3～18歳の子どもを対象とした150件の報告をレビューした研究によると，身体活動量を改善するための介入に向けた情報を得るためには，自宅，自宅周辺，学校など，異なるレベルでの環境の影響を検討する必要性が指摘されている（Hinkley et al., 2008）．同じ子どもでも3～12歳と13～18歳に分けて検討すると，環境要因は異なる．ここでは，日本をはじめとするアジアの子ども達のデータは含まれていない．日本人幼児の日常における身体活動量と，保護者のとらえた自宅周辺の環境との関係では，自宅周辺に犯罪がなく安全であることや自然が豊かであることと幼児の日常の中高強度活動は正の関係がみられた（田中ら，2011）．さらに，自宅周辺の道路の起伏が激しくないことがphysical activity ratio：PAR ≧ 4の身体活動量と関係がみられた．個人でこれらの環境を整備するのは容易ではないので，地域全体での取り組みが重要

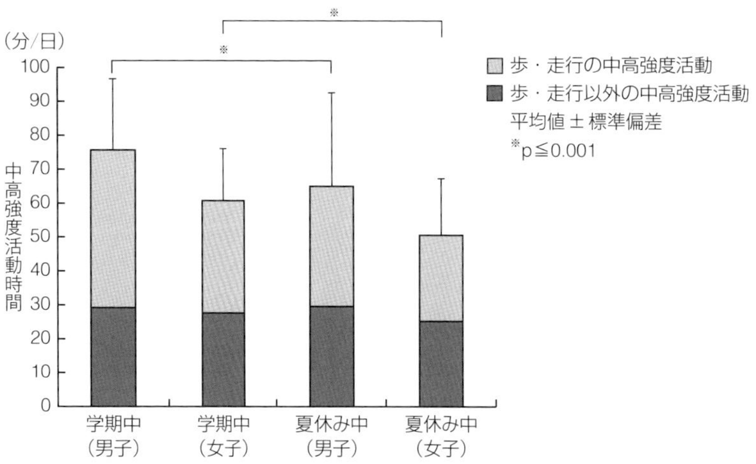

図6−14　小学生の学期中（5月）と夏休み中の中高強度活動時間
（Tanaka et al., 2016より作図）

であるといえる．一方，諸外国の2〜5歳を対象としたレビューによると，日常の身体活動量は，自宅周辺の安全性との間には有意な関係がみられないものの，利便性の高い遊び場とは有意な正の関係がみられたことが報告されている（Ferreira et al., 2007）．前述の日本の調査では，公園などの遊び場やスポーツ施設の有無およびアクセスとは関係がみられず，いずれの結果も諸外国の結果とは一致しなかった．親子関係と同様に自宅周辺環境も日本独自の研究が必要であるといえる．

（6）季　節

a．学期中と夏休み

文部科学省によると，日本の小・中学校の年間授業日数は，年間約200日である．特に，厳冬期の授業をさけ，夏季休業日を短縮し冬季休業日を延長している北海道，東北等を除き，1カ月強を夏季休業日としている．子どもの大きな体重変動の一例として，“肥満児は夏つくられる”現象があげられ，日本人を対象としたいくつかの報告がある（荒居ら，1993；小林ら，1995）．荒居ら（1993）は，子どもにおける体重発育について時系列解析（センサス局法）を行った．その結果，長期的なトレンドを除いて得られた体重の季節成分を見ると，多くの子どもでは，秋から冬に増加し夏は増加しにくいのに対し，夏休みに体重が増加する子ども達が一部みられた．このような子どものほとんどは，その後に体重が増え肥満につながる傾向があることがわかった．このように，夏休みの体重増加は，肥満と強い関連があることが示唆されている．その原因として，夏休みに，ほとんど外出せずエアコンの効いた涼しい屋内で一日中過ごし，身体活動量が少なくなってしまうといった夏休みの歪んだ過ごし方などが考えられるが，こうした点の検証は十分とはいえない．

日本の小学生では，男女ともに加速度計を用いて評価した中高強度活動は夏休み中が学期中（5月）に比較して有意に低下し（**図6−14**），座位時間と質問紙によるスクリーンタイムは有意に増加した（Tanaka et al., 2016）．また，学期中に比較して夏休み中にスポーツに参加しなかった男子の方が参加した男子より，歩・走行以外の中高強度活動が有意に低下した．スポーツに参加しなかった女子では参加した女子より，座位時間の有意な増加がみられた．また，寝室にテレビがある男子は，ない男子に比較して座位時間が有意に増加した．そのため，スポーツ参加と寝室にテレビを置かないことが，身体活動量と座位時間の季節的な変化を改善するかもしれない．

さらに，身体活動量・座位時間・スクリーンタイムと体重との双方向の関係を検討した研究（Tanaka et al., 2018c）では，学期中の肥満度が高いと歩・走行以外の中強度の活動が減少し，スクリーンタイムが長いと肥満度が増加した．一方，学期中の身体活動量や座位時間からは，体重の変化を推定できなかった．また，エアコンの使用状況や清涼飲料水の摂取頻度との関係は，いずれも見られなかった．日本の児童にとって，座位時間の減少や身体活動量の増加を目的とした介入を計画する際には，夏休みを考慮すると良い．

最近，子どもについて，このような長期学校休業期間中の肥満の増加は，諸外国でも着目されている．夏休みなどの学校休業時の自由に過ごせる期間と，大人が立てたスケジュールによって管理された学校の授業に出席する期間を比較すると，休業期間中に肥満や体力低下が見られることが着目され，“Structured Days Hypothesis” が提案されている（Brazendale et al., 2017；Weaver et al., 2018）．この仮説は，子ども達が不健康な肥満を引き起こす行動（例えば，中高強度活動時間の減少や，長い座位時間/スクリーンタイム，いつ，何を，どの程度，飲食するかの選択の自由）が，学校のある日（構造化された日）に比較して，夏季休業中などの構造化されていない日（非構造化された日）により多く見られることによる．中でも，低所得の家庭や子どもがいる家庭では，夏休みが体重増加を加速する最も危険な状態であると報告されている．他の経済的影響および環境的影響を受けやすい要因（例えば，低収入/家族のための質のよい食品の購入へのアクセスが悪い，屋外遊びへの近隣の安全性が悪いことなど）が，家庭への介入の成功を制限するかもしれないと指摘されている．子ども達がより構造化された環境で夏休みを過ごすこと（例えば，夏休みのキャンプまたはプログラム）は，構造化されていない環境と比較して，肥満の関連行動に抑制効果があると報告されている．そのため，行政などが，このような機会を子ども達に提供する重要性を認識したプログラムを作成し，さらに参加費などの問題も検討する必要がある．実際，米国キャンプ協会の報告書では，米国のキャンプに通う子どもの 75 %が，中高所得世帯と非ヒスパニックの白人であった．

日本でも，小学生を対象に，夏休み中に身体活動量促進を目的とした体育の宿題の作成（自宅周辺で子どものみでできる走・跳の運動，縄跳び，自体重による体幹トレーニング，親子でできる体ほぐしの運動などを，1 日当たり 4 つ実施）と運動イベント（約 90 分間/回を 4 回）を実施し，その有効性について検討が行われている（松井ら，2019）．その結果，介入校における歩数は，夏休み期間中における減少量が，対照校に比べ少なかった．そのため，夏休みにおける体育の宿題および運動イベントといった取り組みは児童の身体活動量の減少の緩和に有効である可能性が示唆されている．

b．季節変動

2～19 歳を対象に，加速度計法および質問紙法により評価した身体活動量と季節の関係について検討した 35 報の先行研究のレビューでは（Carson et al.,

2010），季節は，低年齢の子どもの身体活動量には影響を与えたが，青年期には影響しなかった．これは，青年が低年齢の子どもよりも屋外で遊ぶ自由時間が少ないためかもしれない．その結果，青年の身体活動量は，日長や天候にあまり影響を受けないものと考えられる．その原因として，青年は，一年を通して，組織化された身体活動に参加する割合が大きいことが指摘されている．

また，季節を通した身体活動量の性差は，学校で，男女がふだん行う校庭での活動の種類に関連する可能性があること，そして，学校での遊び時間に，女子より男子の方がより高強度の活動を行うこと，さらに温暖な夏の気候は，子どもが行う身体活動量に大きな影響を与える可能性があることが指摘されている．身体活動量と気候との関係は，各国の地域特性や年齢層により大きく異なる．日本には四季があり，季節により気候が大きく異なる．山脈が南北に走っているため，太平洋側の地域は夏に雨量が多く，日本海側の地域は冬に積雪量が多いという特徴がある．今後，日本独自の気候と身体活動量に関する地域間比較で得られた知見が，日本の子どもから高齢者に至るまで，身体活動に関する現状把握や環境改善の参考となるであろう．

3．日本の身体活動量のガイドライン

繰り返し述べてきた通り，文部科学省（平成27年（2015年）から外局のスポーツ庁へ移管）は，「体力・運動能力調査」「全国体力・運動能力，運動習慣等調査」を実施し，また，スポーツの実施状況等に関する国民の意識を把握し，今後の施策の参考とすることを目的として，「スポーツの実施状況等に関する世論調査」を実施している．一方，厚生労働省は健康増進法に基づき，毎年の国民健康・栄養調査で成人の歩数と運動習慣者の割合を調査している．これらの全国規模の調査結果と，運動・身体活動に関する多くの疫学研究の成果に基づいて，文部科学省は，平成24年（2012年）に3～6歳の小学校就学前の子どもを対象に運動の在り方についての指針として，幼児期運動指針を策定し，その普及パンフレットの中で「幼児は様々な遊びを中心に，毎日，合計60分以上，楽しく体を動かすことが大切です！」と示している．また，厚生労働省（2013a）は成人と高齢者を対象に「健康づくりのための身体活動指針（アクティブガイド）」を策定した．

文部科学省が「幼児期運動指針」を策定した経緯として，子どもの「走る」「跳ぶ」「投げる」といった，基本的な運動能力の低下が見られたことがある．平成19年度（2007年度）から平成21年度（2009年度）に「体力向上の基礎を培うための幼児期における実践活動の在り方に関する調査研究」において，幼児期に獲得しておくことが望ましい基本的な動き，生活習慣および運動習慣を身に付けるための効果的な取り組みなどについての実践研究を行い，保護者に対し，質問紙を用いて1日に幼児の外遊びをする時間を調べた．その結果，4割を超える幼児の外遊び時間が1日1時間未満であったという報告を踏まえている．運動習慣の基盤づくりを通して，幼児期に必要な多様な動きの獲得や体力・運動能力の基礎を培うとともに，様々な活動への意欲や社会性，創造性などを育むことを目指したも

のである．なお，日本人幼児を対象に，幼児期運動指針の充足率（中高強度活動（physical activity ratio：PAR ≧ 3）を 60 分以上/日として算出）を加速度計法で評価した報告によると，男子 95 %，女子 89 %であった（田中ら，2015）．

成人および高齢者については，厚生労働省（2013b）により策定された"健康づくりのための身体活動基準 2013"では，アウトカムを糖尿病・高血圧・脳血管疾患・心疾患・がんの発症，骨折，認知症，肥満，死亡とした観察研究の系統的レビューにより，生活習慣病の予防に有効な運動量・身体活動量の境界値を抽出している．しかし，子どもについては，検討はしたものの，生活習慣病の発症を扱った大規模で縦断的な疫学研究はほとんどなかった．そのため, 2013 年版でも，子どもは対象となっていない．このように，日本の子どもについて国が策定した身体活動に関する指針は，3～6 歳の小学校就学前の子どもに関する指針のみである．また，幼児期運動指針でも推奨時間（60 分以上/日）と頻度（毎日）は示されているが，活動強度は示されていない．

日本で，子どもの身体活動指針に近いものとして，平成 22 年（2010 年）に，日本体育協会（現，日本スポーツ協会）監修による行動目標，「アクティブ・チャイルド 60min～子どもの身体活動ガイドライン～」が作成され，「子どもは，からだを使った遊び，生活活動，体育・スポーツを含めて，毎日，最低 60 分以上からだを動かしましょう」が提案されている．この「60 分」という時間は，1 日に必要な最低限の活動時間として，WHO や英国・米国を中心とする諸外国のガイドラインにも示されている数値でもある．そこで，平成 18～21 年度（2006～2009 年度）日本体育協会スポーツ医・科学専門委員会「日本の子どもにおける身体活動・運動の行動目標設定と効果の検証」（プロジェクト研究班長：竹中晃二（早稲田大学））では，この数値をベースにして，体力を含む様々な健康指標との関連を検討した上で，「60 分以上の中強度活動」を最低限の行動目標と設定した（日本体育協会，2010）．アクティブ・チャイルド 60 min をまとめた書籍には，対象年齢の明確な記載はなされていないものの，別の解説資料によると，対象年齢として「小学生」との記載がなされている（竹中，2010）．第 2 章に示した WHO の HBSC survey の質問紙を用いて中高強度活動の充足率（中高強度活動を 60 分以上/日した日が週 7 日）を検討した研究では，男女小中学生で 8.2～29.9%（Abe et al., 2019；Tanaka et al., 2021）の範囲にあった．一方，加速度計法（中高強度活動を 60 分以上/日）を用いて検討した報告によると，歩・走行の活動を評価する Kenz Lifecorder EX で，中学生男子 59.3%，女子 35.5%（城所ほか, 2016），歩・走行とそれ以外を分けてその両方を評価できる Active style Pro で, 小学生男子 77.2%，女子 45.1%（Tanaka et al., 2020）であった．以上のように，対象集団や評価法によって，中高強度活動の充足率は大きく異なる．

このように，日本においては，身体活動量に関して幼児（ただし，活動時間のみ），成人および高齢者を対象とした身体活動量のガイドラインが示されているのみであり，後述するような児童・生徒のガイドライン，座位行動，ひいては 24 時間の行動ガイドラインは策定されていない．

4．諸外国の身体活動量・座位行動ガイドライン

1）身体活動量のガイドライン

諸外国における小児の身体活動のガイドライン策定の概略は，Janssen のレビューに詳細が示されている（Janssen, 2007）．それによると，小児の身体活動ガイドラインは，1988 年にアメリカスポーツ医学会において発表された．それ以降，多くのガイドラインが成人のものを小児に適用し，1 日 30 分の中高強度活動を目標値としていた．しかし，1998 年に英国において，多くの小児が 1 日 30 分の身体活動を行っている状況であったにもかかわらず，肥満児が増加していることから，5～18 歳の子どもを対象に「1 日 60 分の中高強度活動」を推奨した．その後，多くのガイドラインが 1 日 60 分以上の中高強度活動を推奨している．なお，カナダ（2002 年）では，1 日 90 分の身体活動時間が推奨されていた．その後，2005 年に米国疾病予防管理センター（CDC）が行った 850 件の文献レビューにて，6～18 歳の就学児のための身体活動ガイドラインとして，1 日 60 分が妥当であると結論づけられた．

2）座位行動のガイドライン

日常の身体活動量が高くても，その他の時間の活動が低い子ども達が見られることから，身体活動量に関するガイドラインとは別に，座位行動に関するガイドラインを，子どもを対象に策定する国がある．特に，娯楽のための電子媒体利用を一日あたり 2 時間未満にすることを推奨している国が多い．これらの先駆けとなったガイドラインを**表 6−10** に示す．

なお，Sedentary Behaviour Research Network は，学校関連のスクリーンタイムは有意義であること，座位行動を中断するようにすることや，学習も座位やスクリーンを使ったものではなく動きを伴うようにすることが望ましいとしている（Saunders et al., 2022）．

3）24 時間の行動ガイドライン

（1）カナダの 24 時間の行動ガイドライン：5～17 歳

近年，身体活動量が多くても，座位行動が長い，といった個別のガイドラインだけでは対応が不十分なことが指摘されている．そこで，カナダでは，2016 年に子どもおよび青少年（5～17 歳）の望ましくない身体活動，座位行動および睡眠の状況を鑑み，24 時間全体の行動のガイドライン "Canadian 24-Hour Movement Guidelines for Children and Youth: An Integration of Physical Activity, Sedentary Behaviour, and Sleep" を策定した（**表 6−11**）．

（2）策定方法

まず，身体活動量と座位行動に関して，前述したシステマティックレビュー（Carson et al., 2016a；Poitras et al., 2016）を行った結果，疾病予防や健康増進の

表6−10　諸外国における子どもを対象とした身体活動量および座位行動のガイドライン（田中，2015より改変）

発行年	組織名	国 名	タイトル	対象年齢(歳)	推奨内容：身体活動量	推奨内容：座位行動
2011	Department of Health, Physical Activity, Health Improvement and Protection	英国	Start Active, Stay Active: A report on physical activity from the four home countries' Chief Medical Officers: EARLY YEARS(under 5s)	0〜5	1. 身体活動は，特に安全な環境での床ベースの遊びと水中での活動を通して，出生時から促されなければならない．2. 独立歩行のできる就学前の子どもは，1日全体にわたって，少なくとも180分（3時間）/日の身体活動を行うべきである．	3. 5歳以下のすべての子どもは，長時間にわたる座りっきりの（拘束された，あるいは座位）時間を最小にすべきである（睡眠時間を除く）．
			Start Active, Stay Active: A report on physical activity from the four home countries' Chief Medical Officers: CHILDREN AND YOUNG PEOPLE(5-18 years)	5〜18	1. すべての子どもは，毎日，少なくとも60分から数時間におよぶ中高強度の身体活動を実施すべきである．2. 骨格筋や骨の強化を含む高強度の身体活動を少なくとも週に3日含むべきである．	3. すべての子どもは，長期間の座位に費やされる時間を最小にすべきである．
2012	The Canadian Society for Exercise Physiology	カナダ	Canadian Physical Activity Guidelines for the Early Years 0-4, Canadian Sedentary Behaviour Guidelines for the Early Years 0-4	0〜4	健康な発育発達のため：乳児（1歳以下）は，特に，双方向型の床での遊びを通して，日常的に数回の身体活動を行うべきである．幼児（1，2歳および3，4歳）は，1日にわたって，いかなる強度の身体活動を少なくとも合計180分行うこと．それは，異なる環境でのさまざまな身体活動や動作スキルを習得させる活動を含み，5歳では少なくとも60分のエネルギッシュな遊びに至るようにする．日常の身体活動が大きい方が，健康上の利益も大きい．	健康な発育発達のため，子どもの世話をする者は，乳児（1歳以下）および幼児（1，2歳および3，4歳）が起きている間，座位で費やす時間を最小限にすべきである．これは，1回に1時間以上，長期の座位あるいは拘束（例：ベビーカー，子ども用の椅子）することを含む．2歳以下については，スクリーンタイム（例：テレビ，コンピュータ，テレビゲーム）は，推奨されない．2〜4歳は，スクリーンタイムが，1日当たり1時間以下に制限されるべきである．少ない方がよりよい．
			Canadian Physical Activity Guidelines for Children 5-11 years and Youth(12-17 years)，Canadian Sedentary Behaviour Guidelines for Children 5-11years and Youth(12-17 years)	5〜11	健康な発育発達のため，子ども（5〜11歳）および青年（12〜17歳）は，毎日，少なくとも60分の中高強度活動を行うべきである．これは，高強度の身体活動を少なくとも週に3日，骨格筋や骨を強くする活動を，少なくとも週に3日含むようにする．毎日の身体活動が多いほど，健康上の利益が大きくなる．	健康な発育発達のため，子ども（5〜11歳）および青年（12〜17歳）は，各日に，座位で過ごす時間を最小限にすべきである．これは，以下のようなことで達成されるかもしれない．1）余暇でのスクリーンタイムを，1日当たり2時間を超えないようにする．時間が短いほど，健康上の利益が大きくなる．2）1日を通した座位（自動車）での移動，長時間にわたる座位および室内で過ごす時間を制限する．
2014	Australian Government for Department of Health	オーストラリア	National Physical Activity Recommendations for Children 0-5 years	0〜5	乳児（誕生から1年）：乳児の健康増進のため，身体活動は，特に監督下での安全な環境での床ベースでの遊びが，誕生時から奨励されるべきである．歩きはじめの子ども（1〜3歳）および幼児（3〜5歳）：1日にわたって，少なくとも3時間，毎日身体活動を行うべきである．	すべての子ども（誕生〜5歳）：乳幼児期は，睡眠を除き，座位，拘束あるいは不活動が1回当たり1時間以上継続する状況にすべきではない．2〜5歳の子どもは，座位およびテレビ視聴と他の電子媒体の使用（DVD，コンピュータ，他のテレビゲーム）は，1日当たり1時間未満に制限すべきである．2歳以下の子どもは，テレビ視聴あるいは他の電気媒体の使用（DVD，コンピュータ，他のテレビゲーム）に時間を使うべきでない．
			Australia's Physical Activity & Sedentary Behaviour Guidelines for Children(5-12 years)	5〜12	健康上の利益のため，5〜12歳の子どもは，毎日中高強度活動を少なくとも1日合計60分行うべきである．子どもの身体活動は，いくらかの高強度活動を含む，さまざまな有酸素性の活動を含むべきである．少なくとも週に3日，子どもは，筋肉や骨を強化する活動を行うべきである．さらなる健康上の利益を得るためには，子どもは1日当たり数時間に至る，より多くの活動を行うべきである．	5〜12歳の子どもは，健康上のリスクを減らすために，毎日の座位行動に費やす時間を最小限にすべきである．これを到達するためには，以下のようなことが求められる．1）余暇のための電子媒体（例：テレビ視聴，座位でのテレビゲームやコンピュータの使用）を1日2時間を超えないように制限する．その時間が短いと，健康上のリスクが小さくなる．2）できるだけこまめに，長時間の座位を中断すること．

表6−11　カナダの24時間の行動ガイドライン（24−hour movement guidelines）（田中，2019）

5〜17歳			
汗をかく　SWEAT	移動　STEP	睡眠　SLEEP	座る　SIT
中高強度活動 さまざまな有酸素性活動を含む中高強度活動を，少なくとも60分行う．高強度活動および筋力と骨を強化する活動がそれぞれ少なくとも週3日は組み込まれるべきである．	軽強度活動 組織化されたあるいは組織化されていないさまざまな軽強度活動を数時間行う．	睡眠 就床および起床時間を一定として，5〜13歳は9〜11時間，14〜17歳は8〜10時間，夜間に連続して眠る．	座位行動 余暇でのスクリーンタイムを2時間未満とする．長時間の座位を避ける．

十分な睡眠，室内での時間を屋外での時間へ置き換えること，座位行動や軽強度活動を中高強度活動で軽強度活動に置き換えることで，より多くの健康上の利益がもたらされる．

3〜4歳		
動く　MOVE	睡眠　SLEEP	座る　SIT
1日を通じて少なくとも180分，さまざまな身体活動を行う．精力的な遊びは多いほどよいが，少なくとも60分行う．	睡眠 就床および起床時間を一定として，昼寝を含む質のよい10〜13時間の睡眠．	座位 一度に1時間以上，ベビーカー，チャイルドシートなどに拘束されたり，長時間座ったりしない．座位でのスクリーンタイムは，少ない方がよく，1時間以上にならないようにすべきである．座位行動のときは，保育者との読書や読み聞かせのようなことをするのが推奨される．

十分な睡眠を保ちつつ，拘束された時間や座位でのスクリーンタイムを精力的な遊びに置き換えたり，室内の時間を屋外の時間に置き換えたりすると，より多くの健康上の利益がもたらされる．

ために，子どもや青少年が，少なくとも一日60分の中高強度活動を実施する，という現在のガイドラインの推奨値を変える証拠はみられなかった．

また，睡眠のシステマティックレビューでは，4,493件の研究のうち，40カ国の141件の研究が用いられた（Chaput et al., 2016）．29件は，睡眠の持続時間の評価に客観的な方法を用い，残りの研究は，主観的な方法（自己あるいは保護者申告の質問紙あるいは活動記録）を用いていた．まとめると，睡眠時間が長い方が，肥満，情動の調整，学業成績，生活の質/幸福感といった指標の良好な結果と関連していた．しかし，睡眠の持続時間と認知機能・ケガや障害・心血管代謝のバイオマーカーとの関係についてのエビデンスは，不明確あるいは限定されていた．このように，睡眠時間は，身体的および心理的な健康のアウトカムと正の関係がみられた．

身体活動量，座位行動，および睡眠のどのような組み合わせが健康指標と関係があるのか検討したシステマティックレビューでは，71件の研究のうち，20カ国の14の研究が用いられた（Saunders et al., 2016）．まとめると，学齢期の子どもと青少年は，高い身体活動量＋長い睡眠時間＋短い座位行動の者は，低い身体活動量＋短い睡眠時間＋長い座位行動の組み合わせの者に比較して，より望ましい体型と循環器系の健康を示した．同様に，高い身体活動量＋長い睡眠時間あるいは，高い身体活動量＋短い座位行動の者は，低い身体活動量＋短い睡眠時間の者あるいは，低い身体活動量＋長い座位行動の者に比較して，良好な健康指標を示した．

さらに，The Canadian Health Measures Survey の 6～17 歳のカナダ人を対象とした横断研究のデータを用いて，24 時間の生活時間の内訳に関する組成解析（compositional analyses）が実施された．24 時間のうち，40 %が睡眠，38 %が座位行動，18 %は軽強度活動および 4 %が中高強度活動で占めていた（Carson et al., 2016b）．特定の行動の組み合わせは，全ての健康指標と有意に関連していた．健康指標の分散の 1～44 %はそうした行動の構成によって説明された．この研究の分析からは，子どもおよび青少年における最適な健康状態にとって，中高強度活動の重要性が明らかとなったものの，中高強度活動以外の行動に費やされる時間の重要性も支持するものであった．そのため，子どもの適切な健康を目的としたガイドラインと公衆衛生の観点からは，統合された行動習慣のアプローチを考慮すべきであるという考え方を支持するものであった．

（3）カナダの 24 時間の行動ガイドライン：0～4 歳

カナダでは，前述の 5～17 歳を対象とした 24 時間の行動ガイドラインに基づき，2017 年に 0～4 歳を対象とした 24 時間の行動ガイドラインを策定した（Tremblay et al., 2017）．**表 6−11** に，3～4 歳のガイドラインを示した．このような 0～4 歳の一日の行動に関するガイドラインは，オーストラリアやニュージーランドでも策定されている．カナダの 0～4 歳を対象とした全ての行動とは，以下の定義に基づいている．

・身体活動量は，全ての活動強度を含む身体活動
・座位行動は，座位，リクライニングあるいは仰臥位におけるエネルギー消費量が 1.5 メッツ以下のすべての覚醒行動
・睡眠

つまり，睡眠から高強度活動までの一連の行動を概念化したものである．

実際には，62～84 %の 3～4 歳のカナダの子ども達が，身体活動量のガイドラインを満たしていたが，わずか 18～24 %しか，スクリーンタイムの推奨値は満たしていなかった．1～2 歳児では，身体活動量のガイドラインを満たしているが，スクリーンタイムの推奨値では 15 %しか満たしていなかった．なお，前述の 3～5 歳を対象とした日本の幼児期運動指針（文部科学省，2012）では，身体活動強度は示していないが，「幼児は様々な遊びを中心に，毎日，合計 60 分以上，楽しく体を動かすことが大切です！」を推奨しており，カナダや後述する WHO の 3～4 歳のガイドラインとは対象とする身体活動量が異なる事に，注意が必要である．

（4）策定方法

Tremblay ら（2017）のシステマティックレビューは，前述の 5～17 歳と同様に身体活動量，座位行動，睡眠時間およびこれらの行動の組み合わせについて実施された．その結果，36 カ国の 96 件の研究において，軽～中強度の身体活動量は，健康関連指標と一致した関係がみられなかったが，中高強度活動および総身体活

動量は，多数の健康関連指標と一致して良好な関係がみられた．健康関連指標とは，活動的な遊び，有酸素的な活動，ダンス，腹臥位（1歳未満）および組織化された活動を含む様々なタイプの身体活動との間に良好な関係がみられた．1～2歳と3～4歳において，身体活動の最適な頻度と持続時間は明確でなかったが，より多くの身体活動は健康によいことが明らかとなった．

座位行動に関する33カ国の96件の研究において，客観的に測定された座位行動と肥満や動作発達との間に関係がみられない傾向にあった．スクリーンタイムと肥満，動作発達あるいは認知機能発達および心理的健康との関係，座位（例：車の座席あるいはベビーカー）あるいは仰臥位で過ごす時間と肥満や動作発達の指標との間には，主に座位行動の悪影響を示唆する関係がみられたか，でなければ関係がみられなかった．読書/読み聞かせと認知機能発達の指標との関係は，正の関係がみられたものと関係がみられなかったものがあった．

睡眠時間に関する23カ国の69件の研究において，短い睡眠時間は，肥満，乏しい情動表出の制御，成長障害，長いスクリーンタイム，およびケガの高いリスクと関係がみられた．認知発達および動作発達，身体活動量，生活の質/幸福感の指標との関係は，一致した関係がみられなかった．

5カ国の10件の研究において，3～4歳における短い座位行動と高い身体活動量は，動作発達および体力と正の関係がみられた．肥満との間には，1～2歳と3～4歳の幼児において，関係があるものとないものの両方がみられた．1～2歳と3～4歳の成長体格とは，関係がみられなかった．最も理想的な睡眠と座位行動の組み合わせは，1歳未満と1～2歳において肥満が少ないという関係がみられた．

さらに，The Canadian Health Measures Surveyの3～4歳の552人のカナダの子ども達を対象とした横断研究のデータを用いて，24時間の生活時間の内訳について組成解析を実施したところ，24時間の30.9％が座位行動，15.9％が軽強度活動，4.5％が中高強度活動，そして48.7％が睡眠であった．もっとも，相互に依存していた2つの変数は，座位行動と睡眠の持続時間（座位時間が長いと睡眠時間が短い）であった．逆に相互依存が最も低かったのは，座位行動と中高強度活動であった．行動の組成は，標準化したBMIとは有意な関係がみられたが，腹部周径囲とは関係がみられなかった．一方で，睡眠，座位行動，軽強度活動あるいは中高強度活動での所要時間は，肥満の指標と有意な関係はみられなかった．このように，個々にみた行動それぞれよりもむしろ，行動の全体的な構成が，3～4歳において健康的な体型にとって重要であることを示した．

（5）WHOの24時間の行動ガイドライン：5歳未満

WHOでは，前述のカナダとオーストラリアのガイドライン作成時に実施された質の高いシステマティックレビューをもとに，5歳未満のガイドラインを策定した．**表6-12**に，3つの年齢区分の身体活動量，座位行動および睡眠のガイドラインを示した．

さらに，3つの年齢区分を統合した推奨事項として，以下の2点があげられている（**図6-15**）．

表6−12　WHOの24時間の行動ガイドライン（24−hour movement guidelines）（WHO, 2019より改変）

1歳未満		
身体活動量	座位でのスクリーンタイム	良い質の睡眠
特に相互に作用する床ベースの遊びを通して，さまざまな方法で1日に数回身体的に活動的になるべきである．身体的に活動的になる時間が，身体活動は多いほど良い．まだ動き回れていない場合は，起きている間1日を通じて伏臥（タミータイム）を少なくとも30分を含む．	一度に1時間以上，拘束されるべきでない（乳母車/ベビーカー，ハイチェア，保育者の背中に縛られているなど）．スクリーンタイムは，推奨されない．座位行動の時は，保育者との読書や読み聞かせのようなことをするのが推奨される．	昼寝を含む質のよい14〜17時間（月齢0〜3カ月）あるいは12〜16時間（月齢4〜11カ月）の睡眠をとるべきである．

1〜2歳		
身体活動量	座位でのスクリーンタイム	良い質の睡眠
1日を通じて中高強度活動を少なくとも60分行う，少なくとも180分，さまざまな身体活動を行べきである．身体活動量は，多いほど良い．	一度に1時間以上，拘束されたり（乳母車/ベビーカー，ハイチェア，保育者の背中に縛られているなど），長期間座るべきではない．1歳児は，スクリーンタイム（テレビやビデオを見る，コンピュータゲームを楽しむなど）は，推奨されない．2歳児は，座位でのスクリーンタイムは少ない方が良く，1時間以上にならないようにすべきである．座位行動時は，保育者との読書や読み聞かせのようなことをするのが推奨される．	就床および起床時間を一定として，昼寝を含む質の良い11〜14時間の睡眠をとるべきである．

3〜4歳		
身体活動量	座位でのスクリーンタイム	良い質の睡眠
1日を通じて中高強度活動を含む，あらゆる強度のさまざまな種類の身体活動を行うべきである．身体活動量は，多いほど良い．	一度に1時間以上，ベビーカー，チャイルドシートなどに拘束されたり，長時間座ったりすべきでない．座位でのスクリーンタイムは，少ない方が良く，1時間以上にならないようにすべきである．座位行動の時は，保育者との読書や読み聞かせのようなことをするのが推奨される．	就床および起床時間を一定として，昼寝を含む質の良い10〜13時間の睡眠をとるべきである．

①健康上の最大の利点を得るためには，乳児および幼児は，24時間で身体活動量，座位行動，および睡眠に関するすべてのガイドラインを満たす必要がある

②十分な睡眠を維持しながら，拘束された，または座位でのスクリーンタイムを中高強度の身体的活動に置き換えることは，さらなる健康上の利益を提供することができる

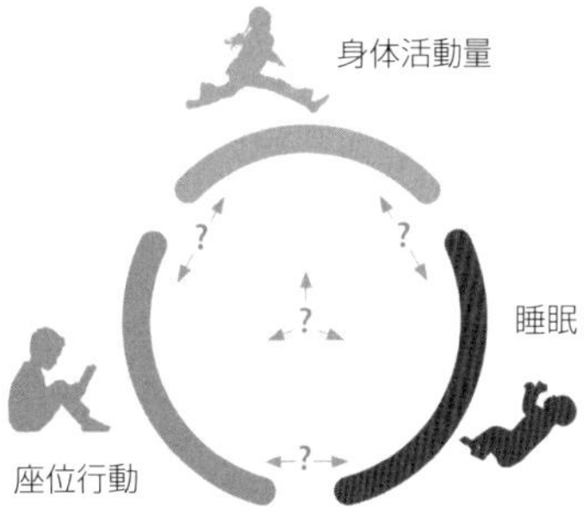

図6−15　WHOの24時間の行動ガイドライン（24−hour movement guidelines）における，乳幼児全体を統合した推奨事項（WHO, 2019）

現在，WHOの24時間行動ガイドラインの，経済状況の異なる国々における充足状況について，日本を含む43カ国が参画した国際共同研究が実施されている（田中ほか，2019；Okely et al., 2021）．

このように諸外国では，エビデンスに基づき，乳幼児期からの身体活動量，座位行動，さらには，24時間の行動に関するガイドラインが各年代で策定されている．

なお，乳幼児に関するこの研究分野のエビデンスは少ないため，WHOのガイドラインは10年後くらいにアップデートされる予定である．また，南アフリカでも24時間の行動ガイドラインの策定が進められている．日本においても，日常の様々な生活場面での自動化，また，IT化の推進により，今後のスクリーンタイムは益々増加することが予測される．日本の子どもの今と未来の元気を守るためにも，子ども，青少年における身体活動量，座位行動，睡眠の現状把握と，エビデンスに基づいた24時間の行動のガイドラインが必要ではないだろうか．

エッセンシャル・ポイント

♠日常の身体活動量や座位行動は，子どもの肥満，体力，心理的・社会的側面，学業成績等の健康関連指標と関係が見られる．

♠身体活動量は，すでに幼児期から，男子が高く女子が低い傾向である．男子のスクリーンタイムは，女子に比較して長い傾向である．

♠日本では，週末の身体活動量は，平日に比較して低い．体育授業時間中の加速度計法で評価した中高強度活動は，小学生では約30％，中学生では約35％，高校生では約40％である．また，日本の小学生の平日の校内での清掃および休み時間中の中高強度活動は，一日のうち約20％しか占めていない．

♠幼児期から，週末に子どもの身体活動量を増加させる方策や女子への働きかけが必要である．また，時間帯別の検討により，体育授業は男女を問わず，身体活動量を高めることができること，小学生では，始業時間前や放課後の活用が有益である可能性があること，また，休み時間は校庭へ出るように働きかけることが重要であるといえる．

♠日本の小学生の夏季休業中は，学期中に比較して身体活動量が低く，座位時間が長い．また，家庭や自宅周辺の環境といった環境要因との関係は，諸外国とは異なる．

♠日本では幼児と成人・高齢者を対象に身体活動量に関するガイドラインが策定されている．

♠諸外国では，年齢別に，身体活動量，子どもでは，座位行動のガイドラインが策定されている．最近では，子どもについて24時間全体の行動（身体活動量，座位行動，睡眠）のガイドラインも策定されはじめている．

Column⑥　「早寝早起き朝ごはん」

文部科学省では「早寝早起き朝ごはん」国民運動を推進している．この国民運動は，子ども達が健やかに成長していくために大切な「適切な運動」，「調和のとれた食事」，「十分な休養・睡眠」，つまり「よく体を動かし，よく食べ，よく眠る」という，成長期の子どもにとって当たり前で必要不可欠な基本的生活習慣の大きな乱れを，幼児期から改善しようという取り組みである．日本の15歳未満の子どもおよび青少年の身体活動量に関して，国を代表するデータはみられない．朝食の摂取状況は，スポーツ庁（2018）の調査によると，全国の小学５年生あるいは中学２年生の約20％が「朝食を毎日食べていない」．そして，睡眠時間については，約60％の子どもが8時間未満の睡眠時間なのである．

朝食が重要なのは，欠食や小食といった量的な問題だけはない．朝食は新しい一日をはじめるために，体内時計をリセットする．体内時計は24時間より少し長いため，１日24時間との差が毎日生じてしまう．体内時計を１日ごとにリセットし，１日24時間のリズムに戻さなければ，１週間放っておくと，1時間以上も差ができてしまう．体内時計は2つに分けられ，１つは「中枢時計（左右の視神経が交差するところに一対備わっている「視交叉上核」と呼ばれる部位にある）」，もう１つは「末梢時計（肝臓や心臓，血管など全身に備えられている）」である．中枢時計をリセットするには，朝，光を浴びることが必要である．一方，末梢時計をリセットする第一の手段は朝食である．起きたら，先ずはカーテンを開け，太陽の日差しを浴び，朝食を食べる習慣をつけてほしい．最近では，「時間栄養学」という研究分野において，朝食には何を食べると良いか，という研究も進んでおり，今後が楽しみである．

最近は，あらゆるところでインターネットが使用でき，スマートフォン，SNSの普及など，まるで24時間つながっている状態で，子どもも大人も昔とは異なる事情がある．いつも眠りにつく時間と起床時間を同じ時刻とし，前後30分以内に収めることが勧められるが，時には，眠りにつく時間が遅くなる日もあるだろう．その場合も，いつもと同じ時刻に起床し，朝のリセットを行い，新しい一日をスタートさせたい．また，塾や習い事で夜遅くまで勉強をしている子どももいるかもしれない．筆者も，中学校からは，京都から大阪までアーティスティックスイミングの練習に通っていたため，帰宅は22時を過ぎていた．帰路の電車の中でうっかり眠ってしまった日は，帰宅後，慌てて夕食を摂り，宿題をしていたものである．しかし，脳が，起きている間に記憶した情報を整理するのは，睡眠中である．そのため，夜に十分な睡眠をとることは不可欠である．運動をはじめとする身体活動量の低下，食習慣や睡眠習慣の乱れは，個人や各家庭の問題として見過ごすことなく，社会全体の問題としての取り組みが重要である．子どもも大人も，睡眠と食習慣といった基本的な生活習慣を整えて，みんなで元気になろう！

第7章 身体活動量，座位行動の国際研究を比較する

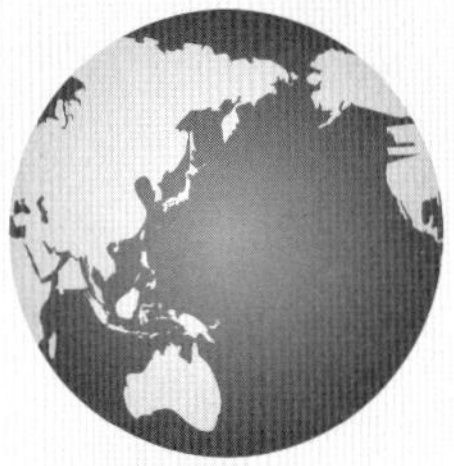

1．肥満とやせの子どもの国際比較

NCD Risk Factor Collaboration（2017）による世界200カ国の国際比較研究では，WHO growth referenceを用いて，

BMIの中央値−2SD（標準偏差）以下を中程度および重度の低体重

中央値−2SD～1SD以下が軽度の低体重

中央値＋1SD～2SDが（肥満ではない）過体重

中央値＋2SD以上を肥満児

と分類している．2016年時点で，5歳から19歳の肥満児は，40年間で10倍となり，女子が5,000万人，男子が7,400万の合計1億2,400万人であった．なお，過体重の子どもは，2億1,300万人であった．一方，低体重の子どもの数は2000年をピークに減少が続いており，女子が7,500万人，男子が1億1,700万人の合計1億9,200万人であった．2022年には，肥満児が低体重児の数を超えると予想されている．

所得水準が高い国では，肥満児率は安定する傾向にあった．しかし，その他の多くの国で肥満児の割合は上昇しており，中でも東アジアでの肥満児が最も増加していた．この傾向は，もはや成人のそれと一致していない．最も肥満率が高かったのは，ポリネシアやミクロネシアであり，子どもの約半数が太り過ぎか肥満であった．また，中国とインドでは肥満児率が，近年，急増している．

一方，低体重児の割合が最も高かったのはインドであり，女子の22.7％と男子の30.7％を占めていた．東アジアや中南米，カリブ海ではこの数十年間のうちに，低体重児より肥満児の増加へと状況が変わってきている（**図7−1**）．この国際比較研究では，日本の子どもの肥満率は低く，女子が1.7％，男子が5.0％であり，200カ国のうち，女子が193番目，男子が142番目であった．女子の肥満度が1～2％であった国は，日本の他に，カンボジア，ブルキナファソ，ベトナム，エチオピア，インド，マダガスカル，コンゴ共和国，ネパール，ニジェール，そしてチャドであった．一方，日本の低体重の割合は中程度であり，女子が14.2％の118番目，男子が16.6％の100番目であった．

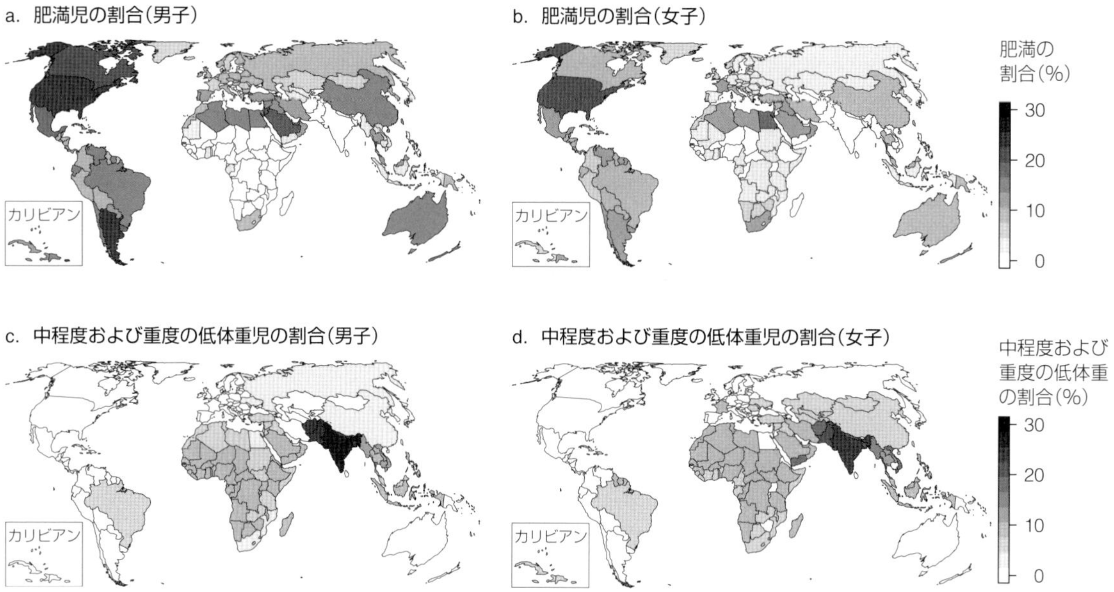

図7−1　世界における肥満と低体重の割合（NCD Risk Factor Collaboration, 2017）

2．身体活動量・運動習慣・座位行動・体力の国際比較

第1章で紹介した身体活動量の国際比較研究（Hallal et al., 2012）の他にも，世界的な身体不活動を解決するための国際的な取り組みとして，複数の研究がなされている．ここでは，身体活動量の現状だけでなく，その変動要因や環境といった包括的な国際比較研究を詳細に見てみよう．非営利団体である国際機関 Active Healthy Kids Global Alliance（https://www.activehealthykids.org/）では，6大陸からの参加国が，子ども・青少年の身体活動の現状やサーベイランスシステムの状況および変動要因について，共通の指標および枠組みを用いて各国を代表するデータの等級づけを行った "The Report Card on Physical Activity for Children and Youth"（以下，Report Card）を作成している．そして，各国の Report Card の結果を用いて，国際比較研究が行われている．

Report Card は，2005年にカナダが独自に開始した．その後，カナダを中心とする15カ国が，Report Card を出版し，2014年に初の国際比較研究を実施，さらに，2016年に38カ国，2018年に49カ国による国際比較研究が実施された（Tremblay et al., 2014, 2016；Aubert et al., 2018）．日本は，著者が英国・スコットランドへ留学中に招待され，2016年から参画している（Tanaka et al., 2016）．2018年の国際比較研究における国際共通指標は，指標①：日常生活全般の身体活動量，指標②：組織化されたスポーツへの参加，指標③：活動的な遊び，指標④：活動的な移動手段，指標⑤：座位行動，指標⑥：体力，指標⑦：家族および仲間の影響，指標⑧：学校，指標⑨：地域社会と環境および指標⑩：政府であった．さらに各国で必要とする指標については，追加することが認められている．

表7−1　各指標の等級付けのための枠組み
（Tanaka et al., 2019より作表）

A⁺	94−100%	
A	87− 93%	子どもおよび青少年の大部分が該当する
A⁻	80− 86%	
B⁺	74− 79%	
B	67− 73%	子どもおよび青少年の半分以上が該当する
B⁻	60− 66%	
C⁺	54− 59%	
C	47− 53%	子どもおよび青少年のおよそ半分が該当する
C⁻	40− 46%	
D⁺	34− 39%	
D	27− 33%	子どもおよび青少年の半分以下が該当する
D⁻	20− 26%	
F	＜20%	子どもおよび青少年のわずかが該当する
INC	階級を評価するためのデータが不十分な場合	

INC：Incomplete-insufficient or inadequate information

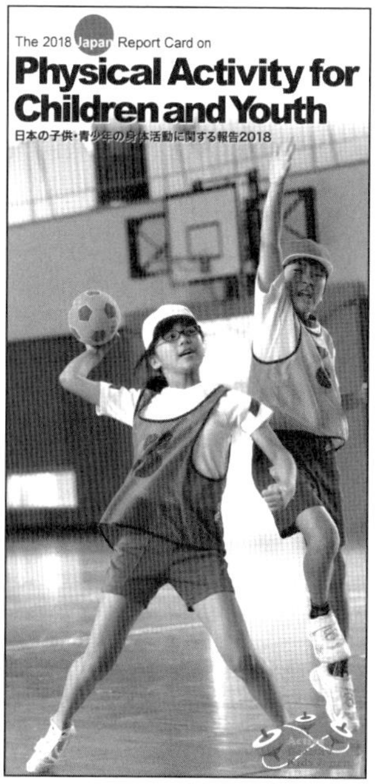

図7−2　2018年版の日本のReport Cardの表紙（Tanaka et al., 2019）

例えば，指標①は，子どもおよび青少年における身体活動のガイドラインを満たす者の割合など，指標②は，運動・スポーツ教室および/あるいは身体活動プログラムに参加している子どもおよび青少年の割合などが，等級付けの基準として用いられている．各指標の等級付けは，**表7−1**に示した枠組みが用いられている．各国のReport Cardは，Active Healthy Kids Global Allianceの規定に基づき，各国で立ち上げられたウェブサイトから，ダウンロード可能となっている．例えば，日本は，アクティブヘルシーキッズジャパンとして，ウェブサイト（http://activekids.jp/）を立ち上げ，Report Cardの短編と長編を和文でも掲載している．さらに，国際動向のみならず，後述する地方自治体別の情報も掲載し，日本全国の子ども達の身体活動量促進と座位行動抑制に貢献すべく活動を行っている（**図7−2**）．

2018年の日本のReport Cardにおける各指標の等級とその要約を以下に示した（Tanaka et al., 2019；Aubert et al., 2018）．

指標①日常生活全般の身体活動量：等級＝INC（49カ国の平均等級はD）

日本を代表する子ども・青少年の身体活動量に関する，国を代表するデータはみられない．

指標②組織化されたスポーツへの参加：等級＝B⁻（49カ国の平均等級はC）

スポーツ庁の「平成28年度体力・運動能力調査」（2017）によると，小学1年生から高校3年生の組織化されたスポーツへの参加率の平均値は，64％であった．

指標③活動的な遊び：等級＝INC（49 カ国の平均等級は D^+）

子ども・青少年の活動的な遊びに関する，国を代表するデータはない．国による外遊び時間のガイドラインは示されていない．

指標④活動的な移動手段：等級＝A^-（49 カ国の平均等級は C）

スポーツ庁の「平成 29 年度全国体力・運動能力，運動習慣等調査」（2018）によると，小学 5 年生と中学 2 年生の徒歩または自転車で通学している割合は，89 %と 82 %であった．

指標⑤座位行動：等級＝C^-（49 カ国の平均等級は D^+）

スポーツ庁の「平成 29 年度全国体力・運動能力，運動習慣等調査」（2018）によると，ふだんの平日に学校から帰った後や，学校が休みの日の，一日あたりのテレビや DVD，ゲーム機，スマートフォン，パソコンなどの画面を見ている割合が 2 時間以上であったのは，小学 5 年生が 51 %，中学 2 年生が 62 %であった．

指標⑥体力：等級＝A（49 カ国の平均等級は C）

スポーツ庁による「平成 28 年度体力・運動能力調査」（2017）によると，9〜17 歳の有酸素性能力の指標である 20m シャトルランの最高速度（km/h）の平均値は，90 パーセンタイルであった．

指標⑦家族および仲間の影響：等級＝C^-（49 カ国の平均等級は D^+）

スポーツ庁の「平成 29 年度全国体力・運動能力，運動習慣等調査」（2018）によると，小学 5 年生が家の人と一緒に，運動やスポーツを週に 1 回以上する割合（よくあると時々の合計）は，31 %であった．小学 5 年生と中学 2 年生が，家の人から運動やスポーツを積極的に行うことをすすめられることが，「よくある」および「時々ある」の割合は，各々58 %と 47 %であった．

指標⑧学校：等級＝B^+（49 カ国の平均等級は C）

小学校から高等学校では，文部科学省による学習指導要領により，体育の授業の内容や授業時数が決められている．全ての学校で休み時間が組み込まれており，からだを動かせる機会がある．しかし，小学校では，専科教員による体育の授業が実施されていない（約 5 %）．また，小学校の教科では，体育のみ検定教科書が発行されていない．

指標⑨地域社会と環境：等級＝B^-（49 カ国の平均等級は C）

厚生労働省による「健康日本 21（第二次）」において，住民が運動しやすいまちづくり・環境整備に取り組む自治体数は，30/47 都道府県（64 %）であった．

指標⑩政府：等級＝B（49 カ国の平均等級は C）

スポーツ基本法，健康増進法，学校給食法，学習指導要領といった複数の法令が整備されている．さらに，戦略・施策としても，スポーツ基本計画，健康日本 21（第二次）などがある．しかしながら，日常の身体活動に関する指針は，幼児，成人および高齢者を対象に策定されているものの，6〜17 歳の子どもおよび青少年については，国の指針は策定されていない．

1）国際比較を踏まえた日本の課題

2018 年の Report Card は，6 大陸の 49 カ国から発行されているが，それらの等級を比較した結果，日本の特長として，以下の点が明らかとなった．日本は，大部分の先進国と同様，インフラと政策の等級では世界平均を上回っていた．しかし，日本の子どもや青少年の多くが，スクリーンタイム（テレビ・ビデオ・ゲームなど）に，多くの時間を費やしていた．さらに，49カ国のうち，日本とボツワナのみが，「身体活動量のデータがないために，現状がわからない」という問題点を抱えていることが明らかとなった．例えば，2016年の38カ国の国際比較で，中国の身体活動量は上海の子どものデータのみが用いられていた．しかし，2年後には，中国全土のデータが収集され，国の現状が示されたのである．日本が際立っているのは，子ども・青少年の組織的なスポーツへの参加，活動的な移動手段，および体力に関する利用可能なデータの量と質，そして学校での体育授業の取り組みであった．これらのことから，日本の身体活動を改善するために優先するべきは，以下の4点である．

・日常生活全般の身体活動量の実態を把握するための，国を代表する調査の必要性
・座位行動の抑制
・家族や仲間の支援の必要性
・スポーツ，身体を使う遊びを行うための環境整備

２）国際的な傾向

Active Healthy Kids Global Allianceがまとめた国際的な傾向と結果の良かった国の例を見てみよう．全ての国の等級の詳細については，「等級順にまとめた各国の結果」を**表７−２**に示した（Active Healthy Kids Global Alliance, 2018）．その結果，子どもの不活動の世界的な広がりに直面しており危機的な状況である．子ども達はあまりにも座りすぎで，活動的ではなく，それは，低い体力レベルという形で示された．

３）結果のよかった国の例

（1）スロベニア

スロベニアは全般的な身体活動量（A^-），家族および仲間（B^+），および政府（A）の指標が最も優れた等級を示し，全体の平均等級はBであった．スロベニアは，スペインと同様に座位行動（B^+）で，また，フィンランドとポルトガルと同様に学校（A）で，最高の等級を示した．スロベニアでは，スポーツを，市民の間で国家アイデンティティを育成し世界的なアイデンティティを成就するための有効なツールと見なす傾向がある．スロベニアの注目すべき特徴は，ここ約30年の国の文化として，スポーツを重要視していることである．1987年以来，毎年4月に，スロベニアの学校の6歳から19歳の子ども・青少年の大部分を対象に，Slofitという国を代表する学校主体の体力の調査システムが実施されている．スロベニアでは，運動スキルと体力の低下傾向が20年以上にわたって観察されていたが，2011年以降，これらの傾向は，子どもに週当たり2時間を追加した健康志向の身体活動介入プログラムの実施後に逆転した．学校内の体力テス

表7−2　2018年の等級順にまとめた6大陸・49カ国の結果（Aubert et al., 2018より作表）

日常の身体活動量	組織化されたスポーツ参加	活動的な遊び	活動的な移動	座位行動	体力	家族と仲間	学校	地域環境	政府	平均等級
スロベニア A−	デンマーク A−	エチオピア B	日本 A−	バングラデシュ A−	日本 A	ネパール A	フィンランド A	スウェーデン A	スロベニア A	スロベニア B
ジンバブエ C+	カナダ B+	オランダ B	ネパール A−	ネパール B+	スロベニア A−	スロベニア B+	ポルトガル A	オーストラリア A−	デンマーク A−	デンマーク B−
ガーナ C	スウェーデン B+	ガーナ B−	ジンバブエ A−	スロベニア B+	フランス B−	タイ B	スロベニア A	カナダ B+	フィンランド A−	日本 B−
オランダ C	フランダース B	ブルガリア C+	デンマーク B+	スペイン B+	台湾 B−	フィンランド B−	デンマーク A−	デンマーク B+	ニュージーランド B+	ネパール B−
ナイジェリア C	ドイツ B	オランダ C+	フィンランド B+	ジンバブエ B	チェコ共和国 C+	ドイツ B−	フランス B	フィンランド B+	カタール B+	フィンランド C+
南アフリカ C	オランダ B	フィンランド C	香港 B+	ボツワナ B−	リトアニア C+	オーストラリア C+	ポーランド B	ドイツ B+	台湾 B+	オランダ C+
バングラデシュ C−	ニュージーランド B	ナイジェリア C	韓国 B+	ナイジェリア B−	フィンランド C	フランダース C+	タイ B	台湾 B+	タイ B+	ポルトガル C+
イングランド C−	スコットランド B	インド C−	コロンビア B	スウェーデン C+	ポルトガル C	カナダ C+	オーストラリア B+	フランダース B	アラブ首長国連邦 B+	スペイン C+
香港 C−	スペイン B	スペイン C−	ナイジェリア B	フランダース C	イングランド C−	チェコ共和国 C+	チェコ共和国 B+	チリ B	フランダース B	スウェーデン C+
リトアニア C−	ジンバブエ B	ウェールズ C−	ブルガリア B−	エクアドル C	ポーランド C−	ジャージー C	イングランド B+	チェコ共和国 B	コロンビア B	バングラデシュ C
ブルガリア D+	オーストラリア B−	ブラジル D+	インド B−	ガーンジー C	米国 C−	ポルトガル C	ドイツ B+	エストニア B	エストニア B	フランダース C
カナダ D+	チェコ共和国 B−	中国 D+	オランダ B−	ジャージー C	ウルグアイ C−	ブラジル C−	日本 B+	香港 B	日本 B	チェコ共和国 C
コロンビア D+	日本 B−	ジンバブエ D+	スペイン B−	チリ C−	オーストラリア D+	日本 C−	台湾 B+	ニュージーランド B	ナイジェリア B	ドイツ C
メキシコ D+	ポルトガル B−	カナダ D	ベネズエラ B−	香港 C−	韓国 D+	ニュージーランド C−	フランダース B−	ポルトガル B	ポルトガル B	ニュージーランド C
ネパール D+	ブラジル C+	スロベニア D	フランダース C+	インド C−	ブラジル D	ポーランド C−	カナダ B−	スロベニア B	スウェーデン B	ナイジェリア C
スウェーデン D+	ブルガリア C+	ボツワナ D−	中国 C+	日本 C−	カナダ D	南アフリカ C−	ジャージー B−	コロンビア B−	チリ B−	台湾 C
ウェールズ D+	フィンランド C+	チェコ共和国 D−	チェコ共和国 C+	レバノン C−	チリ D	中国 D+	ニュージーランド B−	日本 B−	カナダ C+	ジンバブエ C
ブラジル D	ガーナ C+	ドイツ D−	ガーナ C+	リトアニア C−	中国 D	ブルガリア D	エストニア C+	スコットランド B−	チェコ共和国 C+	オーストラリア C−
チェコ共和国 D	ガーンジー C+	エストニア F	メキシコ C+	オランダ C−	香港 D	エストニア D	リトアニア C+	タイ B−	レバノン C+	ボツワナ C−
エクアドル D	スロベニア C+	タイ F	ボツワナ C	ポルトガル C−	ジャージー D	インド D	スペイン C+	ブルガリア C	ポーランド C+	ブルガリア C−
エチオピア D	ウェールズ C+	オーストラリア INC	ブラジル C	台湾 C−	コロンビア D−	リトアニア D	スウェーデン C+	イングランド C	ウェールズ C+	カナダ C−
フィンランド D	コロンビア C	バングラデシュ INC	エチオピア C	アラブ首長国連邦 C−	インド F	ウェールズ D	ブラジル C	ジャージー C	ボツワナ C	コロンビア C−
フランス D	エストニア C	フランダース INC	ポーランド C	ウルグアイ C−	バングラデシュ INC	香港 D−	ブルガリア C	リトアニア C	フランス C	イングランド C−
ガーンジー D	エチオピア C	チリ INC	スコットランド C	カナダ D+	フランダース INC	チリ F	香港 C	ポーランド C	香港 C	フランス C−
インド D	香港 C	コロンビア INC	スロベニア C	コロンビア D+	ボツワナ INC	エクアドル F	オランダ C	米国 C	リトアニア C	香港 C−
レバノン D	リトアニア C	デンマーク INC	南アフリカ C	デンマーク D+	ブルガリア INC	エチオピア F	カタール C	ブラジル C−	メキシコ C	リトアニア C−
ポルトガル D	メキシコ C	エクアドル INC	スウェーデン C	イングランド D+	デンマーク INC	ガーナ F	ジンバブエ C	ネパール C−	スコットランド C	ポーランド C−
カタール D	韓国 C	イングランド INC	タイ C	カタール D+	エクアドル INC	バングラデシュ INC	ボツワナ C−	南アフリカ C−	南アフリカ C	カタール C−
スペイン D	米国 C	フランス INC	ウルグアイ C	ブルガリア D	エストニア INC	ボツワナ INC	ナイジェリア C−	エクアドル D+	バングラデシュ C−	タイ C−
ウルグアイ D	フランス C−	ガーンジー INC	バングラデシュ C−	ニュージーランド D	エチオピア INC	コロンビア INC	ウルグアイ C−	ガーナ D+	ジンバブエ C−	ブラジル D+
ベネズエラ D	ナイジェリア C−	香港 INC	エクアドル C−	ポーランド D	ドイツ INC	デンマーク INC	中国 D+	メキシコ D+	ブラジル D+	エストニア D+
オーストラリア D−	タイ C−	日本 INC	イングランド C−	韓国 D	ガーナ INC	イングランド INC	メキシコ D+	インド D	オーストラリア D	ガーナ D+
チリ D−	イングランド D+	ジャージー INC	フランス C−	米国 D	ガーンジー INC	フランス INC	韓国 D+	ジンバブエ D	エチオピア D	ガーンジー D+
デンマーク D−	カタール D+	レバノン INC	ドイツ C−	オーストラリア D−	レバノン INC	ガーンジー INC	チリ D	ベネズエラ D−	ガーナ D	ジャージー D+
エストニア D−	ポーランド D	リトアニア INC	リトアニア C−	ブラジル D−	メキシコ INC	レバノン INC	コロンビア D	中国 F	ガーンジー D	メキシコ D+
ドイツ D−	南アフリカ D	メキシコ INC	ニュージーランド C−	チェコ共和国 D−	ネパール INC	メキシコ INC	エチオピア D	エチオピア F	インド D	スコットランド D+
ジャージー D−	ベネズエラ D	ネパール INC	ポルトガル C−	フィンランド D−	オランダ INC	オランダ INC	ガーナ D	バングラデシュ INC	ジャージー D	南アフリカ D+
ニュージーランド D−	チリ D−	ポーランド INC	台湾 C−	フランス D−	ニュージーランド INC	ナイジェリア INC	レバノン D	ボツワナ INC	韓国 D	韓国 D+
ポーランド D−	中国 D−	ポルトガル INC	オーストラリア D+	ドイツ D−	ナイジェリア INC	カタール INC	南アフリカ D−	フランス INC	ウルグアイ D	アラブ首長国連邦 D+
タイ D−	台湾 D−	カタール INC	ジャージー D+	メキシコ D−	カタール INC	スコットランド INC	アラブ首長国連邦 D−	ガーンジー INC	中国 F	ウェールズ D+
米国 D−	レバノン F	スコットランド INC	ウェールズ D+	タイ D−	スコットランド INC	韓国 INC	米国 D−	レバノン INC	ベネズエラ F	チリ D
フランダース F	ウルグアイ F	南アフリカ INC	エストニア D	中国 F	南アフリカ INC	スペイン INC	バングラデシュ INC	オランダ INC	ブルガリア INC	エクアドル D
中国 F	バングラデシュ INC	韓国 INC	ガーンジー D	エストニア F	スペイン INC	スウェーデン INC	エクアドル INC	ナイジェリア INC	エクアドル INC	エチオピア D
スコットランド F	ボツワナ INC	スウェーデン INC	レバノン D	エチオピア F	スウェーデン INC	台湾 INC	ガーンジー INC	カタール INC	イングランド INC	インド D
韓国 F	エクアドル INC	台湾 INC	カナダ D−	スコットランド F	タイ INC	アラブ首長国連邦 INC	インド INC	韓国 INC	ドイツ INC	レバノン D
台湾 F	インド INC	アラブ首長国連邦 INC	米国 D−	ウェールズ F	アラブ首長国連邦 INC	米国 INC	ネパール INC	スペイン INC	ネパール INC	米国 D
アラブ首長国連邦 F	ジャージー INC	米国 INC	チリ F	ガーナ INC	ベネズエラ INC	ウルグアイ INC	スコットランド INC	アラブ首長国連邦 INC	オランダ INC	ウルグアイ D
ボツワナ INC	ネパール INC	ウルグアイ INC	アラブ首長国連邦 INC	南アフリカ INC	ウェールズ INC	ベネズエラ INC	ジンバブエ INC	ウルグアイ INC	スペイン INC	ベネズエラ D
日本 INC	アラブ首長国連邦 INC	ベネズエラ INC	カタール N/A	ベネズエラ INC	ジンバブエ INC	ジンバブエ INC	ウェールズ INC	ウェールズ INC	米国 INC	中国 D−
49カ国の平均等級 D	C	D+	C	D+	C	D+	C	C	C	

トは，学校のプログラムを通して，子どもの身体活動レベルを高めるための行動を引き起こす上で非常に貴重なものであった．スロベニアでは，学校において必須とされたモニタリングにより，政策立案者が，体力の低下レベルを検出して行動することができた．学校内の体育や体力に重点が置かれているため，このような低下傾向が修正され，子どもや青少年は健康と体力の向上に向けて順調に進んでいける．毎日の身体活動の推奨レベルに合ったスロベニアの子どもと青少年の割合の推定値は，現在 80 %以上と高く，この奨励的な結果は，政府，教育制度，両親による子どもの身体活動量増加のための集団的支援の結果であると考えられる．

（2）その他の国

オランダは「サイクリング国家」として知られており，オランダの若者の日々の身体活動の大部分を占めている．オランダ人は，自転車を交通手段として使うだけでなく，スポーツや運動のためにも使う．学校の等級で A^- のデンマークでは，登校日に 45 分間の身体活動が義務付けられている．活動的な移動で B^+ の等級であったフィンランドでは，学校へ 1～3km のところに住む子どもの 74 %が学校へ歩いて通っている．さらに，学校から 5km 以上離れて住んでいる場合は，無料のバスまたはタクシーを子どもに提供するという全国的義務がある．カナダでは，交通を制限することにより通学路が安全になり，親や子どもにとって魅力的になっている．

4）人間開発指数との関係

国連開発計画では，「人間開発指数（Human Development Index：HDI）」を公表している．HDI とは，保健，教育，所得という人間開発の 3 つの側面に関して，ある国における平均達成度を測るための簡便な指標である．49 カ国の国際比較研究において，等級と HDI との関係が，検討されている（Aubert et al., 2018）．49 カ国において，日常生活全般の身体活動量についての等級と HDI は，有意な負の関係がみられた．

HDI 別の全ての指標の平均等級は，低および中程度の HDI の国では「C^-」，高い HDI の国では「D^+」，とても高い HDI の国では「C^-」であった．低中所得国では一般的に行動の等級が高く，関連要因の等級が低い傾向がみられたのに対し，特に高所得の国では行動の等級が低く，関連要因の高い等級がみられた．そのため，子どもや青少年における，世界的な低い身体活動と座りがちな行動が持続している傾向を修正するために，国際的に協力し，また集団的な努力が必要である．身体活動の機会を増やすために家族，地域社会，学校内で効果的な介入を実施するための戦略的な公共投資も必要であることが指摘されている．

5）加速度計法を用いた身体活動の国際比較

加速度計（ActiGraph）を用いて，子ども・青少年を対象とした国際比較研究がなされている．共通のプロトコルによる 10 カ国の 20 報の研究から，少なくとも 3 日以上のデータを有する 27,637 名（2.8～18.4 歳）のデータが用いられた

(Cooper et al., 2015)．その結果，全ての年齢層で，男子は女子より活動的であった．また，横断的に見て，5 歳以降，総身体活動量において，1 年毎に平均して 4.2 ％の低下がみられた．これは，主に，軽強度活動のレベルが低くなることと，座位行動の活動時間が増えることによる．身体活動は，低年齢の子どもでは体型による差がないものの，7 歳以降は，過体重あるいは肥満者で標準体重の者より不活動であった．身体活動量は，9〜10 歳で最も高い国と最も低い国で 15〜20 ％の差が，12〜13 歳では 26〜28 ％の差が見られた．ただし，この研究の限界点として，中高強度活動を定義するための加速度計のカットポイントについて，4〜6 歳の子どもの妥当性は十分でないこと，さらに，4 歳未満の子どもの妥当性は認められていないため，注意を要することが示されている．

加速度計法を用いた子ども・青少年の身体活動量と天候との関係の国際比較研究も報告されている．Harrison ら（2017）は，降水量と風速が増えると，身体活動量が減少し，視界が良くなることや日照時間の増加は，身体活動量の増加に関連していたと報告した．年齢は気温や降水量との交互作用を示し，低年齢の子どもの間ではより大きな関連性を示した．地理的な傾向に関しては，北欧諸国とオーストラリアのメルボルンの対象者が最も活動的であり，また，米国や西ヨーロッパの対象者に比べて，高い身体活動量となっていた．今後の研究では，特に幼児の気象条件の影響を緩和するための方策を検討すべきであり，介入において気象条件の違いを考慮する必要があることを指摘している．

3．身体活動量の変動要因の国際比較研究は「万能か？」

これらの身体活動量の変動要因の国際比較研究は，「万能」であるだろうか．2016 年の Report Card を用いた国際比較研究において，日常生活全般の身体活動量の等級付けの根拠となっている文献の収集を行い，各国における質問紙を用いた身体活動の評価法を見ると，最も多く用いられていたのは，「1 日 60 分以上の中高強度の身体活動を達成した頻度」を尋ね，日常生活全般の身体活動量を評価する質問紙であった（城所ら，2018）．そのうち 31.6 ％が，WHO の Health behaviour in school-aged children（HBSC）の質問紙を用いており，15.8 ％が Global school-based student health survey（GSHS）の質問紙を用いていた．HBSC および GSHS の質問紙は，第 1 章に示した Hallal ら（2012）の世界 105 カ国の 13〜15 歳を対象とした身体活動量の国際比較研究でも用いられている．それ以外の国では，身体活動の「頻度」および「1 回あたりの時間」より，中高強度の身体活動量を算出する質問紙が用いられていた．このように日常生活全般の身体活動量を評価するための方法が大きく違う．また，体力についても，例えば，日本では 20 m シャトルランテストの結果を，20 m シャトルランテストの国際比較研究において示された参照値を用いて等級付けを行ったが，オーストラリアでは立ち幅跳びの結果を用いており，用いた体力要素や評価のための参照値も異なる．日本は比較的複数の観点から国の調査がなされているが，**表 7−2** に示されたように，複数の国で，複数の指標で INC（階級を評価するためのデータが不十分）が見られるのが現状である．このように，調査方法の差異や調査データがないなどの問題があって，必ずしも国際比較研究は万能ではない．また，身体活動量の評価を加速度計法を用いた国際比較研究でも，年齢層によっては，身体活動量を評価するためのカットポイントが正確でないことなど，解決すべき課題がある．しかし，こうした不足している調査データが明確になれば，今後の各国の施策には役立つが，国によって用いた評価尺度は異なり，厳密な国際比較は難しい．しかしながら，国際的な様々な項目に基づいて，日本の現状を評価したり，他国から対策を学ぶことは意義がある．

４．47 都道府県別の運動習慣・座位行動・体力を国際指標で比較する

The Japan Report Card on Physical Activity for Children and Youth により，日本全体の子ども・青少年の課題は明らかとなった（Tanaka et al., 2016, 2019）．しかし，日本の子ども・青少年の不活動を解決するためには，地域単位の実情を明確にし，具体的な対策を考えることが重要である．そこで，The 2016 Japan Report Card on Physical Activity for Children and Youth の枠組みを元にして，47 の都道府県それぞれを代表する調査データを用いて，各指標の都道府県間差を男女別に検討した“47 都道府県の児童・生徒の身体活動に関する報告 2017”が報告されている（田中ら，2018）．この報告では，各指標の等級を 2016 Japan Report Card で示された５段階および「データが存在しない」の６つをさらに３段階（例：A^+，A および A^-）に分けた，より詳細な検討を行っている．

“47 都道府県の児童・生徒の身体活動に関する報告 2017”では，The 2016 Japan Report Card on Physical Activity for Children and Youth の国際共通指標に加え，文部科学省の「早寝早起き朝ごはん」国民運動を参考に，「食習慣（朝食の摂食状況）」と「睡眠習慣」についても検討されている（**表 7−3・4**）．アクティブヘルシーキッズジャパンのウェブサイト（www.activekids.jp）に結果を掲載している．最近，9〜11 歳の 12 カ国の子どもについて，朝食の摂取頻度と中高強度活動との関係が報告されたが，朝食を週に 6〜7 回摂取している子どもは，週に 0〜2 回摂取している子どもに比較して，午前中の中高強度および軽強度活動時間が有意に長く，座位時間が有意に短かったことが報告されている（Zakrzewski-Fruer et al., 2019）．このことは，食習慣や身体活動，さらには睡眠といった生活習慣がお互いに関係していることを示唆している．さらに，WHO の提唱により始まった「運動器の 10 年」世界運動を契機に，日本では学校における健康診断に「四肢の状態」が必修項目として加えられた．過活動（動き過ぎ）や不活動（動かなさ過ぎ）についても考えるため，「運動器の健康」についても検討されている（**表 7−3・4**）．

１）組織化されたスポーツへの参加

小学５年生の調査値を用いて検討した結果，全ての都道府県において男子の等級は女子より高かった．また，男女ともに最も等級が高かったのが熊本県（男子：A^-，女子：B^-），最も等級が低かったのが高知県（男子：B^-，女子：C^-）であっ

表7−3　47都道府県の児童・生徒の行動指標，健康関連指標および身体活動の要因の等級例（アクティブヘルシーキッズジャパンのウェブサイトより改変）

	スポーツへの参加			活動的な移動手段			座位行動			体　力			家族と仲間			食習慣			睡眠習慣			運動器の健康		
	男子	女子	全員	男子	女子	全員	男子	女子	全員	男子	女子	全員	男子	女子	全員	男子	女子	全員	男子	女子	全員	男子	女子	全員
北海道	B	C^-	C	A	A^-	A^-	D^-	D^+	D	D	D^+	D	D^-	F	F	A^-	B^+	A^-	C	C	C	A^+	A^+	A^+
青森県	B	C	B^-	B	B	B	D	C^-	D^+	D^+	C	C^-	D^-	F	D^-	A	A^-	A^-	D^+	D^+	D^+	A^+	A^+	A^+
岩手県	B	C	C^+	B	B	B	D	C^-	D	C^-	C^+	C	D	F	D^-	A	A	A	C^-	C^-	C^-	A^+	A^+	A^+
宮城県	B	C^-	C	A^-	B^+	B^+	D	C^-	D	D	C	D^+	D^-	F	D^-	A	A^-	A	C^-	D^+	C^-	A^+	A^+	A^+
秋田県	B^+	C^+	B	B	B	B	D	C	D^+	C	B^-	C	D	F	D^-	A	A	A	C^-	C^-	C^-	A^+	A^+	A^+
山形県	B	C	B^-	A	A^-	A^-	D^-	D^+	D	D	C	C^-	D	F	D^-	A	A	A	C^-	C^-	C^-	A^+	A^+	A^+
福島県	B	C	C^+	B^+	B	B	D^-	C^-	D	D	C	D^+	D^-	F	D^-	A^-	A^-	A^-	D^+	D^+	D^+	A^+	A^+	A^+
茨城県	B	C^-	C^+	A	A	A	D^-	D^+	D	C	B	C^+	D^-	F	D^-	A^-	A^-	A^-	C^-	D^+	C^-	A^+	A^+	A^+
栃木県	B	C	C^+	A	A	A	D^-	C^-	D	D	C	C^-	D	F	D^-	A	A	A	C^-	C^-	C^-	A^+	A^+	A^+
群馬県	B	C	B^-	A	A	A	D	C^-	D^+	D	C	C^-	D	F	D^-	A	A^-	A^-	C^-	D^+	D^+	A	A	A
埼玉県	B	C	B^-	A^+	A^+	A^+	D	C^-	D	C^-	B^-	C	D^-	F	F	A	A	A	C^-	C^-	C^-	A^+	A^+	A^+
千葉県	B^+	C	B^-	A	A	A	D	C^-	D	C^-	B^-	C	D^-	F	F	A^-	A^-	A^-	D^+	D^+	D^+	A^+	A^+	A^+
東京都	B^+	C	B^-	A^+	A^+	A^+	D	C^-	D	D	C	D^+	D^-	F	F	A	A	A	C^-	C^-	C^-	A^+	A^+	A^+
神奈川県	B	C	B^-	A^+	A^+	A^+	D^-	C^-	D	D	D^+	D	D^-	F	F	A^-	A^-	A^-	C^-	C^-	C^-	A^+	A^+	A^+
新潟県	B	C	B^-	A	A^-	A^-	D^-	D^+	D	C	B^-	C	D^-	F	F	A	A	A	C^-	C^-	C^-	A^+	A^+	A^+
富山県	B	C	B^-	A	A	A	D^-	D^+	D	D^+	C^+	C	D	D^-	D^-	A	A	A	C^-	C^-	C^-	A	A	A
石川県	B	C	B^-	A	A^-	A	D	C^-	D	C	B^-	C	D^-	F	D^-	A	A	A	C^-	D^+	C^-	A^+	A^+	A^+
福井県	B	C	B^-	A	A^-	A^-	D	C	D^+	C	B	B^-	D^-	F	D^-	A	A^-	A	D^+	C^-	D^+	A^+	A^+	A^+
山梨県	B	C	C^+	A	A^-	A^-	D	C^-	D	D	C	D^+	D^-	F	D^-	A	A^-	A	C^-	C^-	C^-	A^+	A^+	A^+
長野県	B	C	C^+	A	A^-	A^-	D	C	D^+	D^+	C	C^-	D	F	D^-	A	A	A	C^-	C^-	C^-	A^+	A^+	A^+
岐阜県	B	C	C^+	A	A	A	D	C	D^+	D^+	C	C^-	D	D^-	D^-	A	A	A	D^+	D^+	D^+	A	A	A
静岡県	B	C	B^-	A	A	A	D	C^-	D^+	D^+	C^+	C	D^-	F	D^-	A^-	A^-	A^-	C^-	C^-	C^-	A^+	A^+	A^+
愛知県	B	C^+	B^-	A^+	A^+	A^+	D^-	C^-	D	D	C	D^+	D^-	F	F	A^-	A^-	A^-	D^+	D^+	D^+	A^+	A^+	A^+
三重県	B	C	C^+	A	A	A	D^-	D^+	D	D	C	C^-	D^-	F	D^-	A^-	A^-	A^-	C^-	C^-	C^-	A^+	A^+	A^+
滋賀県	B	C	C^+	A	A	A	D^-	C^-	D	D	C	C^-	D^-	F	D^-	A	A^-	A	C^-	C^-	C^-	A^+	A^+	A^+
京都府	B^+	C^+	B	A	A	A	D^-	D^+	D	D	C	D^+	D^-	F	F	A^-	A^-	A^-	C^-	C^-	C^-	A^+	A^+	A^+
大阪府	B	C	B^-	A^+	A^+	A^+	D^-	D^+	D	D	C^-	D^+	F	F	F	A^-	B^+	B^+	C^-	D^+	C^-	A^+	A^+	A^+
兵庫県	B	C	B^-	A^+	A^+	A^+	D	C^-	D^+	D	C^-	D^+	D^-	F	F	A^-	A^-	A^-	D^+	D^+	D^+	A^+	A^+	A^+
奈良県	B	C	C^+	A	A	A	D^-	C^-	D	D^+	C	C^-	D^-	F	F	A^-	A^-	A^-	D^+	D^+	D^+	A^+	A^+	A^+
和歌山県	B	C	B^-	A	A	A	D^-	D^+	D	D^+	C	C^-	D^-	F	F	A^-	A^-	A^-	C^-	C^-	C^-	A^+	A^+	A^+
鳥取県	B	C	B^-	A	A^-	A^-	D	C^-	D^+	D^+	C	C	D	F	D^-	A	A	A	C^-	D^+	C^-	A^+	A^+	A^+
島根県	B	C^+	B^-	A	A	A	D	C^-	D^+	D^+	C	C^-	D	F	D^-	A	A	A	C^-	C^-	C^-	A^+	A^+	A^+
岡山県	B	C^-	C^+	A	A	A	D^-	D^+	D	D^+	C	C	D	F	D^-	A^-	A^-	A^-	C^-	C^-	C^-	A^+	A^+	A^+
広島県	B	C	C^+	A	A	A	D^-	C^-	D	C^-	C^+	C	D	F	D^-	A	A	A	C^-	C^-	C^-	A^+	A^+	A^+
山口県	B	C	C^+	A	A	A	D	C^-	D^+	D	C	D^+	D	F	D^-	A	A^-	A	C^-	D^+	D^+	A^+	A^+	A^+
徳島県	B	C	C^+	A^-	A^-	A^-	D	C^-	D^+	D	C	C^-	D^-	F	D^-	A^-	B^+	A^-	D^+	D^+	D^+	A^+	A^+	A^+
香川県	B	C	B^-	A	A	A	D^-	C^-	D	D	C	C^-	D^-	F	D^-	A^-	A^-	A^-	D^+	D^+	D^+	A^+	A^+	A^+
愛媛県	B	C	C^+	A	A	A	D	C	C^-	D	C	C^-	D^-	F	F	A^-	B^+	A^-	D^+	D^+	D^+	A^+	A^+	A^+
高知県	B^-	C^-	C	A^-	B^+	B^+	D	D^+	D	D^+	C	C^-	D^-	F	F	A^-	A^-	A^-	D^+	D^+	D^+	A^+	A^+	A^+
福岡県	B	C	C^+	A	A	A	D	C^-	D	D	C	C^-	D^-	F	F	A^-	B^+	A^-	C^-	D^+	D^+	A^+	A^+	A^+
佐賀県	B	C	C^+	A	A^-	A	D	C	D^+	D^+	C	C^-	D^-	F	F	A^-	A^-	A^-	D^+	D^+	D^+	A^+	A^+	A^+
長崎県	B	C	C^+	B^+	B^+	B^+	D	C	C^-	D	C	C^-	D^-	F	F	A^-	A^-	A^-	C^-	C^-	C^-	A^+	A^+	A^+
熊本県	A^-	B^-	B	A	A	A	D	C	D^+	D^+	C	C^-	D^-	F	F	A^-	A^-	A^-	D^+	D^+	D^+	A^+	A^+	A^+
大分県	B	C	C^+	A	A^-	A	D	C^-	D^+	C^-	C	C	D^-	F	F	A^-	A^-	A^-	D^+	D^+	D^+	A^+	A^+	A^+
宮崎県	B	C	C^+	A	A	A	D^+	C^+	C	D^+	C	C	D^-	F	D^-	A	A	A	D^+	D^+	D^+	A^+	A^+	A^+
鹿児島県	B	C	C^+	A^-	A^-	A^-	D	C	C^-	D	C	D^+	D^-	F	D^-	A^-	A^-	A^-	D^+	D^+	D^+	A^+	A^+	A^+
沖縄県	B	C^-	C	B	B	B	D	C	C^-	D	C^-	D^+	D^-	F	F	A^-	B^+	A^-	C^-	D^+	C^-	A^+	A^+	A^+

表7−4　身体活動関連指標の最も高い等級と最も低い等級の都道府県
（田中ら，2018およびアクティブヘルシーキッズジャパンのウェブサイトより改変）

	組織化されたスポーツへの参加	活動的な移動手段	座位行動	体　力	家族および仲間の影響	食習慣	睡眠習慣	運動器の健康
等級が最も上位の都道府県	【B】	【A⁺】	【C】	【B⁻】	【D⁻】	【A】	【C】	【A⁺】
	秋田県 京都府 熊本県	埼玉県 東京都 神奈川県 愛知県 大阪府 兵庫県	宮崎県	福井県	27県 （省略）	20都道府県 （省略）	北海道	45都道府県 （省略）
等級が最も下位の都道府県	【C】	【B】	【D⁺】	【D】	【F】	【B⁺】	【D⁺】	【A】
	北海道 宮城県 高知県 沖縄県	青森県 岩手県 秋田県 福島県 沖縄県	青森県 秋田県 群馬県 福井県 長野県 岐阜県 静岡県 兵庫県 鳥取県 島根県 山口県 徳島県 佐賀県 熊本県 大分県	北海道 神奈川県	20都道府県 （省略）	大阪府	20県 （省略）	群馬県 富山県

た．また，女子では北海道，宮城県，茨城県，岡山県および沖縄県が低かった（C⁻）．

2）活動的な移動手段

活動的な移動手段については，男子の等級は全ての都道府県において，女子と同じか，高かった．男女ともに最も等級が高い「A⁺」は全員の結果と同じ都府県であった（**表7−4**）．一方，男女ともに最も低い等級の「B」は青森県，岩手県，秋田県および沖縄県であった．

3）座位行動

いずれの都道府県でも，男子の等級は女子より低かった．男子で最も高い等級の「D⁺」がみられたのは，宮崎県であった．最も等級が低かった「D⁻」が18道府県でみられた．その他の都県では，「D」であった．一方，女子で最も等級が高かったのは，宮崎県の「C⁺」であった．また，最も等級が低かったのは，11道府県の「D⁺」であった．

4）体　力

全ての都道府県において女子の等級は男子より高かった．次に男子で最も等級が高かったのは，秋田県，茨城県，新潟県，石川県および福井県で「C」，最も等級が低かった「D」が 23 都道府県でみられた．女子で最も等級が高かったのは，茨城県および福井県の「B」であった．この 2 県は男女ともに最も等級が高かった．また，女子で最も等級が低かったのは北海道および神奈川県の「D^+」であった．この 2 県は男女ともに最も等級が低かった．

5）家族および仲間の影響

大阪府を除く全ての都道府県において，男子の等級は女子より高かった．男子で最も等級が高かったのは，13 県で「D」，最も等級が低かったのは大阪府の「F」であった．女子では，富山県および岐阜県の「D^-」であり，その他の都道府県は，「F」であった．

6）食習慣

13 都道府県において，男子の等級は女子より高かった．また，男女ともに最も等級が低かったのは，6 道府県（男子：A^-，女子：B^+）であった．また，男子では最も等級が低かったのは 25 道府県（A^-），女子では 6 道府県（B^+）でみられた．

7）睡眠習慣

男女ともに最も等級が高かったのが北海道（男子：C，女子：C）であった．福井県は，女子の等級が，男子より高かった（男子：D^+，女子：C^-）が，9 府県では，男子の等級が女子より高かった（男子：C^-，女子：D^+）．その他の全ての都府県は，男女で等級が同じであった．

8）運動器の健康

全ての都道府県で，男女で等級が同じであり，群馬県と富山県のみ「A」，その他の都道府県は「A^+」であった．

このように，体力を除く各指標の等級の地域間差は概して小さかった．これは，国際比較研究と異なり，国内比較では，同じ調査結果を用いたことにもよるものと考えられる．

都道府県別の身体活動を改善するために優先すべきは，以下の 2 点である．

・座位行動，家族および仲間の影響および睡眠習慣の等級は，いずれの都道府県でも低く，改善が必要である．

・組織的なスポーツへの参加，座位行動，家族および仲間の影響，および一部の都道府県の活動的な移動手段に性差があり，地域ごとに性差を考慮した対策の必要性がある．

なお，性差のあった指標が，活動的な移動手段を除き 47 都道府県間でほぼ一致していたため，性差に関しては，どの地域も同じような取り組みが有益である可能性がある．

表 7–5 には，各指標の該当者割合（%）を示した．割合の格差も等級の格差

表7−5　都道府県別の各指標の割合（田中ら，2018およびアクティブヘルシーキッズジャパンのウェブサイトより改変）

	スポーツへの参加			活動的な移動手段			座位行動 テレビ視聴など※			座位行動 ゲームなど※※			体力			家族と仲間			食習慣			睡眠習慣			運動器の健康		
	男子	女子	全員	男子	女子	全員	男子	女子	全員	男子	女子	全員	男子	女子	全員	男子	女子	全員	男子	女子	全員	男子	女子	全員	男子	女子	全員
全国	72.0	50.3	61.2	88.7	82.6	85.6	74.2	70.2	72.2	56.9	33.8	45.3	34.4	51.7	43.0	22.7	17.2	19.9	82.8	80.2	81.5	39.8	38.9	39.3	2.18	2.26	2.22
北海道	66.3	42.6	54.5	85.5	83.3	84.4	76.6	75.1	75.8	66.5	40.5	53.5	29.9	39.5	34.7	21.5	15.7	18.6	80.8	79.4	80.1	45.6	45.0	45.3	1.25	1.55	1.40
青森県	74.4	52.9	63.7	70.0	65.5	67.8	74.5	73.3	73.9	58.4	34.7	46.5	35.1	51.0	43.0	23.9	19.0	21.4	85.8	82.9	84.3	39.5	39.3	39.4	1.54	2.28	1.91
岩手県	69.7	47.6	58.7	71.5	67.0	69.2	76.4	76.4	76.4	57.4	34.4	45.9	41.5	56.6	49.1	26.8	19.5	23.1	88.0	85.4	86.7	44.1	42.4	43.2	2.08	2.08	2.08
宮城県	65.4	40.2	52.8	81.3	77.5	79.4	76.8	75.6	76.2	60.0	36.2	48.1	31.6	46.7	39.1	23.0	17.5	20.2	85.7	84.4	85.0	40.6	39.7	40.1	2.58	2.47	2.52
秋田県	78.0	57.6	67.8	72.1	66.6	69.4	73.4	72.1	72.7	58.9	33.1	46.0	45.2	60.4	52.8	28.5	19.5	24.0	88.3	86.1	87.2	42.9	40.9	41.9	4.70	3.90	4.30
山形県	73.3	53.2	63.3	85.8	83.4	84.6	79.0	78.2	78.6	62.6	35.5	49.1	33.8	52.2	43.0	26.2	20.0	23.1	88.0	86.2	87.1	42.3	41.0	41.6	1.02	1.02	1.02
福島県	69.1	47.2	58.2	77.1	71.9	74.5	77.0	74.9	76.0	62.4	37.5	49.9	30.5	47.8	39.2	23.9	19.2	21.5	84.1	83.0	83.5	36.6	36.1	36.4	2.26	2.45	2.36
茨城県	66.9	43.8	55.4	88.7	86.5	87.6	78.1	75.9	77.0	62.8	37.3	50.0	48.6	66.9	57.7	24.4	19.2	21.8	84.2	83.2	83.7	40.8	39.6	40.2	3.12	3.36	3.24
栃木県	69.2	47.6	58.4	90.1	88.1	89.1	77.7	74.6	76.1	60.0	32.1	46.0	33.2	51.2	42.2	26.0	19.9	22.9	85.5	85.8	85.6	40.0	40.5	40.3	3.65	3.19	3.42
群馬県	70.8	50.2	60.5	89.4	87.1	88.3	76.7	74.1	75.4	58.6	32.8	45.7	33.7	50.8	42.2	25.3	19.2	22.3	85.6	84.0	84.8	40.5	39.1	39.8	8.16	6.03	7.09
埼玉県	72.0	49.2	60.6	97.7	97.7	97.7	76.0	73.5	74.7	60.6	34.9	47.8	43.3	63.4	53.3	22.0	16.8	19.4	86.4	86.0	86.2	41.6	40.7	41.1	1.54	1.60	1.57
千葉県	75.3	53.9	64.6	92.6	90.8	91.7	75.7	72.4	74.0	61.8	36.4	49.1	43.5	61.1	52.3	21.6	16.7	19.1	83.9	83.9	83.9	39.3	37.4	38.3	2.15	3.23	2.69
東京都	75.0	54.0	64.5	95.5	95.4	95.4	75.6	72.8	74.2	62.2	38.9	50.5	30.0	47.0	38.5	22.2	15.8	19.0	86.4	86.6	86.5	43.7	43.4	43.5	1.94	2.15	2.04
神奈川県	74.9	52.9	63.9	96.2	95.7	96.0	75.9	73.5	74.7	62.9	38.7	50.8	28.3	39.4	33.8	20.9	15.3	18.1	83.1	83.0	83.0	42.2	41.3	41.7	2.27	2.45	2.36
新潟県	73.4	51.4	62.4	85.8	82.4	84.1	78.7	77.4	78.1	65.1	37.7	51.4	46.1	61.4	53.8	22.9	16.8	19.8	88.8	87.3	88.1	43.4	42.1	42.8	1.39	1.70	1.55
富山県	72.6	53.5	63.1	89.0	85.6	87.3	78.4	75.7	77.0	64.1	37.5	50.8	39.2	56.0	47.6	26.0	20.2	23.1	88.3	86.1	87.2	42.3	41.0	41.6	5.62	5.45	5.54
石川県	73.5	49.6	61.6	86.8	83.6	85.2	76.7	76.5	76.6	58.4	33.5	45.9	45.9	60.1	53.0	23.0	17.1	20.0	88.6	86.0	87.3	41.2	39.3	40.3	0.91	1.06	0.98
福井県	74.0	52.7	63.4	85.0	83.2	84.1	72.9	71.1	72.0	59.0	32.0	45.5	51.3	69.6	60.5	23.2	18.0	20.6	86.6	84.9	85.7	38.9	40.2	39.5	1.29	1.05	1.17
山梨県	70.5	46.6	58.6	85.8	83.3	84.6	76.3	75.7	76.0	58.7	33.6	46.1	30.7	46.8	38.7	23.8	19.3	21.5	85.6	84.7	85.2	42.3	43.0	42.6	1.72	1.58	1.65
長野県	70.3	49.2	59.8	85.8	82.7	84.2	73.7	71.9	72.8	55.6	30.6	43.1	36.1	49.8	42.9	25.9	18.8	22.3	86.7	86.3	86.5	42.0	41.0	41.5	1.58	2.08	1.83
岐阜県	70.5	47.8	59.2	91.3	90.3	90.8	73.9	71.6	72.8	59.7	35.3	47.5	35.9	51.1	43.5	27.7	21.5	24.6	86.5	85.2	85.8	39.2	38.8	39.0	2.37	2.34	2.36
静岡県	73.8	54.1	64.0	92.0	90.4	91.2	74.7	72.1	73.4	62.2	35.6	48.9	35.9	56.0	45.9	24.2	18.7	21.5	84.0	82.1	83.0	41.2	40.7	41.0	2.43	2.32	2.38
愛知県	74.7	55.1	64.9	97.6	97.4	97.5	76.7	74.2	75.4	62.9	37.6	50.3	27.9	45.3	36.6	22.1	17.2	19.6	83.9	83.2	83.5	39.2	38.7	38.9	1.81	1.95	1.88
三重県	68.8	48.2	58.5	92.4	90.5	91.4	77.6	75.8	76.7	64.7	38.2	51.4	33.9	48.8	41.3	24.0	19.4	21.7	83.7	82.1	82.9	43.3	41.0	42.1	2.04	1.66	1.85
滋賀県	71.2	48.6	59.9	93.7	92.8	93.2	77.1	74.8	75.9	63.2	37.2	50.2	34.9	47.0	40.9	23.6	18.3	21.0	86.1	84.2	85.1	44.2	43.3	43.7	0.92	1.09	1.01
京都府	75.7	56.0	65.9	94.3	94.1	94.2	77.0	75.7	76.3	63.1	38.2	50.6	31.6	47.4	39.5	21.1	15.2	18.1	82.6	81.1	81.8	43.4	41.0	42.2	3.65	3.69	3.67
大阪府	71.3	50.2	60.8	98.0	98.0	98.0	77.2	75.8	76.5	64.6	40.2	52.4	28.0	42.6	35.3	19.3	14.0	16.6	80.1	78.1	79.1	40.9	39.2	40.1	1.98	1.74	1.86
兵庫県	71.2	50.5	60.9	95.3	95.2	95.2	76.0	73.4	74.7	58.4	33.7	46.0	28.9	44.5	36.7	21.9	16.3	19.1	83.0	82.5	82.8	39.9	38.3	39.1	1.98	1.99	1.99
奈良県	70.5	47.7	59.1	93.4	92.2	92.8	75.9	74.3	75.1	62.2	37.0	49.6	35.9	47.6	41.7	22.2	15.8	19.0	82.7	82.4	82.5	37.2	36.5	36.8	3.12	2.90	3.01
和歌山県	71.4	51.2	61.3	87.4	85.6	86.5	77.0	75.4	76.2	67.0	39.9	53.4	36.6	53.4	45.0	22.5	16.9	19.7	81.7	82.1	81.9	41.8	41.0	41.4	4.08	4.05	4.07
鳥取県	74.0	52.9	63.5	85.7	82.9	84.3	77.6	75.8	76.7	55.0	30.0	42.5	36.5	54.1	45.3	26.6	18.9	22.7	85.7	85.1	85.4	43.0	39.0	41.0	2.10	1.92	2.01
島根県	74.7	55.1	64.9	87.1	85.4	86.3	76.3	75.3	75.8	55.5	30.2	42.9	35.2	49.4	42.3	26.3	18.2	22.2	88.3	87.0	87.7	43.2	42.5	42.8	1.23	1.23	1.23
岡山県	68.0	44.8	56.4	93.3	91.7	92.5	77.5	76.8	77.1	61.0	37.9	49.5	39.6	51.9	45.7	25.2	18.5	21.8	84.6	83.0	83.8	42.7	41.3	42.0	1.38	1.42	1.40
広島県	70.1	48.1	59.1	89.6	87.0	88.3	76.9	74.8	75.8	60.6	35.3	47.9	42.5	58.5	50.5	25.8	18.8	22.3	87.2	86.2	86.7	42.5	41.8	42.1	3.36	4.03	3.70
山口県	72.3	47.1	59.7	92.9	90.6	91.7	75.8	73.5	74.6	58.8	34.7	46.7	30.2	47.6	38.9	25.8	19.5	22.6	85.6	85.0	85.3	40.3	38.6	39.5	2.50	2.38	2.44
徳島県	69.2	47.2	58.2	84.8	82.0	83.4	73.9	71.7	72.8	60.1	36.2	48.1	33.6	48.7	41.2	24.7	19.5	22.1	81.5	78.7	80.1	39.0	35.7	37.3	1.13	1.54	1.34
香川県	71.8	51.6	61.7	90.8	88.3	89.5	78.1	75.3	76.7	62.6	36.1	49.3	33.7	49.2	41.4	25.0	19.0	22.0	82.9	81.3	82.1	39.4	37.1	38.3	1.08	1.23	1.16
愛媛県	69.1	49.7	59.4	92.4	91.0	91.7	73.6	69.9	71.7	56.8	31.5	44.1	32.7	49.1	40.9	21.4	16.4	18.9	81.8	79.8	80.8	37.4	35.7	36.5	1.25	1.26	1.26
高知県	63.8	41.7	52.8	82.0	75.7	78.9	75.8	75.3	75.5	61.1	37.0	49.1	35.5	47.5	41.5	22.5	16.2	19.3	82.4	80.9	81.6	37.8	36.5	37.2	1.53	1.32	1.43
福岡県	70.4	45.9	58.2	90.0	87.6	88.8	75.9	74.2	75.0	58.8	35.4	47.1	34.0	47.3	40.6	21.1	16.3	18.7	81.6	79.8	80.7	40.4	39.0	39.7	2.83	3.30	3.07
佐賀県	70.2	46.9	58.6	86.4	84.4	85.4	75.4	72.4	73.9	55.0	29.4	42.2	35.4	48.7	42.0	21.6	16.5	19.1	84.1	81.7	82.9	39.3	37.6	38.4	2.35	2.43	2.39
長崎県	72.0	46.9	59.5	79.9	78.2	79.1	75.0	73.1	74.0	52.4	25.4	38.9	33.3	51.3	42.3	21.5	16.8	19.1	84.8	84.3	84.5	41.3	40.2	40.7	1.29	1.10	1.20
熊本県	80.4	63.6	72.0	88.5	86.3	87.4	75.2	73.2	74.2	55.4	28.9	42.2	35.3	52.9	44.1	21.9	17.0	19.5	84.2	82.8	83.5	39.4	37.6	38.5	2.02	1.94	1.98
大分県	72.5	47.2	59.9	86.7	84.7	85.7	75.3	73.7	74.5	58.3	33.8	46.0	40.9	53.6	47.3	23.3	16.3	19.8	82.9	81.2	82.0	38.6	37.2	37.9	2.72	2.96	2.84
宮崎県	69.3	45.6	57.5	92.4	90.3	91.3	70.9	67.5	69.2	50.0	27.2	38.6	39.5	53.2	46.3	24.5	19.9	22.2	85.8	85.1	85.4	37.7	36.6	37.2	3.03	3.11	3.07
鹿児島県	70.8	48.0	59.4	82.7	80.4	81.5	73.5	70.6	72.0	50.1	26.0	38.0	29.7	48.0	38.8	23.1	17.8	20.4	82.3	80.9	81.6	37.5	35.6	36.5	0.82	0.89	0.86
沖縄県	66.6	42.2	54.4	71.8	66.9	69.4	71.6	67.2	69.4	52.7	31.0	41.9	31.7	44.5	38.1	20.9	15.7	18.3	82.3	79.4	80.8	42.2	38.9	40.5	1.47	1.52	1.50

(%)

※：ふだんの平日１日のテレビ，ビデオ・DVDの視聴時間（テレビゲームを除く）
※※：ふだんの平日１日のテレビゲーム（コンピュータ，携帯型のゲーム，携帯電話やスマートフォンを使ったゲームを含む）

と似た傾向があった．このように，体力を除き，等級としての差は１段階以内と小さいものの，各指標の該当する割合で見ると，地域間差の存在が明確となった．地域間差が最も大きかったのは体力であった（図７−３）．

あなたの居住地域，学校，学級，スポーツクラブ，学童保育などの集団，ある

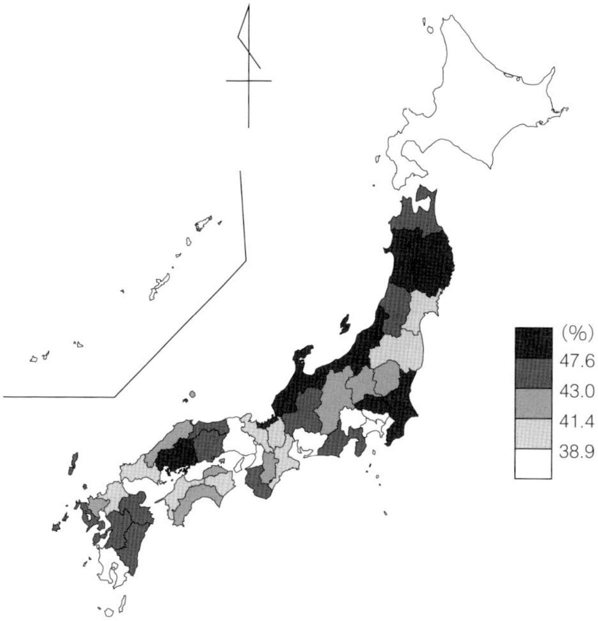

図7−3 「平成27年度全国体力・運動能力，運動習慣等調査結果」において性・年齢別の総合評価基準（5段階評価）が，AおよびB評価であった中学2年生の割合（%）（アクティブヘルシーキッズジャパンのウェブサイト）

いは，個人でも各指標の等級は作成できる．そして，各指標の等級（や割合）の国際比較や国内比較により，地域（都道府県や基礎自治体）や学校などの集団や個人の実情に応じた課題（弱み）や強みの理由をより深く考え，課題（弱み）解決や強みを伸ばす具体的な対策を講じる材料に活用できる．ただし，

・等級を決めるための基準値がない

・地域（都道府県や基礎自治体）では，対象者が主に小学5年生と中学2年生に限られているため，全ての児童生徒を捉えていない

といった課題や限界がある．また，今後，身体活動関連要因との因果関係を示す研究が必要とされている．

これらの国際比較研究や都道府県間の比較研究を用いて，参加国が世界のどの場所に位置し，あるいは各都道府県が日本のどこに位置し，どのような文化的，社会的，環境などの特長を持つのかといった疑問を通じて，子ども達の国際的な視野を育成し，学びを広げていく教育も可能である．

エッセンシャル・ポイント

♠国際的に，肥満児の増加がみられ，2016年時点で2億1,300万人であり，2022年には，低体重児の数を超えると予想されている．

♠国際的に子どもも成人も不活動であり，子どもは座り過ぎている．

♠成人に限らず，子どもの不活動は国際的な問題である．ただし，日本の子どもの現状に関する国の調査は存在しない．

♠6大陸いずれの国の子どもも，座り過ぎている．

♠47都道府県で比較すると，体力を除き，地域間差は国際比較より概して小さい．しかし，座位行動，家族および仲間の影響および睡眠習慣の等級は，いずれの都道府県でも低く，改善が必要である．また，47都道府県間でほぼ一致して組織的なスポーツへの参加，座位行動，家族および仲間の影響，一部の都道府県の活動的な移動手段に性差があり，地域ごとに性差を考慮した対策の必要性がある．なお，性差のあった指標が，活動的な移動手段を除き47都道府県間でほぼ一致していることから，性差に関しては，どの地域も同じような取り組みが有益である可能性がある．

Column⑦　英国の公立小学校での体育授業と休み時間の過ごし方

幸いなことに，勤務先で１年間の国外研修の機会を得た．さて，当時５歳の長男を同行し，自らが安心して研究生活が可能な国はどこだろうか？　もちろん，どの国でも良いわけではない．自らが直接指導を受けたい研究者の居る国から選ばなくてはならない．そこで，３カ国の研究者を訪問し，最終的に，姿勢計（activPAL）の開発にかかわり子どもの研究に従事されている，英国スコットランドのJohn J Reilly教授の研究室に受け入れを認めていただいた．日本では，５歳はまだ就学前であるが，英国では，５歳は小学校２年生である．「小１の壁」と言われるぐらい，就学前施設から小学校への進学は，親子にとって人生のイベントの１つである．まず，留学が決まった１年前から，国内で現地事情を調べ始めた．ある団体で，スコットランドのグラスゴーの状況を調べて頂いたところ，なんとグラスゴーに同じ年の日本からの子どもはいない，スコットランド全体で５名，というのである．「ロンドンなら，たくさんおられるのですが…」と職員さんはにっこり．唖然とした．ダメもとで，学年が違っても良いので，日本人学校はどうか，と伺うと，土日開講の補習校が，グラスゴーから片道１時間半にあるという．平日５日研究室で働き，週末２日，往復３時間かけて通うのは，難しい．現地校に通わせるしかない，と覚悟を決めた．グラスゴーでも私学の小学校はあるが，学費がとてつもなく高額である．公立の小学校は，日本同様，学区があり，カトリック校か普通校のいずれかが選べる．また，ワーキングマザーのため，平日と学校の長期休暇期間中のアフタースクールケア（学童クラブ）の手配も必要である．アフタースクールケアは，日本同様，校内にあるものもあれば，別の施設のスタッフがミニバンで学校へ迎えにくるものなどがある．学校選びと本人の安全はとても大事，という母としての責任感から，あらかじめ，治安の良い地区でアフタースクールケアを校内で実施している小学校を探し，その学区内で部屋を探し，契約を済ませ，小学校の校長にも面談に行き，万全を期して渡英したはず，であった．しかし，学期が始まっても学校から連絡がない．しびれを切らして連絡したところ，「No space」．なんと定員オーバーで入学できなかったのである！一から，上記の全てを満たす部屋探しからやり直しになった．結局，部屋を探しつつ，カトリック校と普通校を含め，７校を巡り，１つ目の部屋の解約，新しい部屋の契約と引っ越しを経て，やっと両方を決める直前に，最初の小学校から，「転出生が出たので，受け入れ可能」との連絡が入る．もう後には戻れなかった．非常に苦労をしたものの，不幸中の幸いで，結果的に７校を訪問することができた．最初の１校は土の校庭であったが，他は全てアスファルトの校庭であり，多くの学校が低学年（1～4年生）と高学年（5～7年生）で使用する校庭が分けられていた．一年中雨が降るため，小さな体育館があった．日本のように椅子と机が並んだ教室ばかりではなく，一部の生徒は，床に座って勉強したり，教室内にソファがあり，教員がそこに座って本を読み，生徒は床に座ったり，ソファに座ったり好きに過ごすような授業もある．制服は全ての学校であり，英国らしく，革靴である．体育の授業は，日本のような統一カリキュラムはなく，各学校で決められている．体操着はあるものの，なかなか持ち帰らないため，不思議に思い尋ねると，体育は，いつも着替えているわけではなく，制服に革靴のまま，体育館内でマット運動，ということもあった．そして，午前中には「スナックタイム」があり，日本の中休みの時間帯に，各家庭から持ってきたスナックを食べながら，自由に遊ぶ時間がある．スナック菓子を持参する児童が多かったようであるが，栄養を考えて，毎朝，果物を食べやすい大きさに切り，フォークと一緒に持たせていた．しかし，ある日，「みんな，スナック菓子を食べながら遊んでいるよ．フォークを使わない，林檎の丸かじりにしてほしいの．」との要望．間食を食べながら，アスファルトの校庭で走り回るという文化の違いに驚いたものである．給食や学校行事，そしてアフタースクールケアなど，まだたくさんお伝えしたいことはあるが，収まりきらないので，ここまでとしたい．

第8章 身体活動量を促進し，座位行動を抑制する

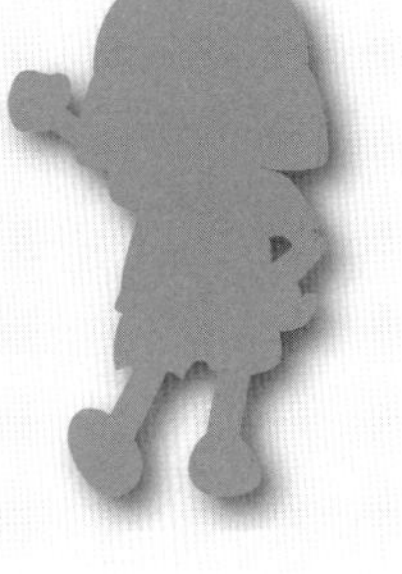

子ども達の身体活動量の促進や座位行動を抑制するための場として，家庭，地域，就学前施設・学校，病院，研究施設などが考えられる．日本でも，様々な種目の運動・スポーツ教室が，子どものみならず，中高齢者を対象に，全国各地で開催されている．また，遊びについても，異年齢交流（例えば，幼児と祖父母など）を取り入れたり，大学との連携事業を行ったりするなど，様々な実践活動が行われている．一方，各地の学校でも，始業前や中休み・昼休み，また体育授業などで活発に身体を動かす時間を作る努力がなされている．その反面，これらの個人や団体の大きな努力が，子ども達の身体活動量にどの程度の効果をもたらすのかに関する検証について，残念なことに日本の報告数は少ない．その理由として，就学前施設や学校では，保育者や教員の負担をはじめとする時間的制約や保護者と本人の同意など，大人の調査とは異なる難しさがある．さらに，第１章で記したように，妥当性の確認された評価法に基づいて調査を行う体制が整っていない点も，大きな理由である．第１章，第３章および第５章を中心に詳細を解説した通り，子どもは小さな大人ではないため，大人で用いられてきた調査法をそのまま用いることができない．まずは，調査法の妥当性から検討しなければならない（この点については，今も世界中の研究者のたゆまぬ努力が続けられている）．どれだけ調査が行われたとしても，その実験計画や評価法そのものが適切でない場合，得られた結果の意義は見いだせないのである（例えば，大人の評価法をそのまま子どもに用いてしまうなど）．

しかし，世界の将来を支えるのは，今の子ども達である．そのため，多大な労力と熱意を要する実践活動は，日本だけにとどまらず，諸外国でも実施されている．そして，それらの効果がどの程度なのか検証するための介入研究が報告されている．本章では，就学前施設や学校，家庭を中心とした介入の身体活動量や座位行動への効果を中心に，これまで報告されてきたシステマティックレビューやメタアナリシスの結果を見てみよう．

1．身体活動量を促進する方法

1）学校を主体とした介入と身体活動量などへの効果

学校のみ，あるいは学校と自宅などを組み合わせた場における身体活動量促

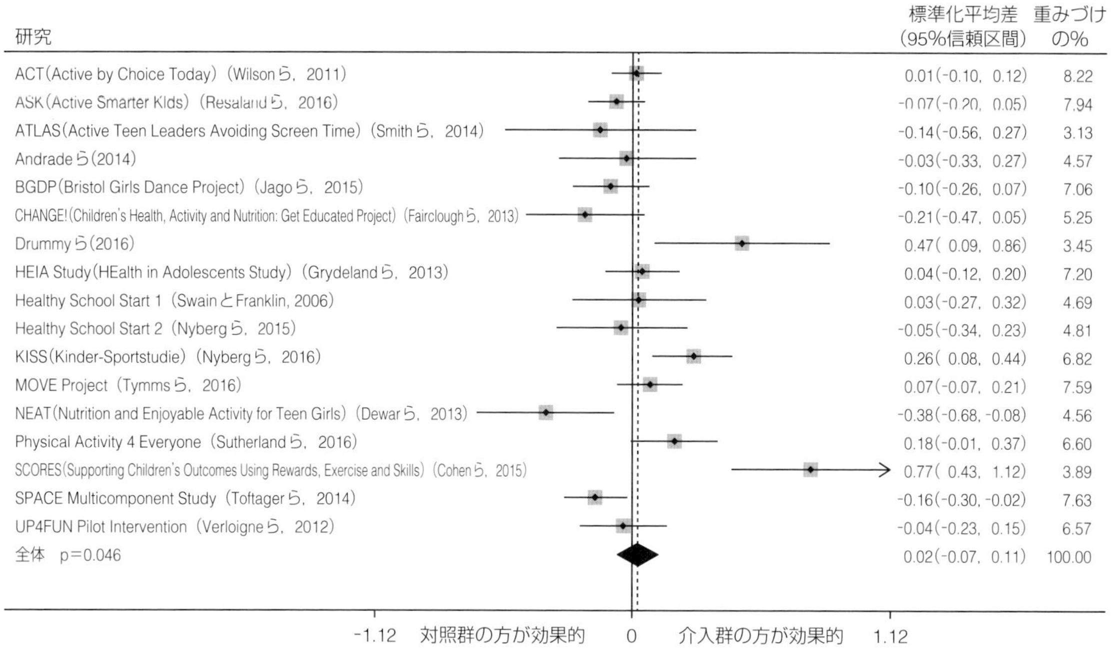

図8−1　身体活動量介入に基づく，介入群と対照群の身体活動量の変化（Love et al., 2019より改変）

進のための介入（6カ月（四分位範囲（interquartile range：IQR）：5〜12カ月））に関して，加速度計による客観的な評価法を用いて行われた25件のクラスター（学級あるいは学校レベル）ランダム化比較試験（平均年齢10.6歳）のシステマティックレビューとメタアナリシスが報告されている（Love et al., 2019）．**図8−1**に示したメタアナリシスの中で，最も効果の出ているCohenらの報告（2015）（SCORES）は，低所得地域の小学校を対象とした12カ月の介入であった．まず，教員の専門的学習，子どものリーダーシップワークショップ，身体活動量促進課題（休み時間や昼休みにゲームを計画したり，学校のニュースレターに身体活動量促進の記事を書くことなど）に焦点が当てられた．2カ月後，校内の身体活動量と基本的動作スキル促進をサポートするために，6つの対策の実施が奨励された．さらに親と交流し，子どもの身体活動量を支援（ニュースレター，保護者と教員の懇談会，および基本的動作スキルの宿題）するように促した．かつ，学校とコミュニティのつながりを改善するための戦略に取り組んだ（例えば，地元のスポーツ団体に学校のスポーツプログラムを支援するよう呼びかけるなど）．一方，Faircloughら（2013）の報告では，“The CHANGE！”というプロジェクトを立ち上げ，小学生を対象に，学校の教員主導のカリキュラムとしての身体活動量促進を，20週間教材および宿題を使って実施された．「健康的なライフスタイル」の授業（60分/回）では，例えば「“move more, sit less”（“より動き，座ることを減らそう”）のために，どのような身体活動を子ども達がすべきか」といった内容が扱われた．また，食事については，エネルギーバランス，主要栄養素，宿題は食行動の話題といった内容が取り上げられた．教室で提供した作業に加え，宿題は，食事と身体活動に関する作業を家庭で行い，家族を巻き込むことを目標としていた．

しかし，**図 8–1** の研究全体で見ると，こうした学校における身体活動量促進のための介入は，加速度計法で評価した子どもの一日あたりの中高強度活動の増加に効果的ではなかった．この「効果がない」という結果は，性別や社会経済的地位に関係なく観察された．このように，現在の学校における取り組みは，どのような性別や社会経済的地位においても，子どもの一日全体の身体活動量にプラスの影響を与えていないことが明らかとなった．これは，ねらった対象集団に介入が行き届いていなかったり，一日全体を通して効果が維持されないことが原因かもしれない．「学校での身体活動促進のための介入は，子どもの身体的な不活動や肥満の軽減に貢献するものではない」と結論付ける前に，どの程度実施できたか評価するとともに，最大限実施できるようにすることが必要であると指摘されている．現時点では，介入方法そのものの改善とそのために必要な情報の収集を意識した上で，学校での身体活動促進のための介入を実施する必要があるだろう．

2）学校を主体とした介入と健康関連指標への効果

学校主体の身体活動促進プログラムの介入が，子どもの心血管代謝危険因子（ウエスト周径囲，中性脂肪，総コレステロール，高密度リポタンパクコレステロール，低密度リポタンパク質コレステロール，収縮期および拡張期血圧，空腹時インスリンおよびグルコース）に対する有効性を検討したメタアナリシスによると（Pozuelo-Carrascosa et al., 2018），19 のランダム化比較試験（3～12 歳の小児 11,988 人を含む）について検討した結果，学校での身体活動量促進プログラムは，ウエスト周径囲，拡張期血圧，空腹時インスリンなど，子どもの心血管代謝危険因子を改善した．

前項では，学校を主体にした介入が必ずしも身体活動量の増加につながっていなかったという結果であった．健康関連指標についてはそれと異なる結果が得られたことになるが，その原因を明確にすることは難しい．例えば，健康関連指標への効果を検証するような対象集団では，もともとの健康関連指標の状態があまりよくなかった分，効果が出やすかったとも考えられる．また，比較的強度の高い身体活動を週に何回か行っても，一週間全体の中で見るとそれほど大きな割合を占めていなかったり，他の時間帯でうめあわせされたりすることがある．しかし，その結果が加速度計で評価した一日全体の身体活動量では差がみられなくても，一部の健康関連指標には効果が見られることはありうる．他にも，実施した介入方法の違いによるなど，色々と原因は考えられるが，これらはあくまで著者の推測でしかない．有効な介入方法を模索する中で，様々な介入手法が，それぞれどのような点に効果があり，効果がないのかも明確にしていく必要がある．

3）小学校での体育授業を主とした介入と身体活動量や体力への効果

第 2 章に詳細を記載した通り，身体活動量は，日常生活全般を捉えることが重要である．例えば，英国の小学生を対象とした介入研究では，体育の授業時間に大きな差（小学校 1：9.0 時間／週，小学校 2：2.2 時間／週，小学校 3：1.8 時間／週の 3 校）があっても，一日全体の身体活動量は同じであったと報告されている（図 8−2）（Wilkin et al., 2006）．そのため，身体を動かしている時間だけではなく，総計の身体活動量を考える必要がある．以下の，身体活動量の促進，体力の増進などの改善を目的として，小学校での体育授業に着目した介入研究 12 件を対象としたシステマティックレビュー（Errisuriz et al., 2018）の報告を見てみよう．介入の内容は，体育授業時間を増やすこと，もしくは教育戦略の改善であった．教育戦略としては，例えば，体育の教具や体育科教員のトレーニングへの参加のための資金提供，「The Child and Adolescent Trial for Cardiovascular Health」（子どもと青少年の呼吸循環器系の健康のためのトライアル）と呼ばれる食行動や身体活動などに関する学校でのプログラムを，学校環境に応じて有効に活用できる方法の提供，といった内容で構成されていた．体育授業時間を増やすことと教育戦略の両方を行う場合には，教員が，中高強度活動を増加することを目的とした演習の用い方について専門家によるトレーニングを受け，その後，体育授業時間を増加した．なお，これらの介入研究の中には，体育授業の介入と並行して，授業を通じて健康的な食行動を促進し，身体組成に影響を及ぼしたり，脂肪を減らして果物や野菜の摂取量の促進のために，学校のメニューを変更することも含まれていた．

システマティックレビューの結果，体育授業中の中高強度または高強度の身体活動量が増加するという結果が多くみられたが，余暇時間の身体活動量への影響については，それほど一貫した結果はみられなかった．介入の内容は，子どもにポジティブなフィードバックをするようにしたり，競争や身体活動量よりもむしろ動作発達を取り入れた体力に影響を与えるように構成されていたりしたにもかかわらず，体力を評価した半分の研究が，有意な効果を示さなかった．ただし，12 件の研究の身体活動量の評価には，主観的な方法と客観的な方法の異なる手法が用いられていた点には留意すべきである．その中で加速度計によって評価した 2 件の研究では，トレーニング群の身体活動量は対照群より有意に多かった．それに対し，質問紙で評価した余暇時間の身体活動量は，1 報は対照群より有意に多かったが，もう 1 報では有意な差がみられなかった．一般に客観的な方法の方が相対的な身体活動量をより正確に反映しており，それがこうした結果にも影響しているのかもしれない．今後，加速度計などを用いた客観的な方法による研究が重要である．体育授業は，身体活動量だけを促進することが目的ではなく，身体活動量の促進とともに，体力や動作発達を促しながら，運動に必要な知識を学び，生涯を通じた活動的なライフスタイルに結び付けること，そして個人および社会的な行動を育成することが重要である．

4）幼児および小学生を対象とした介入と基本的動作スキルや身体活動量への効果

基本的動作スキルと身体活動量を改善するための 18 件の介入研究を対象に，客観的に評価した基本的動作スキルと客観的あるいは主観的に評価した身体活

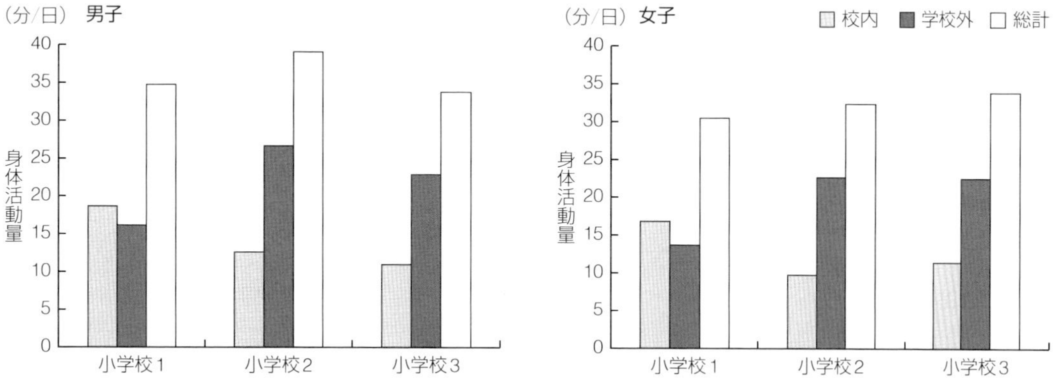

図8-2　体育の授業時間の異なる3つの小学校の校内と学校外および総計の身体活動量 (Wilkin et al., 2006)
体育の授業時間は，小学校1：9.0時間/週，小学校2：2.2時間/週，小学校3：1.8時間/週

動量の変化についてシステマティックレビューとメタアナリシスが行われた（Engel et al., 2018）.

介入は2種類に分類され，1つは専門家主導，もう一方は，教員への教育による介入であった．前者では，子ども達が，基本的動作スキルのトレーニングの提供に関する専門家から直接教育された．なお，基本的動作スキルの専門家とは，「基本的動作スキルの提供についての高等教育を受けた人」として定義されていた（例：体育教師，運動生理学者または理学療法士）．前者は，こうした専門家による，通常の就学前施設や学校での授業時に実施された介入であった．一方，後者は，チャイルドケアセンター（就学前施設）または学校の教職員に，基本的動作スキルおよび身体活動に関する教育資料のみが提供され，その後，この資料に基づいて，子ども達に上記の教職員によってトレーニングが提供されたという介入であった．すなわち，基本的動作スキルの専門家は，子ども達に直接指導をしなかった．前者の介入の例としては，幼児を対象に，身体活動量と基本的動作スキルを向上し，かつ，スコットランドの保育カリキュラムにある「“physical development and movement”（身体発達と動作）」の要素にある要件を満たすように，専門家によるプログラムを24週間にわたり週に3回，30分/回実施された．さらに，各家庭へ就学前施設と自宅での身体的な遊びを結びつける手引きや，グラスゴーの幼児の身体活動量が低いことを示す最新の知見および家族がテレビ視聴の時間を減らす機会を模索することを推奨したチラシの配布などが行われた．レビューの結果，幼児では，週に3回あるいはそれ以上の専門家主導の介入により，基本的動作スキルに有意な改善がみられた．また，専門家主導の介入では，中高強度活動と座位行動の間に強い負の相関がみられた．

なお，日本の就学前施設では，施設によっては，高等教育で体育や運動生理学などの教育を受けた指導者により運動遊びが実施されているものの，通常の保育時間における室内外での遊びなどで体育専門の保育者による保育は，一般的には実施されていない．第5章で解説した通り，横断研究ではあるものの日本では指導回数が多いほど運動能力が低かったとする報告がある（杉原，2008）．また，指導者による運動遊びの実施時間が長いほど，中高強度活動は有意に低かった，という報告もある（田中ら，2019）．スポーツ庁の調査（2018）によると，日本の小学校での専科教員による体育の授業は，わずか約5％である．さらに，小学校の教科では，体育のみ検定教科書が発行されていない．

5）就学前施設における保育内容と身体活動量への効果

客観的に評価した幼児の身体活動量と就学前施設での介入内容との関係について検討した11件の研究のうち，7件で有意な介入効果がみられた（Peden et al., 2018）．中高強度活動に効果がみられた介入の例としては，休み時間に音楽の教員主導でDVDを利用し，中高強度活動時間に焦点を当てた10分間の身体活動を，6カ月の介入期間中，週に16回行ったものがある．他の研究では，14週間の介入期間中に，20分/回の身体活動量促進に焦点を当てたヒップホップの授業と，20分/回の運動と栄養を教える授業を，週に3回実施した．かつ，保護者にニュースレター（授業の内容と宿題を含む）や教師が用いていたのと同じCDが配布された．11件のうち，専門的な学習成果と身体活動量の成果を報告している研究は2件のみであった．保育者は，保育環境において子どもの身体活動レベルを変更する上で重要な役割を果たすが，子どもの身体活動の成果に影響を与える可能性のある専門的な学習に関する研究は少なかった．このように，どのような保育内容が身体活動量促進に効果があるかについては，今後の研究成果が待たれる．

6）家庭での身体活動促進の介入に関する効果

家庭での身体活動促進に関する5～12歳を対象とした47件の研究のうち，19件を用いてメタアナリシスを行った結果，介入群（標準化されたもの）を支持する有意な小さな効果が報告されている（平均差：0.41，95％CI：0.15－0.67）（Brown et al., 2016）（**図8－3**）．ただし，感度分析を行い，異常値を1つ除去すると，効果量は0.29（95％CI：0.14－0.45）に減少した．

家庭での身体活動促進の介入への留意点として以下の点が挙げられている．

・家族での介入は，それらが提供される家族の民族性，動機，および時間的制約に合わせて調整する必要がある．
・目標設定と強化のテクニックを組み合わせることは，モチベーションの向上を通じて身体活動を改善するために考慮されるべきである．
・行動を変える方法についての資源や理解が不足している場合は，知識を増やすための教育戦略を採用すべきである．ただし，これらの戦略は，他の介入アプローチと組み合わせる必要がある．
・子どもと家族の両方の身体活動を増加させるための介入を計画する際には，家族の心理社会的環境の改善を目標とすることを検討すべきである．これらはまた，変化の主体としての子どもへ焦点をあてるべきである．

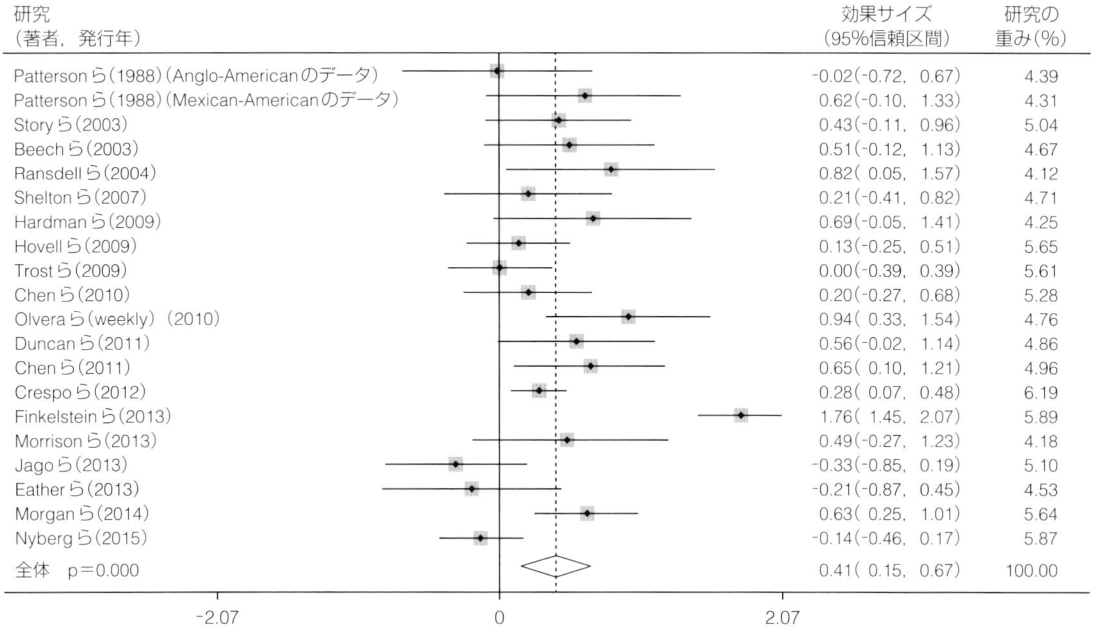

図8-3　子どもの身体活動量への介入効果（Brown et al., 2016より改変）

7）学校での介入と認知機能や学業成績への効果

教室内での身体活動促進の介入と教室内での行動（例えば，教師による課題への集中），認知機能（例えば，実行機能），および学業成績（例えば，標準化されたテストの点数）を含む学力関連の成果への影響が検討された（Watson et al., 2017）．39件の論文が選択基準を満たし，16件がメタアナリシスに用いられた．メタアナリシスの結果，教室内での身体活動が，教師による課題への集中を増やす（標準化平均差＝0.60，95％CI：0.20－1.00），および，進捗監視ツールを使用した場合の学業成績（標準化平均差＝1.03，95％CI：0.22－1.84）にプラスの効果を示した．一方，認知機能（標準化平均差＝0.33，95％CI：－0.11－0.77）あるいは身体活動（標準化平均差＝0.40，95％CI：－1.15－0.95）については効果がみられなかった．学業成績で最も効果がみられた介入では，小学生を対象に，算数と読書に20分以上の活動的な休みを組み込み，それを20週間にわたり毎日実施した．次に効果がみられた研究では，1つの群は，60分間の算数の授業に粗大運動を組み込む（例：算数の問題を解きながらスキップをする，這う，投げる），別の群は，60分間の算数の授業に微細運動を組み込む（例：算数の問題を解きながら，レゴを使う）ことを6週間の間，週に3回実施した．この研究では，粗大運動群の方が，初期値から介入後まで，有意に算数の成績が高かった．しかし，8週間後の追跡調査時では，両群の差はみられなかった．このように，教室内での身体活動が，学力関連の成果によい影響を与える可能性があることを示唆した．ただし，最終的な結論を引き出すまでには至っていない．

2．座位行動を抑制する方法

1）学校での座位時間の抑制の介入

学校における座位時間を減らすことを目的とした介入では，スタンディングデスクなどが用いられている．日本では，座位から立位まで机の高さを，ガス式あるいは段階調節により昇降することにより，子どもの姿勢を変化させることができるものが販売されている．価格は，通常，学校で使用されている机の3～4倍程度である．ニュージーランド（立位で机を使用するスタンディングワークステーション）や英国，オーストラリアで用いられていた机を見ると，研究によって，机のタイプは様々である（図8－4）（Clemes et al., 2016; Hinckson et al., 2013）．

5～18歳を対象とした，学校（米国，ニュージーランド，ドイツ，オーストラリアおよび英国）の教室でスタンディングデスクを用いた8件の介入の影響を検討したシステマティックレビューによると，すべての研究で立位に費やされた時間は長くなり（効果量：0.38－0.71），座っている時間は59～64分，減少した（効果量：0.27－0.49）（表8－1）（Minges et al., 2016）．いくつかの研究では，身体活動量やエネルギー消費の増加と教室内での行動の改善が報告された．しかし，研究の半数は，無作為化されていない研究デザインであり，さらに，大部分が試験的または実行可能性についての研究であった．今後，学業成績，慢性疾患リスクの前兆，およびその他の結果に対するスタンディングデスクの影響が検討されなければならない．学校でのスタンディングデスクの導入は，学校環境での座りがちな行動を減らすための，実行可能で有益な環境戦略かもしれないが，このアプローチの有効性を明確にするためには，より厳密な研究が必要である．

日本の学校における座学の授業では，座位の中断はなかなか難しい．しかし，日本でも，主体的・対話的で深い学びの1つとして学級やグループの中で協働的に学ぶアクティブ・ラーニングが実践されていることから，工夫次第で取り入れられるかもしれない．そこまでした方がよいかは，現時点では明確ではない．今後，校内における座位行動については，日本の文化的背景も含めて考えることが重要であろう．

2）就学前施設・学校，家庭および地域などの座位行動抑制の介入

様々なセッティング（家庭，地域，学校，プライマリケア，クリニック，研究センター）において実施された介入研究の結果に関する複数のレビューの結果を，さらにまとめたレビューが行われた（Biddle et al., 2014）．その結果，小さいながら座位時間の有意な減少がみられ，6歳未満の方が効果が大きいことが明らかとなった．また，効果的な介入方法として，家族の参加，行動に関する介入および電子テレビ監視装置の利用を含んでいた．

家族における子どもの座位行動を減らすための介入研究のレビューによると（Marsh et al., 2014），テレビとコンピュータの使用時間を減少させる装置，自転車エルゴメーターを漕ぐとテレビを視聴できる装置，アクティブなビデオゲーム（ダンスダンスレボリューション）の導入がなされていた．地域では，2時間

左図　　右図

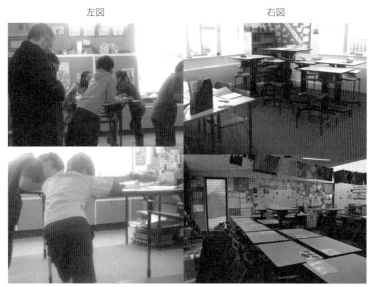

図8−4　諸外国における学校介入での立位で使用可能な机
（左図：Hinckson et al., 2013　右図：Clemes et al., 2016）

表8−1　教室でのスタンディングデスク導入後の介入群でみられた座位行動と身体活動量の変化の要約
（Minges et al., 2016）

		Clemes ら (2015)[a]	Aminian ら (2015)[a]	Benden ら (2014)[a]	Hinckson ら (2013)[b]	Koepp ら (2012)[a]	Benden ら (2011)[a]	Lanningham-Foster ら (2008)[b]	Cardon ら (2004)[b]
座位行動と身体活動量	立位時間	↑ ↔	↑		↑				↑
	ステッピングタイム	↑ ↔	↑		↔				↑
	歩数		↑	↑ ↔	↔	↔		↔	↑
	座位時間	↓ ↓	↓		↓				
	立ったり，座ったりする数		↓		↓				
	スクリーンタイム		↓						

a：立ったり，座ったりする机，b：スタンディングデスク

のワークショップと隔月のニュースレターの配布や，3カ月間の食事，行動および運動の複合プログラムなどが実施されていた．さらに，学校では，身体活動プログラム，栄養，メディア使用および睡眠の授業，そして幼稚園の構築された環境への適合などが実施されていた．そして，各々の研究において保護者が，テレビやゲームの時間をモニタリングするなど，家族の関与を検討した．その結果，セッティングそのものよりもむしろ，座位行動時間を減らす介入へ家族を巻き込むことは，子どもの適切な長期間のスクリーン視聴の習慣の促進にとって，重要な決定要因でありそうであった．また，子どもの年齢は，介入結果の決定要因であることがわかり，幼児を対象とした全ての研究においては，座位行動時間の有意な減少を示した．テレビ視聴は，身体活動よりむしろエネルギー摂取量の変化と関連がみられた．

別の3.1～11.3歳を対象に座位時間を減らすことを目的とした介入研究のシステマティックレビューにおいては，質の高い研究は8件のみであり，かつ，介入の戦略の説明が必ずしも明確に報告されているわけではなかった．しかし，有望な戦略として，テレビを消す習慣の奨励と教室でのスタンディングデスクの導入が提案されている（Altenburg et al., 2016）．例えば，4～7歳の子どもを対象に，テレビとコンピュータの使用時間に焦点を当て，知識の伝達（両親への月刊ニュースレター），テレビの制御装置の使用，両親のスキル（例：子どもの行動に報いる）および目標設定（研究スタッフが設定した目標）の介入を2年間実施した後，客観的に評価したテレビ視聴とコンピュータゲームの所要時間（－3.2時間/日）は，対照群に比較して有意に低かった．一方，介入期間が6カ月の研究では，8～9歳の子どもを対象として，メディアの使用量の減少を目標とし，10日間のテレビを消す期間，テレビの制御装置の使用，知識の伝達（子どもは授業に出席，親はニュースレターを受け取った），親のスキル（子どもの行動に報いる）および目標設定（研究スタッフが設定した目標）が介入に含まれていた．この研究では，介入群は，対照群よりもテレビの視聴時間が少なく（47分/日），ビデオゲームで遊ぶ時間も少なかった（22分/日）．しかし，ビデオを見る時間や他の座位行動（コンピュータの使用，読書，音楽を聴く）は対照群と差がみられなかった．一方，学校の教室での介入の例は，前述したスタンディングデスクの研究などが報告されている．このように，複数のレビューからすると，幼児期や家庭でテレビを見る時間についてのルールを作るなど，親の関与が重要であろう．

3）幼児を対象とした就学前施設や家庭など様々な場における座位行動抑制の介入

0～5歳を対象に座位行動の31件の介入研究（15件：米国，5件：オーストラリア，3件：ベルギー，2件：英国，1件：カナダ，ドイツ，スイス，オランダ，イスラエル，トルコ．うち，5件のみ3歳未満）がシステマティックレビューに含まれ，17件の報告を用いたメタアナリシスを含む研究が報告されている（Downing et al., 2018）．介入期間は大多数（n＝23, 74.2 %）で10週間以上であった．メタアナリシスの結果，群間のスクリーンタイムの平均値差は，－17.12分/日であり，有意な介入効果がみられた（図8-5）．群間の座位時間の全体的な平均値差は，－18.91分/日であり，有意な介入効果がみられた．サブグループ解析によると，スクリーンタイムについては，6カ月以上の介入および地域密着型の設定で行われた介入が最も効果的であった．座位時間の場合は，身体活動をターゲットにした介入（かつ，座りがちな時間の変化を報告する）は，座位時間を直接ターゲットにしている介入よりも効果的であった．そして，幼児期が，座位行動を減らすための介入に適した時期である可能性を示唆した．

最近の様々なシステマティックレビューによると，座位行動研究における今後の課題として，従来の研究の多くが，座位行動の評価に質問紙法を用いていたことがあげられる．最近では，加速度計法で評価した総座位時間の検討に加え，座位行動の中断頻度やバウト数（連続した座位行動（例：30分間以上の座位行動）の回数）にも着目がなされている．今後，同様のエビデンスが客観的な評価を用

研究（著者，発行年）	平均値の差	標準誤差	介入群の総計	対照群の総計	重みづけ	平均値差 Ⅳ,ランダム（95%信頼区間）
スクリーンタイム						
Birken ら（2012）	-7	15.56	64	68	3.5%	-7.00（-37.50, 23.50）
Campbell と Hesketh（2013）	-17.12	4.76	271	271	5.3%	-17.12（-26.45, -7.79）
Dennison ら（2004）	-40.29	15.67	43	34	3.4%	-40.29（-71.00, -9.58）
Fitzgibbon ら（2005）	-10.2	14.38	143	154	3.7%	-10.20（-38.38, 17.98）
Fitzgibbon ら（2006）	-1.8	12.55	171	153	4.0%	-1.80（-26.40, 22.80）
Fitzgibbon ら（2011）	-27.8	13.92	284	259	3.7%	-27.80（-55.08, -0.52）
Fitzgibbon ら（2013）	15.6	25.71	55	61	2.1%	15.60（-34.79, 65.99）
Haines ら（2013）	-32.4	20.96	55	56	2.6%	-32.40（-73.48, 8.68）
Hinkley ら（2015）	-31.2	20.3	12	10	2.7%	-31.20（-70.99, 8.59）
Knowlden ら（2015）	-0.3	13.3	26	25	3.8%	-0.30（-26.37, 25.77）
Puder ら（2011）	-13.4	5.94	333	292	5.1%	-13.40（-25.04, -1.76）
Skouteris ら（2015）	-10.3	8.2	80	71	4.8%	-10.30（-26.37, 5.77）
Taveras ら（2011）	-21.6	8.41	253	192	4.7%	-21.60（-38.08, -5.12）
Van Grieken ら（2014）	-1.56	6.63	156	142	5.0%	-1.56（-14.55, 11.43）
Verbestel ら（2013）	-3.04	7.98	64	34	4.8%	-3.04（-18.68, 12.60）
Yilmaz ら（2015）	-47.16	2.01	187	176	5.5%	-47.16（-51.10, -43.22）
Zimmerman ら（2012）	-37.1	16.09	34	32	3.4%	-37.10（-68.64, -5.56）
小計（95%CI）			2,231	2,030	68.2%	-17.12（-28.82, -5.42）
座位時間						
Alhassan ら（2012）	-50.96	16.07	43	28	3.4%	-50.96（-82.46, -19.46）
Alhassan ら（2013）	-40.66	2.11	38	29	5.5%	-40.66（-44.80, -36.52）
De Bock ら（2013）	-11	2.96	433	376	5.5%	-11.00（-16.80, -5.20）
Fitzgibbon ら（2013）	2.03	24.18	23	23	2.2%	2.03（-45.36, 49.42）
O'Dwyer ら（2012）	-8.76	1.81	33	43	5.6%	-8.76（-12.31, -5.21）
O'Dwyer ら（2013）	-23.8	12.52	70	86	4.0%	-23.80（-48.34, 0.74）
Østbye ら（2012）	-1.86	1.2	102	107	5.6%	-1.86（-4.21, 0.49）
小計（95% CI）			742	692	31.8%	-18.91（-33.31, -4.51）
総計（95% CI）			2,973	2,722	100.0%	-17.76（-26.90, -8.62）

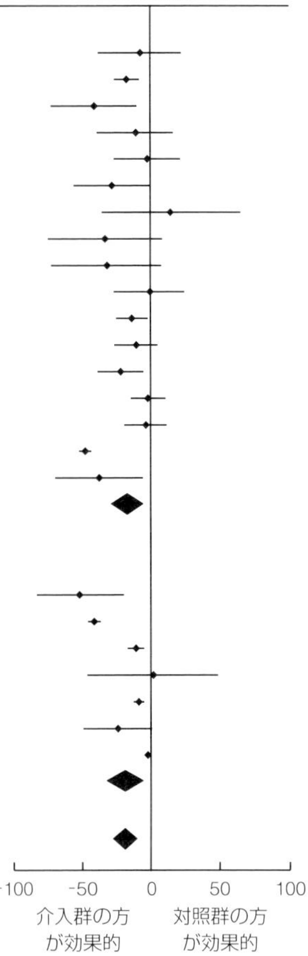

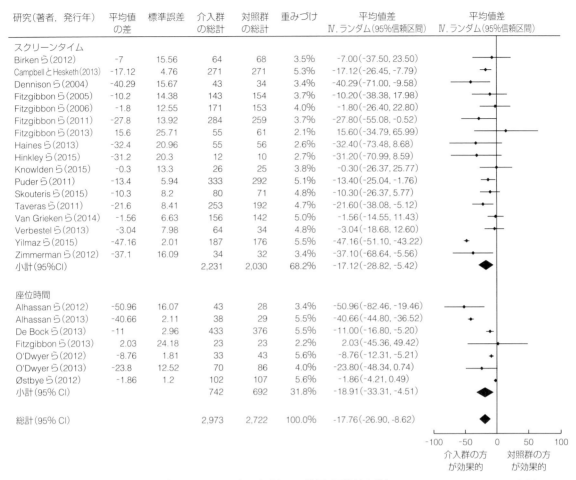

図8−5　座位行動の介入研究についてのメタアナリシスの結果（平均値の差）（Downing et al., 2018より改変）

いても得られるか否かの検討が必要である．そして，特に，前向きコホート研究やランダム化比較試験（Randomized Controlled Trial：RCT）により，座位行動と健康関連指標との因果関係が明らかにされることが求められる．それらの成果を活かしつつ，より大規模な長期間のフォローアップデータ，かつ，特に幼児の介入プログラムの効果や座位行動の改善にかかわる媒介変数について検討する必要がある．これらの点に着目することが，異なる対象に対して座位行動を効果的に改善するための戦略の一助となるかもしれない．同時に，座位行動が健康障害を引き起こすメカニズムを解明するための実験研究が，さらに推進される必要がある．諸外国とは異なる生活環境の日本において，妥当性を確認した評価法を用いて，座位行動の記述疫学研究やその関連要因を検討することで，日本独自の対策が可能となるであろう．

エッセンシャル・ポイント

♠現時点において，学校での身体活動促進の介入は，子どもの一日全般の身体活動量を増加させるエビデンスは得られていないものの，健康関連指標には改善がみられている．

♠基本的動作スキルは，特に幼児において週に３回あるいはそれ以上の専門指導者主導の介入により，改善が見られる．

♠小学生の体育授業に着目した介入では，体育授業中の中高強度または高強度の身体活動量の増加は示したが，余暇時間の身体活動量への影響に一貫性はみられなかった．

♠就学前施設では，保育者によるどのような専門的な学習が，幼児の身体活動量促進に有効であるか，ほとんど研究がなされておらず，現時点では不明である．

♠家庭では，子どもの身体活動量促進の介入の効果が見られるが，対象者によって複数の留意点が存在する．身体活動量促進だけではなく，食事やスクリーンタイムなどの他の生活習慣についても同時に介入することが望ましい．

♠座位行動の抑制への介入は，特に幼児期が適した時期と考えられる．

♠家庭では，テレビ視聴をはじめとする，スクリーンタイムの制限など，家庭内でのルール作りが有効である．

♠学校でのスタンディングデスクを用いた介入では，立位に費やされた時間は長くなり，座っている時間は減少したが，今後，学業成績，慢性疾患リスクの前兆など，スタンディングデスクの影響の検討が必要である．

文　献

1 章

Ainsworth BE et al.（1993）Compendium of physical activities: classification of energy costs of human physical activities. Med Sci Sports Exerc, 25: 71－80
Ainsworth BE et al.（2000）Compendium of physical activities: an update of activity codes and MET intensities. Med Sci Sports Exerc, 32（9 Suppl）: S498－S504
Ainsworth BE et al.（2011）2011 Compendium of Physical Activities: a second update of codes and MET values. Med Sci Sports Exerc, 43: 1575－1581
Bailey RC et al.（1995）The level and tempo of children's physical activities: an observational study. Med Sci Sports Exerc, 27: 1033－1041
Bosy-Westphal A et al.（2003）The age-related decline in resting energy expenditure in humans is due to the loss of fat-free mass and to alterations in its metabolically active components. J Nutr, 133: 2356－2362
Butte NF et al.（2018）A Youth Compendium of Physical Activities: Activity Codes and Metabolic Intensities. Med Sci Sports Exerc, 50: 246－256
Freedson PS et al.（2013）Comment on "estimating activity and sedentary behavior from an accelerometer on the hip and wrist". Med Sci Sports Exerc, 45: 962－963
福崎千穂ほか（2011）水中歩行の運動生理学的特性．体育の科学，61：211－215
Gallagher D et al.（1998）Organ-tissue mass measurement allows modeling of REE and metabolically active tissue mass. Am J Physiol, 275: E249－E258
Guthold R et al.（2020）Global trends in insufficient physical activity among adolescents: a pooled analysis of 298 population－based surveys with 1·6 million participants. Lancet Child Adolesc Health, 4: 23－35
Hallal PC et al.（2012）Global physical activity levels: surveillance progress, pitfalls, and prospects. Lancet, 380（9838）: 247－257
Hsu A et al.（2003）Larger mass of high-metabolic-rate organs does not explain higher resting energy expenditure in children. Am J Clin Nutr, 77: 1506－1511
Jose KA et al.（2011）Childhood and adolescent predictors of leisure time physical activity during the transition from adolescence to adulthood: a population based cohort study. Int J Behav Nutr Phys Act, 8: 54
Kaneko K et al.（2013）Resting energy expenditure（REE）in six- to seventeen-year-old Japanese children and adolescents. J Nutr Sci Vitaminol（Tokyo）, 59: 299－309
国立健康・栄養研究所（2012）改訂版『身体活動のメッツ（METs）表』 https://www.nibiohn.go.jp/files/2011mets.pdf
厚生労働省（2009）「日本人の食事摂取基準」（2010 年版）概要　https://www.mhlw.go.jp/houdou/2009/05/h0529-1.html
厚生労働省（2013）健康づくりのための身体活動基準 2013　https://www.mhlw.go.jp/stf/houdou/2r9852000002xple.html
厚生労働省（2018）国民健康・栄養調査　https://www.mhlw.go.jp/bunya/kenkou/kenkou_eiyou_chousa.html
厚生労働省（2019）日本人の食事摂取基準（2020 年版）.「日本人の食事摂取基準」策定検討会報告書　https://www.mhlw.go.jp/content/10904750/000586553.pdf
Kuh D et al.（2014）A life-course approach to healthy ageing: maintaining physical capability. Proc Nutr Soc, 73: 237－248
Lanningham-Foster L et al.（2003）Labor saved, calories lost: the energetic impact of domestic labor-saving devices. Obes Res, 11: 1178－1181
Levine JA（2007）Nonexercise activity thermogenesis--liberating the life-force. J Intern

Med, 262: 273 - 287
Molnár D et al. (1995) Measured and predicted resting metabolic rate in obese and nonobese adolescents. J Pediatr, 127: 571 - 577
文部科学省 (2012) 幼児期運動指針 http://www.mext.go.jp/a_menu/sports/undousisin/1319192.htm
文部科学省 (2013) 平成 25 年度全国体力・運動能力, 運動習慣等調査結果 http://www.mext.go.jp/a_menu/sports/kodomo/zencyo/1342657.htm
Murakami H et al. (2016) Accuracy of Wearable Devices for Estimating Total Energy Expenditure: Comparison With Metabolic Chamber and Doubly Labeled Water Method. JAMA Intern Med, 176: 702 - 703
Okubo H et al. (2008) Validation of self-reported energy intake by a self-administered diet history questionnaire using the doubly labeled water method in 140 Japanese adults. Eur J Clin Nutr, 62: 1343 - 1350
Schofield WN (1985) Predicting basal metabolic rate, new standards and review of previous work. Hum Nutr Clin Nutr. 39 Suppl 1: 5 - 41
スポーツ庁 (2018) 平成 29 年度「スポーツの実施状況等に関する世論調査」について http://www.mext.go.jp/sports/b_menu/houdou/30/02/1401750.htm
Tanaka C et al. (2016) Results From Japan's 2016 Report Card on Physical Activity for Children and Youth. J Phys Act Health. 13 (11 Suppl 2) : S189 - S194
Telama R (2009) Tracking of physical activity from childhood to adulthood: a review. Obes Facts, 2: 187 - 195
Trost SG et al. (2005) Conducting accelerometer-based activity assessments in field-based research. Med Sci Sports Exerc, 37 (11 Suppl) : S531 - S543
Weir JB (1949) New methods for calculating metabolic rate with special reference to protein metabolism. J Physiol ,109: 1 - 9
Westerterp KR. (2004) Diet induced thermogenesis. Nutr Metab (Lond) , 1: 5
World Health Organization (1985) Energy and protein requirements: Report of a joint FAO/WHO/UNU expert consultation. Technical Report Series 724
Yamamura C et al. (2003) Activity diary method for predicting energy expenditure as evaluated by a whole-body indirect human calorimeter. J Nutr Sci Vitaminol (Tokyo) , 49: 262 - 269

2章

Aminian S et al. (2012) Examining the validity of the ActivPAL monitor in measuring posture and ambulatory movement in children. Int J Behav Nutr Phys Act, 9: 119
Bauman A et al. (2011) The descriptive epidemiology of sitting. A 20-country comparison using the International Physical Activity Questionnaire (IPAQ). Am J Prev Med, 41: 228 - 235
Biddle SJ et al. (2014) Interventions designed to reduce sedentary behaviours in young people: a review of reviews. Br J Sports Med, 48: 182 - 186
Chen T et al. (2015) Tri-Axial Accelerometer-Determined Daily Physical Activity and Sedentary Behavior of Suburban Community-Dwelling Older Japanese Adults. J Sports Sci Med, 14: 507 - 514
Chinapaw MJ et al. (2010) Physical activity questionnaires for youth: a systematic review of measurement properties. Sports Med, 40: 539 - 563
Davies G et al. (2012) Objective measurement of posture and posture transitions in the pre-school child. Physiol Meas, 33: 1913 - 1921
Grant PM et al. (2006) The validation of a novel activity monitor in the measurement of posture and motion during everyday activities. Br J Sports Med, 40:992 - 997
Guinhouya CB et al. (2006) Moderate-to-vigorous physical activity among children: discrepancies in accelerometry-based cut-off points. Obesity, 14: 774 - 777

Harvey JA et al.（2013）Prevalence of sedentary behavior in older adults: a systematic review. Int J Environ Res Public Health, 10: 6645－6661
Harvey JA et al.（2015）How Sedentary are Older People? A Systematic Review of the Amount of Sedentary Behavior. J Aging Phys Act, 23: 471－487
波多野義郎（1998）ウォーキングと歩数の科学．不昧堂出版
Healy GN et al.（2011）Sedentary time and cardio-metabolic biomarkers in US adults: NHANES 2003-06. Eur Heart J, 32: 590－597
Hoos MB et al.（2004）Physical activity pattern of children assessed by triaxial accelerometry. Eur J Clin Nutr, 58: 1425－1428
Janssen X et al.（2014）Validation of activPAL defined sedentary time and breaks in sedentary time in 4- to 6-year-olds. Pediatr Exerc Sci, 26: 110－117
厚生労働省（2013）健康づくりのための身体活動基準 2013 https://www.mhlw.go.jp/stf/houdou/2r9852000002xple.html
Lubans DR et al.（2011）A systematic review of the validity and reliability of sedentary behaviour measures used with children and adolescents. Obes Rev, 12: 781－799
Matthews CE et al.（2008）Amount of time spent in sedentary behaviors in the United States, 2003-2004. Am J Epidemiol, 167: 875－881
文部科学省（2012）幼児期運動指針について http://www.mext.go.jp/a_menu/sports/undousisin/1319192.htm
文部科学省 国立教育政策研究所（2018）平成 30 年度全国学力・学習状況調査報告書 http://www.nier.go.jp/18chousakekkahoukoku/report/question/
中野貴博ほか（2010）生活習慣および体力との関係を考慮した幼児における適切な身体活動量の検討．発育発達研究，46：49－58
Ng SW et al.（2012）Time use and physical activity: a shift away from movement across the globe. Obes Rev, 13: 659－680
O'Brien KT et al.（2018）Physical activity and sedentary time among preschoolers in centre-based childcare: a systematic review. Int J Behav Nutr Phys Act, 15: 117
大島秀武ほか（2013）子どもの各種身体活動従事時間と身体活動レベルとの関係．体力科学，62：391－397
大島秀武ほか（2017）思春期前期向けに改変した日本語版 IPAQ による中高強度身体活動量評価の妥当性．体力科学，66：427－436
Owen N et al.（2010）Too much sitting: the population health science of sedentary behavior. Exerc Sport Sci Rev, 38: 105－113
笹川スポーツ財団（2019）子ども・青少年のスポーツライフ・データ 2019．4～21 歳のスポーツライフに関する調査報告書
Silcott NA et al.（2011）Evaluation of the Omron HJ-720ITC pedometer under free-living conditions. Med Sci Sports Exerc, 43: 1791－1797
Spittaels H et al.（2012）Objectively measured sedentary time and physical activity time across the lifespan: a cross-sectional study in four age groups. Int J Behav Nutr Phys Act, 9: 149
スポーツ庁（2018）平成 29 年度全国体力・運動能力，運動習慣等調査結果 http://www.mext.go.jp/sports/b_menu/toukei/kodomo/zencyo/1401184.htm
Tanaka C et al.（2009）Daily physical activity in japanese preschool children evaluated by triaxial accelerometry: the relationship between period of engagement in moderate-to-vigorous physical activity and daily step counts. J Physiol Anthropol, 28: 283－288
Tanaka C et al.（2013）Locomotive and non-locomotive activities evaluated with a triaxial accelerometer in adults and elderly individuals. Aging Clin Exp Res, 25: 637－643
Tanaka C et al.（2014）Longitudinal changes in objectively measured sedentary behaviour and their relationship with adiposity in children and adolescents: systematic review and evidence appraisal. Obes Rev, 15: 791－803
Tanaka C et al.（2016）Seasonal changes in objectively measured sedentary behavior and physical activity in Japanese primary school children. BMC Public Health, 16: 969

Tanaka C et al.（2017a）The Validity of the Japanese version of physical activity questions in the WHO Health Behaviour in School-aged Children（HBSC）survey. Res Exerc Epidemiol, 19: 93－101
Tanaka C et al.（2017b）Association between objectively evaluated physical activity and sedentary behavior and screen time in primary school children. BMC Res Notes, 10: 175
Tanaka C et al.（2019）The Choice of Pedometer Impacts on Daily Step Counts in Primary School Children under Free－Living Conditions. Int J Environ Res Public Health, 16: 4375
Tanaka C et al.（2021）Validation of the physical activity questions in the WHO Health Behaviour in School－aged Children（HBSC）survey using accelerometer data in Japanese children and adolescents. J Phys Act Health, 18: 151－156
田中千晶ほか（2012）日本人勤労者の日常の身体活動量における歩・走行以外の身体活動の寄与．体力科学，61：435－441
田中千晶ほか（2013）幼児における身体活動の客観的評価と主観的評価との関係．発育発達研究，58：18－24
田中千晶ほか（2015）幼児の外遊び時間と日常の中高強度活動との関係および身体活動量の変動要因．体力科学，64：443－451
田中千晶ほか（2022）幼児の日常生活における 1 日の歩数の歩数計間比較．発育発達研究，93：12－21
Tremblay MS et al.（2017）Sedentary Behavior Research Network（SBRN）-Terminology Consensus Project process and outcome. Int J Behav Nutr Phys Act, 14: 75
Tudor-Locke C et al.（2008）Revisiting "how many steps are enough?". Med Sci Sports Exerc, 40: S537－S543
Tudor-Locke C et al.（2011）How many steps/day are enough? for children and adolescents. Int J Behav Nutr Phys Act, 8: 78
Westerterp KR（2001）Pattern and intensity of physical activity. Nature, 410: 539

3章

American College of Sports Medicine（2013）ACSM's Guidelines for Exercise Testing and Prescription 9th Edition. Lippincott Williams & Wilkins
Atlantis E（2006）Efficacy of exercise for treating overweight in children and adolescents: a systematic review. Int J Obes（Lond）, 30: 1027－1040
Brožek J et al.（1963）Densitomeiric analysis of body composition: revision of some quantitative assumptions. Ann N Y Acad Sci, 110: 113－140　doi: 10.1111/j.1749-6632.1963.tb17079.x
de Onis M et al.（2007）Development of a WHO growth reference for school-aged children and adolescents. Bull World Health Organ, 85: 660－667
e-Stat 政府統計の総合窓口（2017）学校保健統計調査による身体発育値及び発育曲線 https://www.e-stat.go.jp/stat-search/files?page=1&layout=datalist&toukei=00400002&tstat=000001011648&cycle=0&tclass1=000001098858&tclass2=000001098862
Evans WJ et al.（1993）Sarcopenia and age-related changes in body composition and functional capacity. J Nutr, 123（2 Suppl）: 465－468
猪飼道夫（1969）運動生理学入門．杏林書院
Janssen I et al.（2000）Skeletal muscle mass and distribution in 468 men and women aged 18-88 yr. J Appl Physiol. 89: 81－88
厚生労働省（2011）母子健康手帳について　https://www.mhlw.go.jp/stf/seisakunitsuite/bunya/kodomo/kodomo_kosodate/boshi-hoken/kenkou-04.html
厚生労働省（2014）乳幼児身体発育調査の統計学的解析とその手法及び利活用に関する研究：平成 23 年度厚生労働科学研究費補助金（成育疾患克服等次世代育成基盤研究事業 . 2014）　https://www.niph.go.jp/soshiki/07shougai/hatsuiku/

厚生労働省（2019）日本人の食事摂取基準（2020 年版）.「日本人の食事摂取基準」策定検討会報告書　https://www.mhlw.go.jp/content/10904750/000586553.pdf
Lexell J et al.（1988）What is the cause of the ageing atrophy? Total number, size and proportion of different fiber types studied in whole vastus lateralis muscle from 15- to 83-year-old men. J Neurol Sci, 84（2-3）: 275－294
Lohman TG（1992）Advances in body composition assessment. Human Kinetics, Champaign, IL
Malina RM et al.（2004）Growth, Maturation, and Physical Activity-2nd ed, Human Kinetics
文部科学省（2011）体力向上の基礎を培うための幼児期における実践活動の在り方に関する調査研究：第 3 章 調査実施要領と調査結果.　http://www.mext.go.jp/component/a_menu/sports/detail/__icsFiles/afieldfile/2011/04/07/1304379_1.pdf
文部科学省（2018）学校保健統計調査－平成 30 年度（確定値）の結果の概要　http://www.mext.go.jp/b_menu/toukei/chousa05/hoken/kekka/k_detail/1411711.htm
村田光範編著，原光彦，杉浦令子，村田光範著（2018）基礎から学ぶ成長曲線と肥満度曲線を用いた栄養食事指導．第一出版
Nair KS（2005）Aging muscle. Am J Clin Nutr, 81: 953－963
日本学校保健会（2016）児童生徒等の健康診断マニュアル平成 27 年度改訂　https://www.gakkohoken.jp/book/ebook/ebook_H270030/index_h5.html
日本肥満学会（2016）肥満症診療ガイドライン 2016．ライフサイエンス出版
日本肥満学会（2017）小児肥満症診療ガイドライン 2017．ライフサイエンス出版
日本小児内分泌学会・日本成長学会合同標準値委員会（2011）日本人小児の体格の評価　http://jspe.umin.jp/medical/taikaku.html
真田樹義（2017）サルコペニア肥満の評価法．体力科学，66：195－201
Siri WE（1956）The gross composition of the body, In: Lawrence JH and Tobias CA eds., Advances in Biological and Medical Physics Vol 4, pp239－280, Academic Press
スポーツ庁（2016）子どもの体力向上　http://www.mext.go.jp/sports/b_menu/sports/mcatetop03/list/1371914.htm
高石昌弘（1968）思春期身体発育のパターンに関する研究 - 第 1 報 男子の身長発育速度および体重発育速度について．小児保健研究，26：57－63
戸部秀之ほか（1997）思春期用の身体組成算出式（密度法）と皮脂厚による肥満判定基準値の提案．学校保健研究，39：147－156
Wang ZM et al.（1992）The five-level model: a new approach to organizing body-composition research. Am J Clin Nutr, 56: 19－28
Weinsier RL et al.（1992）Reexamination of the relationship of resting metabolic rate to fat-free mass and to the metabolically active components of fat-free mass in humans. Am J Clin Nutr, 55: 790－794
WHO（2007）Growth reference 5-19years: BMI-for-age (5-19 years)　https://www.who.int/growthref/who2007_bmi_for_age/en/
吉池信男ほか（2012）健康政策の推進・評価における国民健康・栄養調査－長期モニタリングとしての役割と歴史－．保健医療科学，61：388－398

4章

American College of Sports Medicine（2017）ACSM's Guidelines for Exercise Testing and Prescription, 10th Edition. Wolters Kluwer
Barker DJ（2006）Adult consequences of fetal growth restriction. Clin Obstet Gynecol, 49: 270－283
Freedman DS et al.（2001）Relationship of childhood obesity to coronary heart disease risk factors in adulthood: the Bogalusa Heart Study. Pediatrics, 108: 712－718
Freedman DS et al.（2018）Tracking and Variability in Childhood Levels of BMI: The Bogalusa Heart Study. Obesity（Silver Spring）, 26: 1197－1202

Han Z et al.（2011）Maternal underweight and the risk of preterm birth and low birth weight: a systematic review and meta-analyses. Int J Epidemiol, 40: 65－101
Joy E et al.（2016）2016 update on eating disorders in athletes: A comprehensive narrative review with a focus on clinical assessment and management. Br J Sports Med, 50: 154－162
金田芙美ほか（2004）我が国の子どもにおける「やせ」の現状．栄養学雑誌，62：347－360
骨粗鬆症の予防と治療ガイドライン作成委員会（日本骨粗鬆症学会，日本骨代謝学会，骨粗鬆症財団）（2015）骨粗鬆症の予防と治療ガイドライン 2015 年版　http://www.josteo.com/ja/guideline/doc/15_1.pdf
厚生労働省：健やか親子 21　http://sukoyaka21.jp/
厚生労働省（2006）妊娠期の至適体重増加チャート：妊産婦のための食生活指針－「健やか親子 21」推進検討会報告書　https://www.mhlw.go.jp/houdou/2006/02/h0201-3a.html
厚生労働省（2011）みんなのメンタルヘルス総合サイト　https://www.mhlw.go.jp/kokoro/index.html
厚生労働省政策統括官（統計・情報政策担当）（2018）我が国の人口動態平成 30 年　https://www.mhlw.go.jp/toukei/list/dl/81-1a2.pdf
厚生労働省（2018）平成 29 年「国民健康・栄養調査」の結果　https://www.mhlw.go.jp/stf/houdou/0000177189_00001.html
Malina RM et al.（2004）Growth, Maturation, and Physical Activity 2nd ed. Human Kinetics, Champaign, IL
文部科学省（2018）学校保健統計調査－平成 30 年度（確定値）の結果の概要　http://www.mext.go.jp/b_menu/toukei/chousa05/hoken/kekka/k_detail/1411711.htm
Mountjoy M et al.（2014）The IOC consensus statement: beyond the Female Athlete Triad–Relative Energy Deficiency in Sport（RED-S）. Br J Sports Med, 48: 491－497
内閣府（2018a）平成 30 年版 少子化社会対策白書：第 1 部 少子化対策の現状 3 婚姻・出産の状況　https://www8.cao.go.jp/shoushi/shoushika/whitepaper/measures/w-2018/30pdfhonpen/pdf/s1-3.pdf
内閣府（2018b）男女共同参画白書 平成 30 年版：I－特－30 図　低出生体重児の割合と過去 25 年の変化（国際比較）　http://www.gender.go.jp/about_danjo/whitepaper/h30/zentai/html/zuhyo/zuhyo01-00-30.html
Nattiv A et al.（2007）American College of Sports Medicine position stand. The female athlete triad. Med Sci Sports Exerc, 39: 1867－1882
日本肥満学会（2016）肥満症診療ガイドライン 2016．ライフサイエンス出版
Norman M（2008）Low birth weight and the developing vascular tree: a systematic review. Acta Paediatr, 97: 1165－1172
能瀬さやか ほか（2014）女性トップアスリートにおける無月経と疲労骨折の検討 , 日本臨床スポーツ医学会誌，22：67－74
Tanaka C et al.（2004）Reference charts of body proportion for Japanese girls and boys. Ann Hum Biol, 31: 681－689
田中千晶ほか（2004）小学生シンクロナイズドスイミング競技者における身長およびプロポーションの特徴．水泳水中運動科学，7：35－40
田中千晶ほか（2006）発育期の女子シンクロナイズドスイミング競技者における骨密度の特徴－日常の身体活動量および栄養素摂取量との関連について－．体力科学，55：165－174
World Health Organization（2020）WHO guidelines on physical activity and sedentary behaviour.　https://www.who.int/publications/i/item/9789240015128

5章

American College of Sports Medicine（2017）ACSM's Guidelines for Exercise Testing

and Prescription, 10th Edition. Wolters Kluwer
浅見俊雄（1985）スポーツトレーニング．pp141－143，朝倉書店
Barnett LM et al.（2008）Does childhood motor skill proficiency predict adolescent fitness? Med Sci Sports Exerc, 40: 2137－2144
Barnett LM et al.（2009）Childhood motor skill proficiency as a predictor of adolescent physical activity. J Adolesc Health, 44: 252－259
Barnett LM et al.（2016）Correlates of Gross Motor Competence in Children and Adolescents: A Systematic Review and Meta-Analysis. Sports Med, 46: 1663－1688
Bichay AA et al.（2016）Efficacy of treadmill exercises on arterial blood oxygenation, oxygen consumption and walking distance in healthy elderly people: a controlled trial. BMC Geriatr,16: 110
Dolgin E（2015）The myopia boom. Nature, 519: 276－278
Eddolls WTB et al.（2017）High-Intensity Interval Training Interventions in Children and Adolescents: A Systematic Review. Sports Med, 47: 2363－2374
Hagen KB et al.（2012）Exercise therapy for bone and muscle health: an overview of systematic reviews. BMC Med, 10: 167
Hillman CH et al.（2014）Effects of the FITKids randomized controlled trial on executive control and brain function. Pediatrics, 134: e1063－e1071
Högström G et al.（2016）Aerobic fitness in late adolescence and the risk of early death: a prospective cohort study of 1.3 million Swedish men. Int J Epidemiol, 45: 1159－1168
Hurley BF et al.（2000）Strength training in the elderly: effects on risk factors for age-related diseases. Sports Med, 30: 249－268
Kamada M et al.（2016）Dose-response relationship between sports activity and musculoskeletal pain in adolescents. Pain, 157: 1339－1345
厚生労働省（2013）健康づくりのための身体活動基準 2013　https://www.mhlw.go.jp/stf/houdou/2r9852000002xple.html
厚生労働省（2018）第 11 回健康日本 21（第二次）推進専門委員会　資料：資料 1–1 評価シート【様式 1】（前回評価保留分）　https://www.mhlw.go.jp/file/05-Shingikai-10601000-Daijinkanboukouseikagakuka-Kouseikagakuka/0000166296_7.pdf
Lloyd RS et al.（2014）Position statement on youth resistance training: the 2014 International Consensus. Br J Sports Med, 48: 498－505
Malina RM et al.（1991）Growth, Maturation, and Physical Activity. Human Kinetics
Malina RM et al.（2004）Growth, Maturation, and Physical Activity 2nd ed. Human Kinetics, Champaign, IL
マリーナ RM ほか著，髙石昌弘，小林寛道監訳（1995）事典発育・成熟・運動．原題：Growth, Maturation, and Physical Activity．大修館書店
Marques A et al.（2018）How does academic achievement relate to cardiorespiratory fitness, self-reported physical activity and objectively reported physical activity: a systematic review in children and adolescents aged 6-18 years. Br J Sports Med, 52: 1039
宮口和義ほか（2016）石川県における幼児の体格・基礎運動能力についての考察：1985 年と 2013 年との比較．発育発達研究，73：20－28
宮下充正（1980）子どものからだ：科学的な体力づくり．p 163，東京大学出版会
文部科学省（2011）体力向上の基礎を培うための幼児期における実践活動の在り方に関する調査研究報告．pp144－152　http://www.mext.go.jp/component/a_menu/sports/detail/__icsFiles/afieldfile/2011/04/07/1304379_7.pdf
文部科学省（2012）幼児期運動指針について　http://www.mext.go.jp/a_menu/sports/undousisin/1319771.htm
文部科学省（2015）平成 26 年度体力・運動能力調査結果の概要及び報告書について：体力・運動能力の年次推移の傾向（青少年）　http://www.mext.go.jp/component/b_menu/other/__icsFiles/afieldfile/2015/10/13/1362687_02.pdf
文部科学省（2018）学校保健統計調査－平成 30 年度（確定値）の結果の概要　http://

www.mext.go.jp/b_menu/toukei/chousa05/hoken/kekka/k_detail/1411711.htm
Nakata H（2017）Relationship Between the Relative Age Effect and Lengths of Professional Careers in Male Japanese Baseball Players: a Retrospective Analysis. Sports Med Open, 3: 21
日本学術会議（2011）子どもを元気にする運動・スポーツの適正実施のための基本指針 http://www.scj.go.jp/ja/info/kohyo/pdf/kohyo-21-t130-5-1.pdf
日本学術会議（2017）子どもの動きの健全な育成をめざして～基本的動作が危ない～ http://www.scj.go.jp/ja/info/kohyo/pdf/kohyo-23-t245-1.pdf
日本陸上競技連盟（2018）競技者育成指針　https://www.jaaf.or.jp/development/model/
大澤清二（2014）日本人の大型化は乳幼児期の発育によってもたらされた．発育発達研究，63：1-5
大澤清二（2015）最適な体力トレーニングの開始年齢：文部科学省新体力テストデータの解析から．発育発達研究，69：25-35
Ortega FB et al.（2012）Muscular strength in male adolescents and premature death: cohort study of one million participants. BMJ, 345: e7279
Pengel KB（2014）Common overuse injuries in the young athlete. Pediatr Ann, 43: e297-e308
Pollock ML et al.（1997）Twenty-year follow-up of aerobic power and body composition of older track athletes. J Appl Physiol, 82: 1508-1516
Ridgway CL et al.（2009）Birth size, infant weight gain, and motor development influence adult physical performance. Med Sci Sports Exerc, 41: 1212-1221
Rowland TW（2004）Responses to physical training. Children's Exercise Physiology（2nd editon）, pp197-219, Human Kinetics
Ruiz JR et al.（2009）Predictive validity of health-related fitness in youth: a systematic review. Br J Sports Med, 43: 909-923
Santana CCA et al.（2017）Physical fitness and academic performance in youth: A systematic review. Scand J Med Sci Sports, 27: 579-603
笹川スポーツ財団（2019）子ども・青少年のスポーツライフ・データ 2019．4～21 歳のスポーツライフに関する調査報告書
笹山健作ほか（2019）小学 4 年生における文部科学省の質問紙で評価した運動時間と加速度計で評価した中高強度身体活動の比較 . 体力科学，68：91-96
Scammon RE（1930）The measurement of the body in childhood, In: Harris, JA, et al., eds., The Measurement of Man, pp173-215, The University of Minnesota Press
Smith JJ et al.（2014）The health benefits of muscular fitness for children and adolescents: a systematic review and meta-analysis. Sports Med, 44: 1209-1223
スポーツ庁（2016a）平成 28 年度全国体力・運動能力，運動習慣等調査報告書　http://www.mext.go.jp/sports/b_menu/toukei/kodomo/zencyo/1380529.htm
スポーツ庁（2016b）平成 27 年度体力・運動能力調査結果の概要及び報告書について　http://www.mext.go.jp/prev_sports/comp/b_menu/other/__icsFiles/afieldfile/2016/10/11/1377987_005.pdf
スポーツ庁（2018a）平成 30 年度全国体力・運動能力，運動習慣等調査結果　http://www.mext.go.jp/sports/b_menu/toukei/kodomo/zencyo/1411922.htm
スポーツ庁（2018b）平成 29 年度全国体力・運動能力，運動習慣等調査報告書　http://www.mext.go.jp/sports/b_menu/toukei/kodomo/zencyo/1401184.htm
スポーツ庁（2018c）平成 29 年度体力・運動調査結果の概要及び報告書について　http://www.mext.go.jp/sports/b_menu/toukei/chousa04/tairyoku/kekka/k_detail/1409822.htm
スポーツ庁（2018d）運動部活動の在り方に関する総合的なガイドライン　https://sports.go.jp/tag/school/post-13.html#an01https://funpluswalk.go.jp/
Sugihara T et al.（2006）Chronological Change in Preschool Children's Motor Ability Development in Japan from the 1960s to the 2000s. International Journal of Sport and Health Science, 4: 49-56

杉原隆（2008）運動発達を阻害する運動指導．幼児の教育，107：16－22
首都大学東京体力標準値研究会編：新・日本人の体力標準値Ⅱ．不昧堂出版，東京，2007.
高本恵美ほか（2004）児童の投運動学習効果に影響を及ぼす要因．体育学研究，49：321－333
田中千晶ほか（2014）関東圏在住幼児の体力・運動能力と就学前の保育・教育施設内および施設外における運動・スポーツの実施状況や日常の身体活動量に関する横断的研究．体力科学，63：323－331
Thivel D et al.（2016）Muscle Strength and Fitness in Pediatric Obesity: a Systematic Review from the European Childhood Obesity Group. Obes Facts, 9: 52－63
Utesch T et al.（2019）The Relationship Between Motor Competence and Physical Fitness from Early Childhood to Early Adulthood: A Meta-Analysis. Sports Med, 49: 541－551 doi: 10.1007/s40279-019-01068-y.
Yoshizawa S et al.（1997）Effects of an 18-Month Endurance Run Training Program on Maximal Aerobic Power in 4- to 6-Year-Old Girls. Pediatric Exercise Science, 9, 33－43
吉澤茂弘（2002）幼児の有酸素性能力の発達．杏林書院

6章

Abe T et al.（2019）Prevalence and correlates of physical activity among children and adolescents: a cross-sectional population-based study of a rural city in Japan. J Epidemiol. doi: 10.2188/jea.JE20190047.［Epub ahead of print］
足立稔ほか（2007）小学生の日常生活における身体活動量の評価：二重標識水法と加速度計法による検討．体力科学，56：347－356
荒居和子ほか（1993）小学生における体重の季節変動と肥満度との関係．民族衛生，59：179－185
荒木俊介ほか（2007）肥満小児における1日歩数と代謝異常との関連性．肥満研究，13：29－33
Arundell L et al.（2016）A systematic review of the prevalence of sedentary behavior during the after-school period among children aged 5-18 years. Int J Behav Nutr Phys Act, 13: 93
Biswas A et al.（2015）Sedentary time and its association with risk for disease incidence, mortality, and hospitalization in adults: a systematic review and meta-analysis. Ann Intern Med, 162: 123－132
Brazendale K et al.（2017）Understanding differences between summer vs. school obesogenic behaviors of children: the structured days hypothesis. Int J Behav Nutr Phys Act, 14: 100
Carson V et al.（2010）Seasonal variation in physical activity among children and adolescents: a review. Pediatr Exerc Sci, 22: 81－92
Carson V et al.（2016a）Systematic review of sedentary behaviour and health indicators in school-aged children and youth: an update. Appl Physiol Nutr Metab, 41: S240－S265
Carson V et al.（2016b）Associations between sleep duration, sedentary time, physical activity, and health indicators among Canadian children and youth using compositional analyses. Appl Physiol Nutr Metab, 41（6 Suppl 3）: S294－S302
Carson V et al.（2017）Systematic review of the relationships between physical activity and health indicators in the early years（0-4 years）. BMC Public Health, 17（Suppl 5）: 854
Chaput JP et al.（2016）Systematic review of the relationships between sleep duration and health indicators in school-aged children and youth. Appl Physiol Nutr Metab, 41（6 Suppl 3）: S266－S282
Chinapaw MJ et al.（2011）Relationship between young peoples' sedentary behaviour and biomedical health indicators: a systematic review of prospective studies. Obes Rev, 12:

e621－e632
Cliff DP et al.（2016）Objectively measured sedentary behaviour and health and development in children and adolescents: systematic review and meta-analysis. Obes Rev, 17: 330－344
De Decker E et al.（2012）Influencing factors of screen time in preschool children: an exploration of parents' perceptions through focus groups in six European countries. Obes Rev, 13（Suppl 1）: 75－84
de Rezende LF et al.（2014a）Sedentary behavior and health outcomes: an overview of systematic reviews. PLoS One, 9: e105620
de Rezende LF et al.（2014b）Sedentary behavior and health outcomes among older adults: a systematic review. BMC Public Health, 14: 333
Donnelly JE et al.（2016）Physical Activity, Fitness, Cognitive Function, and Academic Achievement in Children: A Systematic Review. Med Sci Sports Exerc, 48: 1197－1222
Dudley DA et al.（2018）Playground activities and gender variation in objectively measured physical activity intensity in Australian primary school children: a repeated measures study. BMC Public Health, 18: 1101
Ferreira I et al.（2007）Environmental correlates of physical activity in youth - a review and update. Obes Rev, 8: 129－154
Fuemmeler BF et al.（2011）Parent-child relationship of directly measured physical activity. Int J Behav Nutr Phys Act, 8: 17
Hinkley T et al.（2008）Preschool children and physical activity: a review of correlates. Am J Prev Med, 34: 435－441
Hinkley T et al.（2012）Correlates of preschool children's physical activity. Am J Prev Med, 43: 159－167
Hollis JL et al.（2016）A systematic review and meta-analysis of moderate-to-vigorous physical activity levels in elementary school physical education lessons. Prev Med. 86: 34－54
Hollis JL et al.（2017）A systematic review and meta-analysis of moderate-to-vigorous physical activity levels in secondary school physical education lessons. Int J Behav Nutr Phys Act, 14: 52
Hutchinson J et al.（2015）A Scoping Review of Observational Studies Examining Relationships between Environmental Behaviors and Health Behaviors. Int J Environ Res Public Health, 12: 4833－4858
Jago R et al.（2017）Association of parents' and children's physical activity and sedentary time in Year 4（8-9）and change between Year 1（5-6）and Year 4: a longitudinal study. Int J Behav Nutr Phys Act, 14: 110
Janssen I（2007）Physical activity guidelines for children and youth. Can J Public Health, 98（Suppl 2）: S109－S121
城所哲宏ほか（2016）日本人中学生における身体活動ガイドライン達成状況に関連する要因の検討．体力科学，65：383－392
小林博隆ほか（2008）生活活動の運動量．子どもと発育発達，6：81－86
小林正子ほか（1995）小学生の肥満は夏休みに始まる．民族衛生，61：309－316
國土将平（2003）発育段階と子どもの遊び．子どもと発育発達，1：142－147
厚生労働省（2013a）「健康づくりのための身体活動基準2013」及び「健康づくりのための身体活動指針（アクティブガイド）」について　https://www.mhlw.go.jp/stf/houdou/2r9852000002xple.html
厚生労働省（2013b）健康づくりのための身体活動基準2013．https://www.mhlw.go.jp/stf/houdou/2r9852000002xple-att/2r9852000002xpqt.pdf
Krejci M et al.（2011）Effects of Video Game Playing on the Circadian Typology and Mental Health of Young Czech and Japanese Children. Psychology, 2: 674－680
LeBlanc AG et al.（2012）Systematic review of sedentary behaviour and health indicators in the early years（aged 0-4 years）. Appl Physiol Nutr Metab, 37: 753－772

Maitland C et al.（2013）A place for play? The influence of the home physical environment on children's physical activity and sedentary behaviour. Int J Behav Nutr Phys Act, 10: 99
Marques A et al.（2018）How does academic achievement relate to cardiorespiratory fitness, self-reported physical activity and objectively reported physical activity: a systematic review in children and adolescents aged 6-18 years. Br J Sports Med, 52: 1039
松井公宏ほか（2019）夏休みにおける身体活動促進プログラムの有効性．体力科学，68：145−152
Metcalf BS et al.（2011）Fatness leads to inactivity, but inactivity does not lead to fatness: a longitudinal study in children（EarlyBird 45）. Arch Dis Child, 96: 942−947
Mikami S et al.（2003）Physical activity, energy expenditure and intake in 11 to 12 years old Japanese prepubertal obese boys. J Physiol Anthropol Appl Human Sci, 22: 53−60
文部科学省（2012）幼児期運動指針について　http://www.mext.go.jp/a_menu/sports/undousisin/1319192.htm
日本体育協会監修，竹中晃二編（2010）アクティブ・チャイルド 60min：子どもの身体活動ガイドライン．サンライフ企画
O'Brien KT et al.（2018）Physical activity and sedentary time among preschoolers in centre-based childcare: a systematic review.Int J Behav Nutr Phys Act, 15: 117
Okely T et al.（2021）Cross−sectional examination of 24−hour movement behaviours among 3−and 4−year−old children in urban and rural settings in low−income, middle−income and high−income countries: the SUNRISE study protocol. BMJ Open, 11: e049267
Poitras VJ et al.（2016）Systematic review of the relationships between objectively measured physical activity and health indicators in school-aged children and youth. Appl Physiol Nutr Metab, 41: S197−S239
笹山健作ほか（2009）小学生の日常生活における身体活動量と体力との関連性．体力科学，58：295−304
Saunders TJ et al.（2016）Combinations of physical activity, sedentary behaviour and sleep: relationships with health indicators in school-aged children and youth. Appl Physiol Nutr Metab, 41（6 Suppl 3）: S283−S293
Saunders TJ et al.（2022）International school-related sedentary behaviour recommendations for children and youth. Int J Behav Nutr Phys Act, 19: 39
Suzuki I et al.（2018）Variability in school children's activity occurs in the recess and before-school periods. Pediatr Int, 60, 727−734
竹中晃二（2010）子どもの身体活動ガイドラインに関わる課題．小児保健研究，69：603−609
Tanaka C et al.（2013）Objectively-measured physical activity and body weight in Japanese pre-schoolers. Ann Hum Biol, 40: 541−546
Tanaka C et al.（2014）Longitudinal changes in objectively measured sedentary behaviour and their relationship with adiposity in children and adolescents: systematic review and evidence appraisal. Obes Rev, 15: 791−803
Tanaka C et al.（2016）Seasonal changes in objectively measured sedentary behavior and physical activity in Japanese primary school children. BMC Public Health, 16: 969
Tanaka C et al.（2017）The Validity of the Japanese Version of Physical Activity Questions in the WHO Health Behaviour in School-aged Children（HBSC）Survey. Res Exerc Epidemiol, 19: 93−101
Tanaka C et al.（2018a）Objectively evaluated physical activity and sedentary time in primary school children by gender, grade and types of physical education lessons. BMC Public Health, 18: 948
Tanaka C et al.（2018b）Associations of Physical Activity and Sedentary Time in Primary School Children with Their Parental Behaviors and Supports. Int J Environ Res Public

Health, 15: 1995
Tanaka C et al.（2018c）Changes in Weight, Sedentary Behaviour and Physical Activity during the School Year and Summer Vacation. Int J Environ Res Public Health, 15: 915
Tanaka C et al.（2019）Gender differences in physical activity and sedentary behavior of Japanese primary school children during school cleaning time, morning recess and lunch recess. BMC Public Health, 19: 985
Tanaka C et al.（2020）Proportion of Japanese primary school children meeting recommendations for 24-hour movement guidelines and associations with weight status. Obesity Research & Clinical Practice, 14: 234-240
Tanaka C et al.（2021）Validation of the physical activity questions in the WHO Health Behaviour in School-aged Children（HBSC）survey using accelerometer data in Japanese children and adolescents. J Phys Act Health, 18: 151-156
田中千晶（2015）幼児における身体活動量の現状と目標値．体育の科学，65：247-252
田中千晶（2019）24 時間の行動ガイドライン（24-hour movement guidelines）の考え方と国際的動向．子どもと発育発達，17：27-30
田中千晶ほか（2009a）加速度計と幼児の身体活動量評価．臨床スポーツ医学，26：1079-1087
田中千晶ほか（2009b）幼稚園および保育所に通う日本人幼児における日常の身体活動量の比較．体力科学，58：123-130
田中千晶ほか（2011）日本人幼児における日常の身体活動量と生活環境の関係．発育発達研究，51：37-45
田中千晶ほか（2015）幼児の外遊び時間と日常の中高強度活動との関係および身体活動量の変動要因．体力科学，64：443-451
田中千晶ほか（2019）幼児の就学前施設内における外遊び，室内遊びおよび運動指導時の身体活動量．体力科学，68：207-213
田中千晶ほか（2020）幼児の WHO "24 − hour movement guidelines" の充足と運動機能・認知機能との関係：SUNRISE pilot study．体力科学，69：327-333
東京都教育委員会（2011）平成 23 年度「東京都児童・生徒の日常生活活動に関する調査」http://www.kyoiku.metro.tokyo.jp/administration/action_and_budget/action/files/vision2013/honbun09.pdf
Tremblay MS et al.（2017）Canadian 24-Hour Movement Guidelines for the Early Years（0-4 years）: An Integration of Physical Activity, Sedentary Behaviour, and Sleep. BMC Public Health, 17（Suppl 5）: S874
Tudor-Locke C et al.（2008）Revisiting "how many steps are enough?". Med Sci Sports Exerc, 40: S537-S543
Uijtdewilligen L et al.（2011）Determinants of physical activity and sedentary behaviour in young people: a review and quality synthesis of prospective studies. Br J Sports Med, 45: 896-905
Van Cauwenberghe E et al.（2012）Patterns of physical activity and sedentary behaviour in preschool children. Int J Behav Nutr Phys Act, 9: 138
van Ekris E et al.（2016）An evidence-update on the prospective relationship between childhood sedentary behaviour and biomedical health indicators: a systematic review and meta-analysis. Obes Rev, 17: 833-849
Weaver RG et al.（2018）Summer Weight Gain and Fitness Loss: Causes and Potential Solutions. Am J Lifestyle Med, 13: 116-128
World Health Organization（2019）Guidelines on physical activity, sedentary behaviour and sleep for children under 5 years of age. World Health Organization.　https://apps.who.int/iris/handle/10665/311664
Wu XY et al.（2017）The influence of physical activity, sedentary behavior on health-related quality of life among the general population of children and adolescents: A systematic review. PLoS One, 12: e0187668
Young DR et al.（2016）Sedentary Behavior and Cardiovascular Morbidity and Mortality: A Science Advisory From the American Heart Association. Circulation, 134: e262-e279

7章

Active Healthy Kids Global Alliance　https://www.activehealthykids.org/
アクティブヘルシーキッズジャパン　http://activekids.jp/
Aubert S et al.（2018）Global Matrix 3.0 Physical Activity Report Card Grades for Children and Youth: Results and Analysis From 49 Countries. J Phys Act Health, 15（S2）: S251 - S273
Cooper AR et al.（2015）Objectively measured physical activity and sedentary time in youth: the International children's accelerometry database（ICAD）. Int J Behav Nutr Phys Act, 12: 113
Hallal PC et al.（2012）Global physical activity levels: surveillance progress, pitfalls, and prospects. Lancet, 380: 247 - 257
Harrison F et al.（2017）Weather and children's physical activity; how and why do relationships vary between countries? Int J Behav Nutr Phys Act, 14: 74
城所哲宏ほか（2018）子ども・青少年における質問紙を用いた身体活動評価法に関する世界的な動向．運動疫学研究，20：26 - 36
国連開発計画　http://www.jp.undp.org/content/tokyo/ja/home.html
NCD Risk Factor Collaboration（NCD-RisC）（2017）Worldwide trends in body-mass index, underweight, overweight, and obesity from 1975 to 2016: a pooled analysis of 2416 population-based measurement studies in 128·9 million children, adolescents, and adults. Lancet, 390: 2627 - 2642
スポーツ庁（2018）平成 29 年度全国体力・運動能力，運動習慣等調査結果　http://www.mext.go.jp/sports/b_menu/toukei/kodomo/zencyo/1401184.htm
Tanaka C et al.（2016）Results From Japan's 2016 Report Card on Physical Activity for Children and Youth. J Phys Act Health, 13（11 Suppl 2）: S189 - S194
Tanaka C et al.（2019）Results from the Japan's 2018 report card on physical activity for children and youth. J Exerc Sci Fit, 17: 20 - 25
田中千晶ほか（2018）児童・生徒における身体活動関連指標の 47 都道府県間の比較－"REPORT CARD ON PHYSICAL ACTIVITY FOR CHILDREN AND YOUTH" に基づく国際指標を用いた検討－．運動疫学研究，20：37 - 48
Tremblay MS et al.（2014）Physical activity of children: a global matrix of grades comparing 15 countries. J Phys Act Health, 11（Suppl 1）: S113 - S125
Tremblay MS et al.（2016）Global Matrix 2.0: Report Card Grades on the Physical Activity of Children and Youth Comparing 38 Countries. J Phys Act Health, 13（11 Suppl 2）: S343 - S366
Zakrzewski-Fruer JK et al.（2019）Association between breakfast frequency and physical activity and sedentary time: a cross-sectional study in children from 12 countries. BMC Public Health, 19: 222

8章

Altenburg TM et al.（2016）Effectiveness of intervention strategies exclusively targeting reductions in children's sedentary time: a systematic review of the literature. Int J Behav Nutr Phys Act, 13: 65
Biddle SJ et al.（2014）Interventions designed to reduce sedentary behaviours in young people: a review of reviews. Br J Sports Med, 48: 182 - 186
Brown HE et al.（2016）Family - based interventions to increase physical activity in children: a systematic review, meta - analysis and realist synthesis. Obes Rev, 17: 345 - 360. Erratum in: Obes Rev, 18: 491 - 494, 2017
Clemes SA et al.（2016）Reducing children's classroom sitting time using sit-to-stand desks: findings from pilot studies in UK and Australian primary schools. J Public Health（Oxf）38: 526 - 533
Cohen KE et al.（2015）Physical activity and skills intervention: SCORES cluster randomized controlled trial. Med Sci Sports Exerc, 47: 765 - 774

Downing KL et al. (2018) Interventions to reduce sedentary behaviour in 0-5-year-olds: a systematic review and meta-analysis of randomised controlled trials. Br J Sports Med, 52: 314-321

Engel AC et al. (2018) Exploring the Relationship Between Fundamental Motor Skill Interventions and Physical Activity Levels in Children: A Systematic Review and Meta-analysis. Sports Med, 48: 1845-1857

Errisuriz VL et al. (2018) Systematic Review of Physical Education-Based Physical Activity Interventions Among Elementary School Children. J Prim Prev, 39: 303-327

Fairclough SJ et al. (2013) Promoting healthy weight in primary school children through physical activity and nutrition education: a pragmatic evaluation of the CHANGE! randomised intervention study. BMC Public Health, 13: 626

Hinckson EA et al. (2013) Acceptability of standing workstations in elementary schools: a pilot study. Prev Med, 56: 82-85

Love R et al. (2019) Are school-based physical activity interventions effective and equitable? A meta-analysis of cluster randomized controlled trials with accelerometer-assessed activity. Obes Rev, 20: 859-870

Marsh S et al. (2014) Family-based interventions for reducing sedentary time in youth: a systematic review of randomized controlled trials. Obes Rev, 15: 117-133

Minges KE et al. (2016) Classroom Standing Desks and Sedentary Behavior: A Systematic Review. Pediatrics, 137: e20153087

Peden ME et al. (2018) What is the impact of professional learning on physical activity interventions among preschool children? A systematic review. Clin Obes, 8: 285-299

Pozuelo-Carrascosa DP et al. (2018) School-Based Exercise Programs and Cardiometabolic Risk Factors: A Meta-analysis. Pediatrics, 142, pii: e20181033

スポーツ庁 (2018) 平成30年度全国体力・運動能力，運動習慣等調査結果　http://www.mext.go.jp/sports/b_menu/toukei/kodomo/zencyo/1411922.htm

杉原隆 (2008) 運動発達を阻害する運動指導．幼児の教育，107：16-22

田中千晶ほか (2019) 幼児の就学前施設内における外遊び，室内遊びおよび運動指導時の身体活動量．体力科学，68：207-213

Watson A et al. (2017) Effect of classroom-based physical activity interventions on academic and physical activity outcomes: a systematic review and meta-analysis. Int J Behav Nutr Phys Act, 14: 114

Wilkin TJ et al. (2006) Variation in physical activity lies with the child, not his environment: evidence for an 'activitystat' in young children (EarlyBird 16). Int J Obes (Lond), 30: 1050-1055

索 引

和文索引

あ

か

欧文索引

[著者紹介]
田中千晶（たなか　ちあき）

同志社大学文学部文化学科文化史学卒業　学士（文学）。中京大学大学院体育学研究科スポーツ生理学系専攻修了　博士（体育学）。国立健康・栄養研究所 リサーチ・レジデントなどを経て、現在、東京家政学院大学人間栄養学部 教授。元アーティスティックスイミング日本代表選手（旧姓：山村）。財団法人日本オリンピック委員会 強化スタッフ（医・科学スタッフ）、国立健康・栄養研究所 客員研究員、東京都健康長寿医療センター・研究所 協力研究員などを務める。2013～2014年にUniversity of Strathclydeの客員研究員として渡英し、John J Reilly教授に師事する。現在、世界の子どもの身体活動量促進を目的とした国際協力として、国際機関Active Healthy Kids Global Allianceの日本チームのリーダー。また、5歳未満の子どもにおける24時間の生活習慣改善（身体活動・座位行動・睡眠）に向けた国際研究であるInternational Surveillance Study of Movement Behaviours in the Early Years（SUNRISE Study）の日本チームのリーダーを務める。

2019年10月10日　第1版第1刷発行
2022年 8 月20日　　　　第2刷発行

基礎から学ぶ発育発達のための身体活動
定価（本体2,600円+税）　　検印省略

著　者　田中 千晶
発行者　太田 康平
発行所　株式会社　杏林書院
〒113-0034　東京都文京区湯島4-2-1
Tel　03-3811-4887（代）
Fax　03-3811-9148
http://www.kyorin-shoin.co.jp

ISBN 978-4-7644-1205-7　C3047　　三報社印刷/川島製本所
Printed in Japan
乱丁・落丁の場合はお取り替えいたします.